"十二五"职业教育国家规划教材

经全国职业教育教材审定委员会审定

供口腔医学、口腔医学技术、口腔修复工艺等专业使用

口腔组织病理学

（第 3 版）

主　　编　周　炼　罗海燕

副 主 编　马　超　郭艳玲

编　　委　（按姓氏汉语拼音排序）

范思维　唐山职业技术学院

郭艳玲　甘肃卫生职业学院

侯樱子　北京市中关村医院

刘寅冬　中国医学科学院北京协和医院

罗海燕　北京大学口腔医院

马　超　中国医学科学院北京协和医院

钦传奇　武汉大学口腔医院

王　璐　开封大学医学部

徐　欣　黑龙江护理高等专科学校

徐广敏　遵义医药高等专科学校

周　炼　中国医学科学院北京协和医院

科学出版社

北　京

内 容 简 介

本教材对上一版内容做了更新，重新梳理了口腔颌面部各种疾病的分类，增加了重点阐述的典型疾病，修订了不准确的概念，补充了新观点、新知识，强化了内容的条理性和逻辑性。本教材总19章，其中前7章为口腔组织胚胎学内容，重点阐述包括牙体、牙周、黏膜、唾液腺、颞下颌关节等口腔各种器官、组织的理化性质、解剖结构以及生长发育特点，后12章为口腔病理学内容，重点阐述各种口腔颌面部常见疾病的病因、发病机制、临床特点、病理变化以及预后转归。两部分内容前后呼应、条理清晰。本教材设置了案例、链接、医者仁心、自测题等模块，以开阔学生视野，激发学生的学习兴趣和创新潜能。学生可通过多种途径访问中科云教育平台获取数字化课程学习资源。

本教材可供口腔医学、口腔医学技术、口腔修复工艺等专业使用。

图书在版编目（CIP）数据

口腔组织病理学 / 周炼，罗海燕主编 . —3 版 . —北京：科学出版社，2022.12

"十二五"职业教育国家规划教材

ISBN 978-7-03-073793-9

Ⅰ . ①口… Ⅱ . ①周… ②罗… Ⅲ . ①口腔科学 – 病理组织学 – 高等职业教育 – 教材 Ⅳ . ① R780.2

中国版本图书馆 CIP 数据核字（2022）第 220076 号

责任编辑：王昊敏 / 责任校对：贾娜娜
责任印制：赵 博 / 封面设计：涿州锦晖

科 学 出 版 社 出版

北京东黄城根北街16号
邮政编码：100717
http://www.sciencep.com

北京汇瑞嘉合文化发展有限公司 印刷
科学出版社发行 各地新华书店经销

*

2005年1月第 一 版 开本：850×1168 1/16
2022年12月第 三 版 印张：11 1/2
2024年2月第二十次印刷 字数：349 000

定价：69.80元
（如有印装质量问题，我社负责调换）

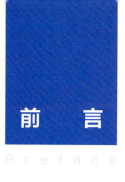

前　言
Preface

党的二十大报告指出"人民健康是民族昌盛和国家强盛的重要标志。把保障人民健康放在优先发展的战略位置，完善人民健康促进政策。"贯彻落实党的二十大决策部署，积极推动健康事业发展，离不开人才队伍建设。"培养造就大批德才兼备的高素质人才，是国家和民族长远发展大计。"

《口腔组织病理学（第2版）》是在2014年出版的，在这8年时间里口腔专业知识体系不断地拓展和更新，我国职业教育的目的、任务及方法也在不断地调整与完善，再次启动新版教材的修订工作恰逢其时。

近10年来，中国口腔医疗服务行业复合年均增长率超过10%，高职高专教育为全国口腔专业培养了大量实用型人才。如何培养出以社会主义建设为己任、基础知识扎实、工作能力出众、高素质的口腔专职人员，就是教育工作者要履行的职责，其中最首要的任务就是编写好教材。根据教育部颁布的《职业院校教材管理办法》，专业课程教材要充分反映产业发展最新进展，对接科技发展趋势和市场需求，及时吸收比较成熟的新技术、新工艺、新规范等。我们需要的不再是普通高校教材的简化版，而是一部易学易教、易查易用、专为职业教育编撰的教材。

这次编撰工作特别注重知识的完整性、内容的可靠性、学术的先进性、教学的易用性。对各类口腔疾病进行了全面的梳理，重点内容详尽阐述；对以往不准确的概念进行了更正，补充了新观点、新分类、新命名，所有更新的内容均提供了充足的文献证据，参考资料包括国内外多部口腔组织病理学教材、WHO及国内相关学会已经发表的最新版指南和共识等。本教材延续了前版教材的精髓，在内容的深度、广度方面进一步强化，力图为学习者勾勒出口腔相关各类组织和疾病的基本框架以及各个知识点之间的医学逻辑关系；保留了链接、自测题及参考答案等实用模块，并且为了提升教学针对性，每章的自测题参照《医师资格考试大纲：口腔执业助理医师》重新编写；本教材还增添了医者仁心模块，介绍了多位我国著名口腔组织病理学家的学术贡献，希望在教书育人的同时立德树人；本教材另外一个亮点就是对全文所有的插图进行了更新，使学生能够通过对具象插图的观察，加强对抽象概念的理解，图文并茂、深入浅出。

本教材的编撰人员来自全国多家临床及教学机构，既有经验丰富的临床医生，也有资深的一线教师。在近一年的写作过程中，所有编者都尽心尽力、密切合作、深入讨论、务实求精，在此对大家致以最诚挚的感谢，也同时感谢各参编单位给予的大力支持和帮助。特别希望大家共同努力的结晶能够为职业教育的改革尽一份绵薄之力，但是由于能力所限，虽经反复校对，但疏漏之处仍恐挂一漏万，诚邀各位专家、同道和读者不吝赐教、批评指正。

周　炼

2022 年 12 月

配 套 资 源

欢迎登录"中科云教育"平台，**免费**数字化课程等你来！

"中科云教育"平台数字化课程登录路径

电脑端

▶ 第一步：打开网址 http://www.coursegate.cn/short/UTB1G.action

▶ 第二步：注册、登录

▶ 第三步：点击上方导航栏"课程"，在右侧搜索栏搜索对应课程，开始学习

手机端

▶ 第一步：打开微信"扫一扫"，扫描下方二维码

▶ 第二步：注册、登录

▶ 第三步：用微信扫描上方二维码，进入课程，开始学习

PPT 课件，请在数字化课程中各章节里下载！

目　录

Contents

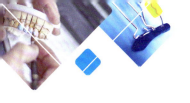

第1章
口腔颌面部胚胎发育

人体正常胚胎发育是时空上严格调控的精确过程。从最早的经典胚胎学，到如今的发育胚胎生物学，对胚胎发育调控机制和序列进展等的观察和研究手段越来越丰富。胎儿出生前，胚胎的发育过程一般分为三个阶段：细胞增殖期（受孕后2周内）、胚胎发育期（受孕后第3～8周）和胎儿发育期（受孕后第9周至出生）。颌面部的发育要早于腭部发育，在胚胎发育期完成，而腭部发育则在胎儿发育期早期阶段完成。传统经典的胚胎学是通过序列观察受精后的一系列过程，总结出形态学发生发展的规律。本章重点介绍口腔颌面部胚胎发育过程中的基本概念和关键环节。

一、面部的发育过程

面部发育是胚胎发育的一部分，主要包括三个过程：第一是神经嵴的分化，转化为间充质细胞，这是构成面部多种组织的基础；第二是鳃器的发生，形成面部各突起；第三是面部的发育，面部各个突起发生融合和联合。

（一）神经嵴的分化

胚胎第3周，三胚层胚胎已形成，发育中的脊索和邻近的间充质诱导其表面的外胚层形成神经板，其中轴处凹陷称为神经沟，外侧隆起称为神经褶，神经褶顶端与外胚层交界处称为神经嵴。

胚胎第4周时，两侧神经褶在背侧中线汇合成神经管，神经嵴细胞进入中胚层转变为间充质细胞。迁移至头部的神经嵴细胞衍化成机体不同的细胞和组织，对头颈部的正常发育至关重要。它们分化成的组织及细胞包括：神经系统组织的施万细胞、各种神经节细胞，内分泌组织的甲状腺滤泡旁降钙素细胞、颈动脉体的化学感受器细胞、颈动脉窦的压力感受器细胞，结缔组织中的骨、软骨、牙本质、牙骨质、牙髓、牙周膜、血管周细胞、血管平滑肌、横纹肌、唾液腺、泪腺、甲状腺、甲状旁腺、角膜、巩膜、睫状肌等，皮肤黏膜组织中的黑色素细胞、固有层、真皮组织等（图1-1）。

（二）鳃器的发生

人胚第4周时，胚盘已向腹侧卷折成柱状。神经管头端迅速膨大，形成脑的原基，即脑泡。脑泡腹侧的间充质局部增生，使胚体头部外观呈较大的圆形突起，称为额鼻突。口凹深部与前肠相接，两者之间有一薄膜，即口咽膜，口咽膜尾侧的原始心脏发育增大并突起，称心隆起。

胚胎第4～5周，伴随额鼻突与心隆起的出现，胚体头部两侧的间充质增生，依次形成左右对称、背腹走向的6对弓形隆起，称为鳃弓。相邻鳃弓之间的5对条形凹陷为鳃沟。人体胚胎前4对鳃弓外观显著，第5对出现不久后消失，而第6对则很小。鳃弓发生时，原始消化管头段侧壁内胚层向外膨出，形成左右5对囊状突起，称咽囊。咽囊与鳃沟对应，其顶壁的内胚层与鳃沟底壁的外胚层及二者之间的少量间充质构成鳃膜。鳃弓、鳃沟、鳃膜与咽囊统称为鳃器。第一鳃弓最大，又称为下颌弓，与额鼻突一起共同参与面部发育；第二鳃弓又称舌弓，与舌骨发育有关；第三鳃弓又称舌咽弓；其余鳃弓无特别名称。第一至第四鳃弓将参与口底和舌的发育（图1-2）。

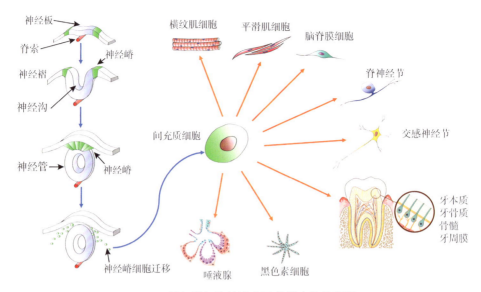

图 1-1 神经嵴细胞的演化及其衍生物示意图

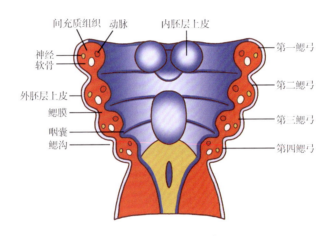

图 1-2 鳃器的发生示意图

（三）面部的发育

在胚胎第3周，前脑下端出现额鼻突，其下方两侧出现第一鳃弓，胚胎第24天，第一鳃弓分为上、下两部分，分别称上颌突与下颌突。左、右下颌突很快在腹侧中线融合，将口咽膜与心隆起隔开。额鼻突、两侧上颌突、融合的下颌突形成宽大的凹陷称为原始口腔，口咽膜是原始口腔的底部（图1-3A）。约在胚胎第3周末，口咽膜前方口凹顶端正中出现拉特克囊，与垂体前叶细胞形成有关。胚胎第4周口咽膜破裂，原始口腔与前肠相通。胚胎第4周末，额鼻突末端两侧的外胚层上皮出现嗅板或鼻板，边缘隆起，中央凹陷成为嗅窝或鼻凹。额鼻突分成三个突起：中鼻突和两个侧鼻突（图1-3B）。胚胎第5周，中鼻突末端形成两个球状突（图1-3C）。

胚胎第6周，面部突起继续生长，同时与相邻或对侧突起融合（或称联合）。①中鼻突的两个球状突在中线处联合，形成人中和带有切牙的上颌骨和原腭；②球状突与同侧的上颌突融合形成上唇，其中球状突形成上唇的近中1/3部分，上颌突形成远中2/3部分；③侧鼻突与上颌突形成鼻梁的侧面、鼻翼和部分面颊；④上颌突与下颌突由后向前联合，形成面颊部，其联合的终点即口裂的终点（口角）；⑤下颌突在中线联合形成下唇、下颌软组织、下颌骨和下颌牙齿（图1-3D）。

胚胎第7～8周面部各突起已完成融合，颜面各部分初具人的面形。但此时鼻宽而扁，鼻孔朝前彼此分离较远；两眼位于头的外侧，眼距较宽。胎儿期的颜面进一步生长，主要是面部正中部分向前生长，面部垂直高度增加，鼻梁抬高，鼻孔向下并相互接近，鼻部变得狭窄。眼后区的头部生长变宽，使两眼由两侧移向前方近似成人的面形。

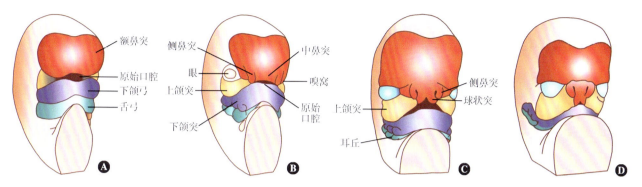

图1-3 面部突起形成和发生示意图

A. 胚胎第3周；B. 胚胎第4周；C. 胚胎第5周；D. 胚胎第6周

面部各软硬组织均由额鼻突与第一鳃弓的生长、发育及融合而来，其组织对照情况参见表1-1。

表1-1 胚胎发育面部相关突起的衍生物

胚胎来源	发育突起	硬组织衍生物	软组织衍生物
额鼻突	中鼻突	筛骨、犁骨、前颌骨、切牙、鼻骨	鼻根、鼻尖、鼻中隔软组织、上颌切牙牙龈、腭乳头、人中部
	侧鼻突	上颌骨额突、泪骨	鼻侧面、鼻翼、部分面颊部软组织
第一鳃弓	上颌突	上颌骨、颧骨、腭骨、上颌磨牙及尖牙	上唇、上颌后牙牙龈、部分面颊部
	下颌突	下颌骨及下颌牙列	下唇、下颌牙龈、面颊下部

（四）面部发育异常

胚胎第6～7周是面部发育的关键时期，多种致畸因子可能导致面部突起之间的融合出现障碍，继而会引发相应的畸形出现，常见为唇裂和各种面裂畸形。

1. 唇裂 是最常见的颌面部发育畸形，多见于上唇，可为单侧或双侧，主要原因是一侧或两侧球状突与同侧上颌突未融合或部分融合所导致（图1-4）。临床上单侧唇裂可以分为完全性唇裂、不完全性唇裂和唇隐裂；双侧唇裂可以分为双侧完全性唇裂、双侧不完全性唇裂、双侧唇隐裂及双侧混合性唇裂。若两侧球状突之间或两侧下颌突之间未能融合或部分融合，还可能导致上、下唇正中裂，此两种畸形较罕见。

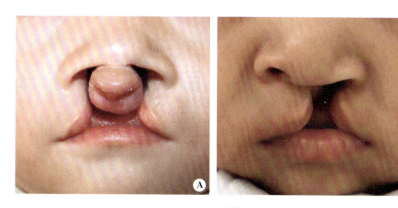

图1-4 唇裂

A. 双侧完全性唇裂；B. 单侧完全性唇裂

2. 面裂 包括多种类型，如正中裂、面斜裂和面横裂等。临床上常见的面裂与唇腭裂有不同的临床表现。面裂分别是由不同突起之间的融合障碍所形成的。例如，上颌突和下颌突的融合障碍形成面横裂；上颌突和侧鼻突之间的融合障碍则形成面斜裂；侧鼻突和中鼻突之间的融合障碍，可见于侧鼻裂。面裂畸形也可发生于下唇，为两侧下颌突在中线未融合或部分融合而形成。面裂不仅累及软组织，也可累及骨组织等。因面部发育和脑部发育的时间轴和组织来源较近，颅脑畸形多合并面裂畸形。面裂畸形常合并身体其他部位的畸形，临床上需要做全面检查。Paul Tessier于1976年提出的颅面裂泰西耶（Tessier）分型得到较为广泛的认可和使用。该分型将颅面裂分为0～14号（图1-5），包括面部的正中裂、面斜裂、面横裂、上唇正中裂、下唇正中裂、唇裂、腭裂等。

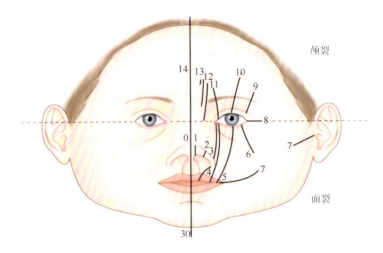

图 1-5   颅面裂 Tessier 分型示意图

二、腭 的 发 育

（一）腭发育过程

腭部位于口腔和鼻腔之间，胚胎早期原始鼻腔和口腔是相通的，随着腭的发育才逐渐分开。腭的发育来自前腭突（原发腭）和侧腭突（继发腭），前腭突的发生早于侧腭突。

原发腭来自中鼻突，胚胎第6周，在嗅窝下方，两侧球状突以及球状突与上颌突联合过程中，间充质增殖形成突向原始口腔的三角形突起，此为原发腭，最终变为腭前份组织，包括前颌骨和上颌切牙。继发腭来自上颌突，胚胎第7周时，两侧上颌突内侧间充质增殖，向原始口腔内形成突起，称侧腭突。由于此时舌的发育很快，几乎充满原始口腔，侧腭突首先向下或垂直方向生长，位于舌的两侧。胚胎第8周，由于下颌骨变长并增宽，舌的形态逐渐变为扁平，且位置下降，侧腭突转向水平方向生长。侧腭突到达水平位置后快速生长，并在中线处接触。最初的接触位置在紧靠前腭突后方或前腭突的位置，从该点开始侧腭突与前腭突从后向前融合，两侧侧腭突从前向后融合，此过程持续数周，至胚胎3个月时完成，融合的中心留下鼻腭管（切牙管），为鼻腭神经的通道。鼻腭管口腔侧开口为切牙孔，表面黏膜增厚，即为切牙乳头。与此同时，额鼻突和中鼻突的外胚层和中胚层组织增生，原始鼻腔中形成鼻中隔，向下生长逐渐与腭部融合（图1-6）。

（二）腭发育异常

通常情况下，由各种原因导致的腭突生长受限、上抬异常、融合异常以及舌体的相互作用等会导致腭裂畸形，可见单纯腭裂、单侧完全性唇腭裂、双侧完全性唇腭裂的临床表征。因为腭发育过程异常受多种因素影响，所以关于其发生的确切机制尚在研究之中，不同的观点各有各自支持的证据。例如，鼻中隔与腭裂形成的相互关系，舌体发育与腭裂形成的相互关系等（图1-7）。

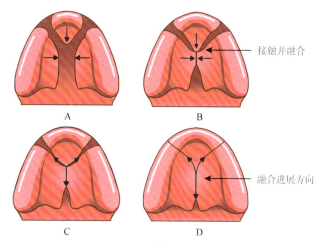

图1-6 腭突融合示意图

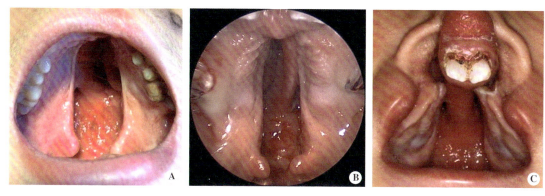

图1-7 腭裂

A. 单侧完全性腭裂；B. 双侧不完全性腭裂；C. 双侧完全性腭裂

三、舌的发育

（一）舌的发育

舌的发育来自第一至第四鳃弓的原始口腔和咽侧形成的隆起，在胚胎第4周，两侧第一、二鳃弓在中线处融合，下颌突内侧面的间充质增殖，向口腔内形成三个突起，两侧两个对称的突起称为侧舌隆突，其稍下方中线处者称奇结节。约在胚胎第6周，侧舌隆突快速生长，并在中线处融合形成舌的前2/3，即舌体，奇结节仅形成舌盲孔前方舌体的一小部分，或退化消失。

舌根的发育来自联合突和鳃下隆起，前者是第二、三、四鳃弓形成的位于中线处的较大突起，后者是由第三、四鳃弓形成的。随着舌的发育，鳃下隆起掩盖了联合突（最后消失）而形成舌根。舌体和舌根联合线处形成一个浅沟，称界沟。舌体表面被覆外胚层上皮，舌根表面被覆内胚层上皮。界沟所在部位就是口咽膜所在的位置。第四鳃弓的后份将发育成会厌（图1-8）。

甲状腺的发育与舌发育密切相关，胚胎第4周，奇结节和联合突之间内胚层上皮沿中线向深部增生，形成管状上皮，称为甲状舌管。第7周时甲状舌管增生至颈部甲状软骨下方，其末端细胞增生发育成甲状腺。以后甲状舌管逐渐退化，与舌表面失去联系，但在舌背起源部位遗留一个浅凹，即舌盲孔。

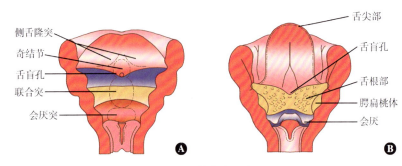

图1-8 舌的发育示意图

（二）舌的发育异常

侧舌膨大联合不全可形成分叉舌，甲状舌管未退化易形成甲状舌管囊肿，而甲状腺则由于残留易导致异位甲状腺，舌盲孔前的舌乳头出现萎缩，则形成正中菱形舌。

四、唾液腺的发育

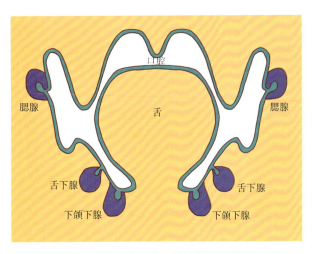

图1-9 唾液腺发育原基的位置示意图

唾液腺包括腮腺、下颌下腺和舌下腺三大唾液腺及唇腺等小唾液腺（图1-9）。唾液腺的发育过程基本相似，不同的是各种腺体位置和形成时间不同。根据唾液腺形成过程中的形态变化，可以将唾液腺的发育分为六个阶段：①间充质诱导口腔上皮形成上皮蕾：在邻近口腔上皮的间充质诱导上皮增生，局部形成上皮芽状突起；②上皮条索形成和生长：上皮蕾细胞增生延长，形成上皮条索，周围间充质细胞密集，两者间可见基底膜；③上皮索末端分支：上皮索末端膨大形成分支；④腺小叶形成：上皮条索末端继续分支，形成树枝状分支系统，间充质围绕分支形成腺小叶；⑤前期导管形成：上皮索中央出现腔隙，形成前期导管；⑥细胞分化：功能性腺泡和闰管细胞分化。

腮腺在胚胎第6周开始发育，起源于上下颌突分叉处的外胚层上皮。上皮芽最初向外生长，然后转向背侧到达发育中的下颌升支和咬肌的表面，再向内侧进入下颌后窝，在嚼肌表面和下颌后窝发育成腺体，其上皮芽最初形成处为腮腺导管的开口。此开口的位置随个体发育而稍有变化，最初在上颌第一乳磨牙相对的颊黏膜处，在3～4岁时即位于上颌第二乳磨牙相对的颊黏膜处，12岁时位于上颌第一磨牙相对的颊黏膜处，成人时在上颌第二磨牙相对的颊黏膜处。

下颌下腺在胚胎第6周末开始发育，可能起源于下颌舌骨沟舌下阜处内胚层上皮。上皮芽沿口底向后生长，在下颌角内侧下颌舌骨肌的后缘转向腹侧，然后分化成腺体。

舌下腺在第7～8周开始发育，起源于下颌舌骨沟近外侧的内胚层上皮，由10～20个分开的上皮芽发育而成。这些上皮芽向舌下区生长，各自形成小腺体，并分别保留各自的导管，开口于下颌下腺导管开口的外侧，但有时与下颌下腺主导管相通而不单独开口。

小唾液腺发育较晚，约在胚胎第12周。上皮芽长入黏膜下层即分支并发育成腺体。导管较短，直接开口于口腔黏膜。

唾液腺发育过程中与淋巴组织有密切关系，特别是腮腺和下颌下腺。腮腺发育的部位与颈部淋巴结的发育部位在同一区域内，以后才逐渐分开，所以在腮腺内和腮腺表面都会有淋巴组织并形成淋巴结。同样在颈部淋巴结内也偶尔混有少量唾液腺组织。下颌下腺导管周围也有淋巴组织，但仅是弥散存在，并不形成淋巴结。

五、口腔黏膜的发育

口腔黏膜主要来源于胚胎的外胚层，舌根黏膜和口底黏膜则来源于内胚层。胚胎第3周，原始口腔衬覆单层外胚层细胞。胚胎第5～6周，上皮从单层变为双层。胚胎第8周，前庭处的上皮明显增厚，增厚的上皮表面细胞退化，形成口腔前庭，唇黏膜与牙槽黏膜分开。胚胎第10～12周时，可以区别被覆黏膜和咀嚼黏膜区。胚胎第13～20周，口腔黏膜上皮增厚，可辨别出棘细胞，桥粒已形成。咀嚼黏膜区上皮表层细胞扁平，含散在的透明角质颗粒，并出现不全角化，角化在出生后6个月才出现。胚胎第12周后，黑色素细胞和朗格汉斯细胞出现，梅克尔细胞出现在第16周。舌黏膜上皮在第7周时首先出现轮廓乳头和叶状乳头，以后出现菌状乳头，味蕾很快便出现在这些乳头中。丝状乳头约在第10周出现。

口腔黏膜的发育也是上皮与间充质相互作用的结果，间充质细胞逐渐分化形成固有层和黏膜下层。

六、颌骨的发育

颌骨的发育大约在胚胎第6周时开始，下颌骨发育的时间早于上颌骨。

（一）上颌骨的发育

上颌骨发育自第一鳃弓。上颌骨包括前颌骨、腭骨、颧骨、颞骨，都是通过膜内骨化发育的。胚胎第8周，上颌突内开始骨化，骨化中心位于上颌神经眶内段发出上牙槽前神经处，沿以下几个方向生长：①向上形成上颌骨额突并支持眶部；②向后形成颧突；③向内形成腭突；④向下形成牙槽突；⑤向前形成上颌的表面组织。

上颌窦在第4个月时开始发育，出生时直径为5～10mm，仍是一个始基结构。12～14岁时上颌窦发育基本完成。以后由于上颌窦向牙槽突方向生长，使上颌窦与牙根十分靠近。

（二）下颌骨的发育

下颌骨发育早于上颌骨，第一鳃弓内的软骨为下颌骨的起源，在胚胎第6周分别为左右第一鳃弓中的条形透明软骨棒、舌神经、下牙槽神经、颊神经和切牙神经与之伴行。在下牙槽神经和切牙神经的外侧，间充质细胞及基质密集形成下颌骨始基。第7周时在切牙神经和颏神经夹角处出现膜内骨化，形成最初的下颌骨骨化中心（图1-10），骨化方向如下：向前中线方向扩展，在下牙槽神经下方向后扩展，向后扩展的骨化沿下颌软骨的侧面形成槽状，以后成为下牙槽神经管及下颌骨的内、外骨板。此时下牙槽的上方有发育中的牙胚及相关的牙槽骨。下牙槽神经发出分支分布至每个牙胚相关的牙槽骨板。至此下颌骨体基本形成。下颌支的发育是骨化迅速向第一鳃弓后方扩展而成的。第10周时下颌骨发育基本完成。

下颌软骨对下颌骨发育几乎无贡献，只是作为下颌骨发育的一个支架。至出生前下颌骨的继续生长主要受3个继发软骨（也称生长

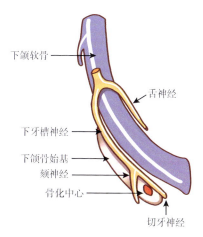

下颌软骨
舌神经
下牙槽神经
下颌骨始基
颏神经
骨化中心
切牙神经

图1-10　下颌骨发育示意图

软骨）和肌附着发育的影响，继发软骨包括髁突软骨、冠状软骨（喙突软骨）和中缝软骨。髁突软骨出现在胚胎第12周，该软骨团很快通过软骨内骨化转变为骨组织，至第20周时仅有薄层软骨覆盖在髁突头部。这部分软骨一直持续至20岁，维持下颌骨的生长。冠状软骨出现在发育的第4个月，位于喙突的前缘和顶端，是暂时的生长软骨，在出生前消失。中缝软骨有2块，出现在下颌软骨两端之间的结缔组织中，于出生1年后消失。

下颌骨形成后，随生长发育的进程不断生长，包括下颌骨体部垂直方向的生长、前后方向的生长、内外方向的生长、髁突的生长等。下颌骨未发育或发育不良所致的下颌短小，伴有不同程度的后缩，称为无颌或小颌畸形。

自 测 题

A 型题

1. 人中是由下列哪一结构相互融合形成（   ）

    A. 额鼻突　　　　　　　　B. 侧鼻突

    C. 上颌突　　　　　　　　D. 球状突

    E. 下颌突

2. 胚胎发育过程中，颜面部初具人体面形的时间是（   ）

    A. 胚胎第1～2周　　　　　B. 胚胎第2～3周

    C. 胚胎第3～4周　　　　　D. 胚胎第5～6周

    E. 胚胎第7～8周

3. 胚胎发育时形成原始口凹的突起是（   ）

    A. 中鼻突、侧鼻突、上颌突

    B. 球状突、上颌突、下颌突

    C. 中鼻突、侧鼻突、下颌突

    D. 额鼻突、上颌突、下颌突

    E. 中鼻突、上颌突、下颌突

4. 唇裂是由什么突起融合失败引起（   ）

    A. 球状突与上颌突　　　　B. 中鼻突与侧鼻突

    C. 中鼻突与球状突　　　　D. 两侧球状突

    E. 中鼻突与上颌突

5. 口腔黏膜发育过程中，来自内胚层的是（   ）

    A. 软腭黏膜　　　　　　　B. 颊黏膜

    C. 牙龈黏膜　　　　　　　D. 口底黏膜

    E. 硬腭黏膜

6. 以下不属于膜内成骨骨化方式的是（   ）

    A. 前颌骨　　　　　　　　B. 颧骨

    C. 颞骨　　　　　　　　　D. 腭骨

    E. 髁突

7. 以下哪一项不是由神经嵴细胞分化而成（   ）

    A. 牙本质　　　　　　　　B. 腭咽肌

    C. 神经　　　　　　　　　D. 腭骨

    E. 髁突

（钦传奇　周　炼）

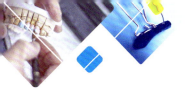

第2章
牙的发育

牙的发育是一个长期、复杂的生物过程。虽然每颗牙的解剖形态和位置不同，但是它们的发育过程基本都是一致的。乳牙从胚胎第2个月开始发生，到3岁多牙根完全形成；恒牙的发育晚于乳牙，发育时间也更长。以乳中切牙为例，从开始发生到发育完成，需要2年左右的时间；而恒中切牙的发育则需要10年左右。

牙及其支持组织是由额鼻突和上、下颌突的外胚层间充质发育而来。牙的发育是一个连续的过程，包括牙胚的发生、组织形成和萌出，这一过程不仅发生在胚胎生长期，而且会一直持续到出生后，在此过程中如受到各种因素影响会引起牙的发育异常。

第1节　牙胚的发生和分化

一、牙板的发生和牙胚的形成

牙的发生和发育是一个复杂的过程，是口腔上皮与外胚层间充质相互作用的结果。胚胎第5周，覆盖在原始口腔的上皮由外层的扁平上皮细胞和内层的矮柱状基底细胞组成，其下覆盖着由神经嵴细胞迁移而来的外胚层间充质。胚胎第6周，在未来的牙槽突区，深层的外胚层间充质细胞诱导上皮增生、变厚，并相互连接形成马蹄形上皮带，称为原发性上皮带。胚胎第7周，此上皮带会向深层生长，并分裂成两部分：向颊（唇）方向生长的上皮板，称为前庭板；位于舌（腭）方向的上皮板，称为牙板。前庭板继续向深层生长，与发育的牙槽嵴分开，此后其表面的上皮变性，形成口腔前庭沟（图2-1）。

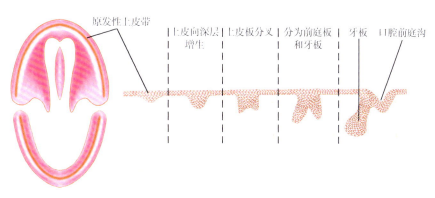

图2-1　牙板及前庭沟示意图

牙发育的起始阶段最显著的表现是在未来牙的位置，牙板向深层结缔组织内延伸，其末端的细胞增生并进一步发育成牙胚。牙胚由三部分组成：①成釉器，起源于口腔外胚层，形成牙釉质；②牙乳头，起源于外胚层间充质，形成牙本质和牙髓；③牙囊，起源于外胚层间充质，形成牙骨质、牙周膜和固有牙槽骨。

二、成釉器的发育

成釉器是牙胚中最早发育的部分，成釉器的发育是一个连续的过程，根据成釉器的形态变化分为三个时期：蕾状期、帽状期和钟状期。

（一）蕾状期

蕾状期成釉器又称牙蕾。在胚胎第8周，未来形成乳牙的20个定点位置上，牙板最末端上皮迅速增生膨大形成球形上皮团块，形似花蕾，这是最早期的成釉器（图2-2），是牙发育的开始阶段。蕾状期成釉器的细胞形态类似口腔黏膜的基底细胞，呈立方或矮柱状。同时在上皮下方和周围的外胚层间充质细胞增生、聚集，围绕在上皮芽的周围。

成釉器的发生时间并不一致，所有乳牙胚在胚胎第10周发生，而恒牙胚在胚胎第4个月才开始形成。

（二）帽状期

在胚胎的第9～10周，蕾状期成釉器不断向外胚层间充质内生长，成釉器上皮外围的细胞生长较快，而深处的细胞生长较慢，使上皮团的基底部向内凹陷，形似帽子，称为帽状期成釉器（图2-3）。其上皮细胞分化出三层：外釉上皮层、星网状层和内釉上皮层。此时，成釉器凹陷部分包围的外胚层间充质细胞则增生形成牙乳头，环绕在成釉器和牙乳头周围的外胚层间充质细胞也增生形成密集的结缔组织层，称为牙囊。

（三）钟状期

胚胎第11～12周，随着成釉器和牙乳头的不断增大，内釉上皮中央凹陷更深，成釉器形如吊钟，称为钟状期成釉器。此时成釉器发育趋于成熟，其凹面形成特定牙冠的最终形态，此时成釉器细胞逐渐分化形成形态、功能各异的4层细胞（图2-4、图2-5）。

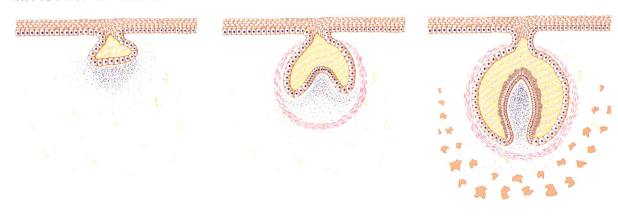

图2-2 蕾状期成釉器   图2-3 帽状期成釉器   图2-4 钟状期成釉器

1. **外釉上皮层** 是成釉器凸面外围的一层立方状细胞，借牙板与口腔上皮相连。在钟状期晚期，当牙釉质开始形成时，原本平整排列的外釉上皮层形成许多褶，褶之间被邻近的牙囊间充质细胞进入，此处富含毛细血管。外釉上皮的主要功能是维护成釉器的外形、为成釉器代谢提供营养。

2. **星网状层** 位于外釉上皮内层，细胞形似星形，彼此借桥粒相连接，形成网状。星网状层细胞体积大，排列疏松，细胞间隙大，充满了富含蛋白质的黏液样液体，可能与高浓度糖胺聚糖产生的渗透有关。星网状层细胞的功能主要是机械性保护，防止发育中牙冠变形。压力的改变可能导致内釉上皮层细胞排列的外形发生改变，从而导致牙冠变形。随着牙釉质的形成，星网状层细胞会萎缩直至消失，外釉上皮层与成釉细胞之间的距离缩短，利于牙囊中的毛细血管输送营养。

3. **中间层** 是内釉上皮层与星网状层之间出现的2～3层扁平细胞，细胞间隙小，其长轴与内釉上皮层垂直，称为中间层细胞。在钟状期早期，细胞核居中，高尔基体、粗面内质网、线粒体和其他细胞器数量不多；到晚期，细胞间隙增大并充满微绒毛，细胞器增多，酸性糖胺聚糖及糖原沉积。该层细胞碱性磷酸酶活性较高，与内釉上皮层的蛋白质合成、物质转运和浓缩有关，也参与牙釉质的矿化。

4. **内釉上皮层** 衬于成釉器凹面，由整齐排列的单层柱状细胞构成。成釉细胞与中间层以桥粒相连，借半桥粒整齐地排列在与牙乳头相隔的基底膜上。从牙颈部到牙尖，细胞分化程度逐渐增高。内釉上皮层细胞开始是柱状或立方状，在分泌活动开始前，内釉上皮层开始分化为成釉细胞，逐渐呈高柱状，细胞器也重新定位，细胞核移向细胞的远端，即细胞核远离基底膜。在相邻的内釉细胞之间形成一种细胞连接复合体，它在牙釉质的形成中起重要作用。此时成釉器为牙釉质的形成做好了准备。内釉上皮层与外釉上皮层相连处称为颈环，与牙本质和牙根的发育有关。

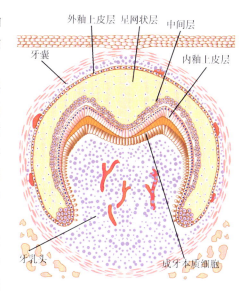

图2-5 钟状期成釉器的细胞分层

三、牙乳头的发育

随着成釉器的发育，牙乳头也逐渐成熟。在钟状期，被成釉器凹陷所包绕的外胚层间充质组织增多，并且出现了分化，细胞密集，血管丰富，形成牙乳头。在内釉上皮的诱导下，牙乳头外层细胞逐渐分化为高柱状的成牙本质细胞，之后不断分泌形成前期牙本质和牙本质；而牙乳头内部细胞出现分化，随着血管、神经的长入，形成牙髓。

决定牙齿形态的指令性信号最初由牙胚上皮决定，但是持续的时间很短；到了牙发育起始的后期，牙形态的决定作用将转移到外胚层间充质，而间充质一旦获得信号即可独立决定牙齿形态。因此，牙乳头在牙发育中有重要作用，是决定牙形状的重要因素。例如，将切牙胚的成釉器与磨牙胚的牙乳头重新组合，结果形成磨牙；将磨牙胚成釉器与切牙胚牙乳头重新组合，结果形成切牙（图2-6）。

四、牙囊的发育

帽状期牙乳头形成后，在成釉器、牙乳头和发育中的骨隐窝间，外胚层间充质组织呈环状排列，围绕成釉器和牙乳头底部的结构称为牙囊。牙囊中含有丰富的细胞和血管，可以为牙体组织形成提供所需的营养。随着牙胚发育，牙囊中纤维逐渐增多，当牙根发育时，牙囊细胞会分化为成牙骨质细胞、成纤维细胞和成骨细胞，分别形成牙骨质、牙周膜和固有牙槽骨。

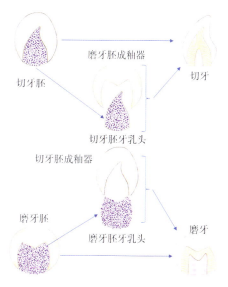

图2-6 牙胚重组后，由牙乳头决定牙的形态

五、牙板的结局

成釉器在帽状期时，与牙板还有着广泛的联系，到钟状期末，牙板断裂并逐渐退化和消失，此时成釉器与口腔上皮分离。有时部分残留的牙板上皮未能正常退化消失，以上皮岛或上皮团的形式存在于颌骨或牙龈中，称为塞尔（Serre）上皮剩余（图2-7）。残留的牙板上皮，可成为牙源性上皮肿瘤或者囊肿的起源，也可被重新激活形成多生牙。婴儿出生后不久，偶见牙龈上出现针尖大小的白色突起，为上皮珠，俗称马牙，可自行脱落。

恒牙胚的发育过程与乳牙相似。乳牙胚形成后，在其舌（腭）侧，从牙板游离下端形成新的牙蕾，并重复着上述相同的发育过程，形成相应的继承恒牙胚（图2-8）。在乳磨牙形成之后，牙板的远中端继续向远中生长，形成恒磨牙的成釉器。第一磨牙胚在胚胎第4个月形成；第二磨牙胚在1岁形成，而第三磨牙胚在4～5岁形成。整个牙胚的活动期从胚胎第6周开始，到出生后第4年，持续约5年时间。

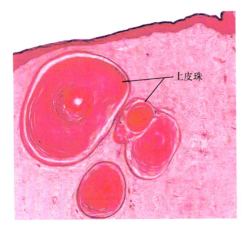

图2-7 塞尔上皮剩余

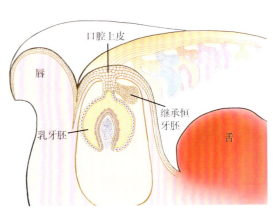

图2-8 恒牙胚形成示意图

第2节 牙体及牙周组织的形成

牙体硬组织的形成从生长中心开始。前牙的生长中心位于切缘和舌侧隆突的基底膜上，磨牙的生长中心位于牙尖处。牙釉质和牙本质在形成过程中有严格的规律性和节拍性，交替进行。成牙本质细胞首先形成一层牙本质并向牙髓中央后退，紧接着成釉细胞在牙本质表面分泌一层牙釉质并向外周后退。牙本质与牙釉质交叉进行，层层沉积，直到达到牙冠的厚度，并形成相应的牙冠形态（图2-9、图2-10）。

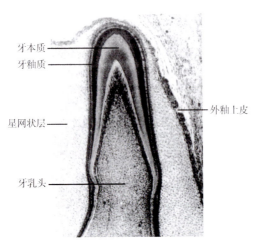

图2-9 牙本质形成

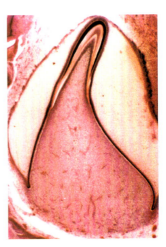

图2-10 牙体组织形成

一、牙本质的形成

在钟状期晚期，牙本质首先在邻近内釉上皮内凹面（切缘和牙尖部位）的牙乳头中形成，然后沿着牙尖的斜面向牙颈部扩展，直至整个牙冠部牙本质完全形成。在多尖牙中，牙本质先在各自的牙尖部呈圆锥状一层一层有节律地沉积，最后互相融合，出现多尖牙牙冠部新形成的牙本质（图2-11）。牙本质的形成过程是有机基质的形成与矿化交替进行的过程：首先是有机基质的形成，然后是羟基磷灰石结晶的沉积矿化，即形成一层，矿化一层。

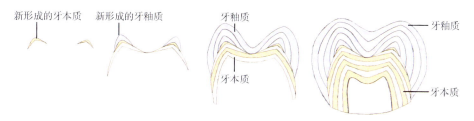

图 2-11　牙本质及牙釉质的沉积

钟状期晚期，当成釉细胞分化成熟后，诱导牙乳头分化形成成牙本质细胞。之后，成牙本质细胞开始分泌牙本质的有机基质，最先分泌到细胞外的胶原纤维分布在基底膜下，并与之垂直。这些粗大的纤维与基质共同形成最早的牙本质基质，即罩牙本质。罩牙本质形成后，接下来形成原发性牙本质，即髓周牙本质，二者存在微小差别，前者胶原纤维较粗大，后者胶原纤维少。由于成牙本质细胞体积增大，细胞向基底膜侧伸出短粗的突起，同时细胞体向牙髓中心退缩，在其后留下胞质突埋在基质中，形成成牙本质细胞突。偶尔有突起可穿过基底膜，形成釉梭。随着成牙本质细胞从牙乳头顶端向根尖方向逐渐分化，牙本质也逐渐向根尖方向成层形成，牙乳头体积逐渐减小。

在镜下可见成牙本质细胞呈两种功能状态，即分泌型和静止型。分泌型细胞大而丰满，胞核位于细胞基底，细胞顶部细胞器增多，有发达的高尔基体、粗面内质网、核糖体和分泌颗粒。这时细胞已具备合成、分泌蛋白质的功能，成牙本质细胞通过顶端胞质中的分泌泡，将基质蛋白分泌到细胞外。静止型细胞小而扁平，胞质少，无高尔基体。胞核位于细胞顶端，形成一处核下区，该处的细胞器减少呈簇状；而核上区缺少细胞器和分泌颗粒。静止型细胞在适当的刺激下，可转变为分泌型细胞。

牙本质的矿化形态主要是球形矿化。磷灰石晶体不断生长，形成钙球，钙球进一步长大融合形成单个的钙化团。此种矿化形态多位于罩牙本质下方的髓周牙本质中。球形钙化团在该处偶尔不能充分融合，而残留一些小的未矿化的基质，则形成小球间牙本质。在牙本质形成过程中，由于无机盐沉积晚于牙本质有机基质的形成，因此在成牙本质细胞层与矿化的牙本质间总有一层有机基质，称为前期牙本质。

髓周牙本质不断地在罩牙本质深部沉积成牙体的大部分。在牙冠发育和牙萌出期间，牙本质每天沉积4μm。牙萌出后，牙本质的沉积减少到每天约0.5μm，每天新形成的牙本质基质与先前形成的基质之间，在镜下可见到明显的线，即牙本质生长线。牙根部牙本质的形成与牙冠部牙本质相似但又有所不同，它开始于上皮根鞘（其发育过程见牙根的发育）。牙根完全形成后继续沉积矿化形成的牙本质，称继发性牙本质，是原发性牙本质的延续，其形成方式与原发性牙本质相同，但沉积速度明显变慢。

二、牙釉质的形成

牙釉质形成包括两个阶段：第一阶段细胞分泌有机基质，并立即部分矿化，矿化度达30%；下一阶段牙釉质进一步矿化，同时大部分有机基质和水被吸收。

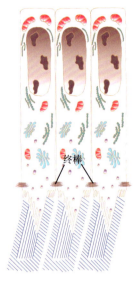

图2-12 托姆斯突

成釉细胞顶形成圆锥状突起，并有
终棒形成

当牙本质形成后，内釉上皮层细胞在牙本质的诱导下，分化为有分泌功能的成釉细胞，并开始分泌牙釉质基质。牙釉质蛋白首先在细胞的粗面内质网合成，在高尔基体浓缩和包装成膜包被的分泌颗粒。这些分泌颗粒移动到细胞的远端，颗粒中的成分释放到新形成的罩牙本质表面。磷灰石晶体无规律地分散在这一层基质中，成为牙釉质最内层无釉柱结构的牙釉质，厚约8μm。该层牙釉质形成后，成釉细胞开始离开牙本质表面，在靠近釉质牙本质界的一端，形成短的圆锥状突起，即成牙本质细胞突，又称托姆斯突。突起与细胞体间有终棒和连接复合体（图2-12）。该突起新分泌的牙釉质基质以有机成分为主，无机盐仅占矿化总量的30%。

每根釉柱均由四个成釉细胞参与形成，一个成釉细胞形成釉柱的头部，三个相邻的细胞形成颈部和尾部，使釉柱呈乒乓球拍状。成釉细胞与其所形成的釉柱成一角度，每个细胞的突起伸入新形成的牙釉质中，镜下可见成釉细胞和牙釉质表面交界处呈锯齿状，成牙本质细胞突位于这些凹陷中（图2-13）。

牙釉质形成后，基质很快矿化。从牙釉质的表层到深层，其矿化程度逐渐减低。牙釉质的矿化方式是，在无机盐沉积到基质中的同时，水和蛋白质从牙釉质中被吸收，牙釉质中的有机物被吸收后，留下宽的间隙以容纳增多和长大的无机盐晶体。如此反复交替，使牙釉质最后达到96%的矿化程度。牙釉质矿化是由成釉细胞调控的，它在邻近牙釉质基质一侧的细胞膜形成皱褶，该结构可使无机盐离子渗出。而细胞膜呈平滑面结构时，可吸收蛋白质和水分。这一过程贯穿牙釉质形成的全过程，使牙釉质成为身体中矿化程度最高的组织。

随着牙釉质基质的不断沉积，牙冠的体积也在增大。牙釉质在牙尖部和牙颈部不断形成，使牙冠的高度和长度增加。在后牙，牙尖之间的内釉上皮层细胞分裂增殖，

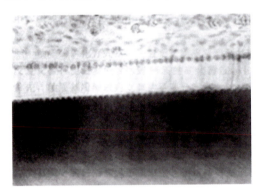

图2-13 成釉细胞与牙釉质表面交界

成釉细胞与釉柱成一角度，边缘呈锯齿状

使牙尖间的距离增加，牙冠体积增大。从牙本质形成开始，到牙釉质完全形成，牙冠体积约增大4倍。牙冠形成后，成釉细胞在牙釉质表面分泌一层无结构的有机薄膜，称釉小皮，覆盖在牙冠表面。牙釉质发育完成后，成釉细胞、中间层细胞、星网状层与外釉上皮层细胞合并形成一层鳞状上皮覆盖在釉小皮上，称为缩余釉上皮。当牙萌出到口腔中，缩余釉上皮在牙颈部形成牙龈的结合上皮。

三、牙髓的形成

牙髓由牙乳头形成，当牙乳头周围有牙本质形成时才可称为牙髓。牙乳头除底部与牙囊相接外，四周被形成的牙本质所覆盖。牙乳头的未分化间充质细胞分化成的星形纤维细胞即牙髓细胞。随着牙本质不断形成，牙乳头的体积逐渐减少。待牙根完全形成时，余留在髓室内的多血管的结缔组织即为牙髓。此时，有少数较大的有髓神经分支进入牙髓，交感神经也随同血管进入牙髓。

医者仁心 **金岩教授带领团队攻克世界难题——牙髓再生**

壁虎尾巴断了能再生，鲨鱼牙齿掉了会重新长出来，为什么人类一生只有乳牙和恒牙，牙齿掉了不能再生？这一问题一直困扰着世界各国科研人员。空军军医大学口腔医学院组织工程中心金岩

教授及其科研团队经过20年努力，通过模拟牙发育原理，建立基于干细胞自组装的细胞聚合体技术，利用脱落乳牙干细胞成功实现了全牙髓组织的功能性再生，开展国际首个全牙髓再生的临床研究并获得成功，成功实现了牙髓再生，使得口腔疾病治疗迈入新的里程碑。其成果发表于美国《科学转化医学》期刊上，引起了国际广泛关注。该技术的成功研发，改变了传统的牙病治疗理念，对牙齿再生领域的研究具有重要意义。

四、牙根的形成

当牙冠发育即将完成时，牙根开始发生。内釉和外釉上皮层细胞在颈环处增生，向未来的根尖孔方向生长，这些增生的双层上皮称为上皮根鞘。上皮根鞘的内侧面包围着牙乳头细胞，上皮根鞘的外面被牙囊细胞包绕。被上皮根鞘包进的牙乳头细胞也向根尖增生，其外层细胞与上皮细胞基底膜接触，分化出成牙本质细胞，进而形成根部牙本质。上皮根鞘继续生长，离开牙冠向牙髓方向约呈45°角弯曲，形成一盘状结构，弯曲的这一部分上皮称上皮隔（图2-14）。

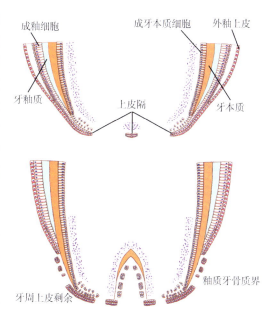

图2-14 上皮根鞘在牙根发育过程中的变化

牙根的长度、弯曲度、厚度和牙根的数目，均是由上皮隔和邻近的外胚层间充质细胞所决定。上皮隔围成一个向牙髓开放的孔，即未来的根尖孔，此时形成的牙根为单根。形成多根时上皮隔向内长出两个或三个舌形突起，突起增生伸长并与对侧突起相连，将原上皮隔围成的单孔分隔为两个或三个孔，未来形成双根或三根（图2-15）。每个根的发育过程与单根相牙相同。

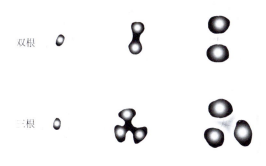

图2-15 多根牙的形成

上皮根鞘对于牙根的正常发育是很重要的，如上皮根鞘的连续性受到破坏，或在根分叉处上皮隔的舌侧突起融合不全，其诱导的成牙本质细胞部分缺如，就会引起该处牙本质缺如，牙髓和牙周膜直接连通，形成侧支根管。另外，如果上皮根鞘在规定的时间没有发生断裂，仍附着在牙根部牙本质的表面，则牙囊的间充质细胞不能与该处牙本质接触，也就不能分化出成牙骨质细胞形成牙骨质。这样在牙根表面（特别在牙颈部），牙本质暴露而引起牙颈部敏感。

在牙根发育过程中，上皮隔的位置是保持不变的。随着牙根的伸长，牙胚逐渐向口腔方向移动，为牙根的继续生长提供了空隙。在牙根发育后期，上皮隔开口缩小，根尖孔宽度也随之缩小，随后根尖牙本质和牙骨质沉积，形成狭小的根尖孔。

五、牙周组织的形成

牙周组织包括牙骨质、牙周膜和牙槽骨，均由牙囊发育而来。随着牙根的发育，牙周组织也随之发生。

（一）牙骨质的形成

牙根部牙本质形成后，包绕牙根的上皮根鞘逐渐断裂，并与牙本质分离，牙囊内层细胞穿过断裂的间隙，与新形成的牙根部牙本质直接接触，并分化为成牙骨质细胞，在牙根表面和牙周膜纤维的周围分泌有机基质，将牙周膜纤维埋在基质中。断裂的上皮根鞘大部分变性消失，少数呈团块状或条索状残留于牙周膜中，称为牙周上皮剩余（马拉瑟上皮剩余）。这种上皮在某些因素下，可能发展为颌骨内上皮性肿瘤、囊肿或肉芽肿。

牙骨质基质矿化方式与牙本质相似，磷灰石晶体通过基质小泡扩散使胶原纤维矿化。这种新形成的牙骨质是无细胞的，又称原发性牙骨质，发育比较慢，覆盖在牙根冠方2/3处。牙萌出到咬合平面后，在根尖1/3处和后牙根分叉区，牙骨质形成快，但矿化差，成牙骨质细胞被埋在基质中，成为有细胞的继发性牙骨质。在正常情况下，牙骨质厚度随年龄增长而增加。

（二）牙周膜的形成

当牙根形成时，牙囊细胞增生活跃，在邻近牙根部的牙骨质和牙槽窝内壁，分别分化出成牙骨质细胞和成骨细胞，进而形成牙骨质和固有牙槽骨。大量牙囊中央的细胞则分化为成纤维细胞，产生胶原纤维，形成牙周膜，部分被埋在牙骨质和牙槽骨中，形成穿通纤维。牙萌出前，由于牙槽嵴位于釉质牙骨质界的冠方，所有发育中的牙周膜纤维束向牙冠方向斜行排列。随着牙冠萌出，釉质牙骨质界与牙槽嵴处于同一水平，位于牙龈纤维下方的斜行纤维束变为水平排列。当牙萌出到功能位时，牙槽嵴位于釉质牙骨质界下方，水平纤维变为斜行排列，形成牙槽嵴纤维。这时牙周膜细胞增生形成致密主纤维束，并不断地改建呈功能性排列。以后在牙的整个生活期间，牙周膜仍然不断地更新和改建，以适应功能的需要。牙尖进入口腔后，口腔上皮向根方移动到缩余釉上皮之上，形成结合上皮。

（三）牙槽骨的形成

当牙周膜形成时，牙囊外层细胞在骨隐窝的壁上和发育中的牙周膜纤维束周围分化出成骨细胞，形成新骨。新骨的沉积使牙与骨壁之间的间隙逐渐缩小，牙周膜的面积也相应减少。

牙周支持组织形成后，在其改建过程中，来自骨髓的细胞通过血管进入牙周膜，不断地补充新的成牙骨质细胞、成骨细胞和牙周膜成纤维细胞。

第3节　牙的萌出和替换

一、牙的萌出

牙萌出是指牙冠形成后向𬌗面移动，穿过颌骨和口腔黏膜，到达咬合平面并与对颌牙接触的过程。这一过程可分为三个时期：萌出前期、萌出期和萌出后期。

（一）萌出前期

该期的主要改变是在牙根形成之前，牙胚在牙槽骨内的移动。随着颌骨的生长，乳牙胚不仅向𬌗面及前庭方向移动，同时前牙胚向近中、后牙胚向远中移动，以保持牙胚与颌骨间的正常位置。

恒牙胚在乳牙胚的舌侧发育（图2-16）。恒磨牙不需与乳牙交替，从牙板的远端延伸形成牙胚。发育初始颌骨仅有很小的空间容纳这些牙胚，因而上颌磨牙在发育时，其𬌗面先朝向远中，随着上颌骨的生长，𬌗面转向正常位置。下颌磨牙胚的长轴先向近中倾斜，随着下颌骨的增长而移动到正常垂直位置。这也是临床上常见下颌第三磨牙近中阻生的原因之一。牙胚萌出前的移动是由牙胚的整体移动及一部分保持固定而其他部分继续生长两种方式完成的。牙胚的移动，可调整与邻牙和生长着的颌骨的关系，为牙萌出做好准备。

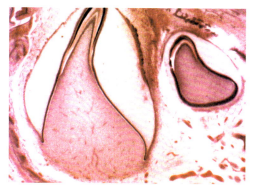

（二）萌出期

乳恒牙的萌出均从牙根开始形成，持续到牙进入口腔达到咬合接触。牙进入口腔前，牙冠表面被覆缩余釉上皮，该上皮能保护牙冠在萌出移动中不受损伤。该上皮还能分泌酶，溶解结缔组织，形成一个有上皮衬里的牙萌出通道。通过该通道，牙萌出时不出血。

图2-16 同一隐窝中恒牙胚在乳牙胚的舌侧发育

牙冠萌出到口腔，一方面是牙本身殆向运动的结果，即主动萌出；另一方面是由于缩余釉上皮与牙釉质表面分离，临床牙冠暴露，牙龈向根方移动来完成的，即被动萌出。当牙完全萌出后，附着在牙颈部的缩余釉上皮即为结合上皮。牙尖进入口腔后，牙根的1/2～3/4都已形成（图2-17）。

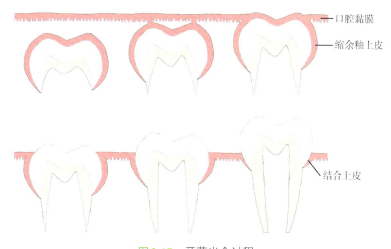

图2-17 牙萌出全过程

（三）萌出后期

此期也称功能性萌出。当牙萌出到咬合建立时，牙周膜的主纤维呈一定方向排列，并形成各组纤维束，附着在牙龈、牙槽嵴和牙根周围的牙槽骨上。纤维束直径由细小变得粗大且稳定，牙周膜和牙槽骨中含有丰富的血管，有髓和无髓神经随着血管进入牙周膜中。刚萌出牙的牙根尚未完全形成，髓室大，根尖孔呈喇叭口状，牙骨质薄，结合上皮附着在牙釉质上。牙萌出后，牙根继续发育。随着根尖部牙骨质和牙本质的沉积，根管变窄，根尖孔缩小。乳牙一般经过2～3年，根尖部完全形成；恒牙一般经过3～5年，根尖部才完全形成，根尖纤维也随之发育。一生中殆面及邻面不断地被磨损，这时可由牙轻微的殆向或近中移动来补偿。在牙移动的同时，牙周膜和牙槽骨都会发生相应的改建。

从牙尖进入口腔到与对殆牙建立咬合的这一时期内，牙根尚未完全形成，牙周附着不牢固，牙槽骨较疏松，易受外力的影响，因而最易发生咬合异常。如咬唇等一些口腔不良习惯可造成牙齿移位，对已出现牙移位者，在儿童期矫治比成人效果好。

二、乳恒牙替换

随着儿童年龄的增长，乳牙的数目、大小和牙周组织的力量等，均不能支撑生长的颌骨和增强的咀嚼力。从6岁左右，乳牙开始生理性脱落，恒牙陆续萌出，到12岁左右，乳牙全部被恒牙替代。乳牙的生长、发育和萌出，不仅影响牙弓的生长和发育，还可刺激颌骨的发育，为恒牙整齐地排列在牙弓上提供足够的位置。所以，若乳牙过早脱落，可引起恒牙位置的紊乱，进而引起错殆畸形。

乳牙脱落是牙根被吸收，与牙周组织失去联系的结果。恒牙的发育及殆向移动，使恒牙胚与乳牙根之间的结缔组织受压，局部充血并转化为肉芽组织。同时也分化出破骨细胞，导致牙骨质和牙槽骨的双重吸收。当乳牙根被吸收后，牙髓与肉芽组织融合转化为肉芽组织，参与乳牙的吸收过程。随着乳牙根被吸收，乳牙逐渐失去与深层组织的附着而松动脱落。因此，脱落的乳牙一般没有牙根，或仅有极短的一段牙根，根面呈蚕食状，容易与牙根折断区分。

乳牙根面吸收的部位因恒牙胚的位置而异。恒前牙胚位于相应乳前牙根近根尖1/3的舌侧，故乳前牙的牙根吸收从这一部位开始，然后恒牙胚向殆面和前庭方向移动，并对乳牙根进行吸收（图2-18）。当恒前牙冠移至乳牙的根尖正下方，会引起该处的水平吸收，恒前牙恰好在脱落的乳牙位置上萌出。如果恒牙胚的双向移动不足，乳牙根吸收不够，恒牙会从乳牙的舌侧萌出，导致双层牙的出现。尽早拔除这种乳牙，有助于将在舌侧萌出的恒牙调整到正确的位置上。临床上切勿将刚萌出的恒牙误认为是多余牙而拔除。

恒前磨牙的牙胚位于乳磨牙根之间，乳磨牙根的吸收从根分叉处开始。首先是牙根间隔被吸收，然后乳牙根面发生吸收。同时牙槽突继续生长，以容纳伸长的恒牙根。乳牙向殆面移动，使恒前磨牙胚位于乳磨牙的根尖部。随着恒牙胚的继续萌出，乳牙根完全被吸收，恒前磨牙替代乳磨牙的位置（图2-19）。

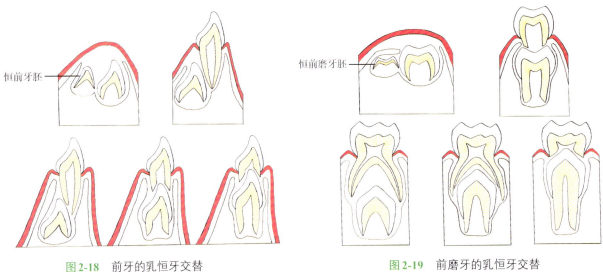

图2-18 前牙的乳恒牙交替　　　　　　　　　　图2-19 前磨牙的乳恒牙交替

三、牙萌出的特点

牙的萌出有以下特点。

1. 牙萌出有一定顺序，萌出的先后与牙胚发育的先后基本一致。

2. 牙萌出有较恒定的时间，但其生理范围较宽。

3. 左右同名牙大致同期对称萌出。

4. 下颌牙的萌出略早于上颌同名牙。

5. 从出龈到萌出至咬合面，一般需要1.5～2.5个月，而尖牙常需要更长时间。

自 测 题

A 型题

1. 可进一步分化出成牙本质细胞的结构是（   ）
   - A. 成釉器
   - B. 牙乳头
   - C. 牙囊
   - D. 前庭板
   - E. 牙板

2. 帽状期的成釉器由几层细胞构成（   ）
   - A. 2
   - B. 3
   - C. 4
   - D. 5
   - E. 6

3. 关于牙根发育描述错误的是（   ）
   - A. 多根形成时，首先在上皮隔上长出 2～3 个舌形突起
   - B. 上皮根鞘在规定的时间发生断裂，可形成侧支根管
   - C. 上皮隔的发育可形成根尖孔
   - D. 上皮隔向内弯曲的角度为 45°
   - E. 弯曲的上皮根鞘成为上皮隔，形似盘状

4. 可进一步分化形成穿通纤维的牙胚结构是（   ）
   - A. 成釉器
   - B. 牙乳头
   - C. 牙囊
   - D. 外釉上皮
   - E. 牙板

5. 牙体组织中最先形成的是（   ）
   - A. 牙釉质
   - B. 牙冠部牙本质
   - C. 牙根部牙本质
   - D. 牙骨质
   - E. 牙髓

6. 牙根形成的多少取决于（   ）
   - A. 成釉器
   - B. 牙乳头
   - C. 牙囊
   - D. 上皮根鞘
   - E. 上皮隔

7. 结合上皮的来源是（   ）
   - A. 牙周上皮
   - B. 牙龈上皮
   - C. 塞尔上皮剩余
   - D. 缩余釉上皮
   - E. 釉小皮

8. 如果牙根发育过程中，上皮根鞘的连续性遭到破坏，会导致牙根出现（   ）
   - A. 侧支根管
   - B. 管间吻合
   - C. 根尖分歧
   - D. 副根管
   - E. 单双管型

9. 婴儿刚出生不久在牙龈上观察到针头大小的白色突起，称为（   ）
   - A. 上皮珠
   - B. 角化珠
   - C. 走马疳
   - D. 牙板
   - E. 成釉器

10. 在牙胚发育的时期，首先形成的部分为（   ）
    - A. 牙囊
    - B. 牙乳头
    - C. 成釉器
    - D. 牙釉质
    - E. 牙板

B 型题

（11～15 题共用备选答案）
   - A. 外釉上皮层
   - B. 星网状层
   - C. 中间层
   - D. 内釉上皮层
   - E. 牙周上皮剩余

11. 牙根部牙本质形成后，上皮根鞘断裂保留在牙周膜中的结构称为（   ）

12. 成釉器帽状期与钟状期相比，缺少哪层细胞（   ）

13. 在钟状期中出现的特有细胞层，与牙釉质形成有关的是（   ）

14. 成釉器中对内釉上皮有营养和缓冲的作用，并能保护成釉器的细胞层是（   ）

15. 含有许多褶，其邻近的间质中富含毛细血管，主要维护成釉器的外形，并为成釉器代谢提供营养的细胞层是（   ）

（徐　欣）

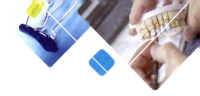

第3章
牙体组织

牙体组织是构成牙的所有组织的总称，包括牙釉质、牙本质、牙骨质三种硬组织和一种软组织——牙髓。

牙本质构成牙的主体，牙釉质覆盖在牙冠部牙本质表面，牙骨质覆盖于牙根部牙本质表面。牙本质中央有一空腔，称为髓室。髓室内充满疏松的结缔组织即牙髓，牙髓的血管和神经通过狭窄的根尖孔与牙周组织相通连（图3-1）。

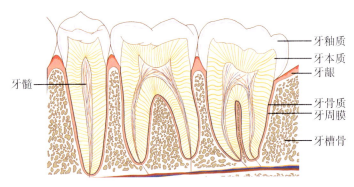

图3-1　牙体牙周组织模式图

第1节　牙　釉　质

牙釉质覆盖于牙冠部表面，暴露于口腔中。它是全身最硬的高度矿化的组织，无细胞、无血液循环、无神经，也无再生能力。从胚胎发生上看，成釉细胞在牙釉质发育完成后即退化消失，所以牙釉质缺损时只能通过人工修复技术恢复其形态和功能。

一、理化特性

1. 硬度　牙釉质是人体中最硬的组织，因此牙釉质对咀嚼压力和摩擦力具有高度耐受性，可以保护内部的牙本质和牙髓。牙釉质的脆性很大、易于折断，但由于釉柱中的晶体排列和位于其深部的牙本质有一定的弹性，可降低其易折性。

2. 化学成分　成熟牙釉质大部分由无机物组成，占牙釉质总质量的96%～97%，其余的为有机物和水。按体积计，其无机物占总体积的86%，有机物占2%，水占12%。主要成分是羟基磷灰石$[Ca_{10}(PO_4)_6(OH)_2]$晶体，晶体内含有的一些微量元素使其具有耐龋潜能，如氟、硼、钡等。而碳酸盐等成分可使牙釉质对龋更敏感。成熟牙釉质中的有机物主要由蛋白质和脂类组成。蛋白质的主要作用是引导牙釉质晶体的生长，也可能具有黏结晶体和釉柱的作用。

3. 颜色　牙釉质呈乳白色或淡黄色，其颜色与牙釉质矿化程度有关，矿化程度越高，牙釉质越透明，其深部牙本质的黄色越易透过而呈淡黄色。乳牙牙釉质矿化程度较恒牙低，透明度差，牙本质颜色不能透过而呈乳白色。

4. 分布及厚度　牙釉质的外形像帽子，罩在牙冠部牙本质的表面，厚薄不均。在切牙的切缘处厚约2mm，在磨牙的牙尖处厚约2.5mm。乳牙的牙釉质非常薄，仅为0.5～1.0mm。牙釉质自切缘或牙尖处至牙颈部逐渐变薄，在牙颈部牙釉质呈刀刃状。

二、组 织 结 构

（一）牙釉质的基本结构——釉柱

牙釉质的基本结构是釉柱。釉柱是由羟基磷灰石晶体紧密排列形成的，呈细长柱状结构，起自釉质牙本质界，贯穿牙釉质全层至牙表面。釉柱走行的规律是基本垂直于釉质牙本质界所在的平面。在牙尖和切缘处，釉柱排列方向呈放射状伸向牙釉质表面；在窝沟处，釉柱由釉质牙本质界向窝沟底部集中；在近牙颈部，釉柱排列几乎呈水平状（图3-2）。

釉柱的直径为4～6μm。由于牙冠表面处牙釉质表面积比釉质牙本质界处宽大，因此，釉柱的直径在表面者较深部大。镜下观，釉柱的横断面呈鱼鳞状（图3-3）；电镜下观察，釉柱横断面呈球拍样，有一个圆形、较大的头部和一个较细长的尾部。釉柱是由具有一定排列方向的、扁六棱柱形晶体所组成。在釉柱的头部，晶体的长轴平行于釉柱长轴，而从头部向尾部移行时，晶体长轴逐渐与釉柱呈65°～70°角倾斜。相邻釉柱以头尾相嵌形式排列，在两组晶体相交处，由于晶体的排列方向不同，晶体间隙增宽，称为釉柱间隙，这个间隙构成了釉柱头部清晰的弧形边界，有学者称之为釉柱鞘（图3-4）。

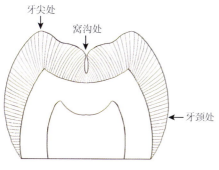

图3-2　釉柱排列方向示意图

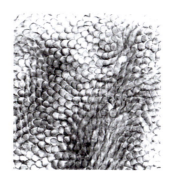

图3-3　釉柱的横断面（光镜）

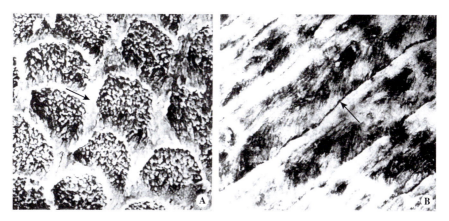

图3-4　釉柱的结构（电镜）

A.釉柱横断面扫描，箭头所示为釉柱横断面；B.釉柱纵断面扫描，箭头所示为釉柱鞘

（二）釉质牙本质界及与牙釉质最初形成时相关的结构

1. 釉质牙本质界 外形呈连续贝壳状的弧形，而不是一条直线（图3-5）。弧形凸面朝向牙本质，凹面朝向牙釉质，此种连接方式增大了牙釉质和牙本质的接触面，有利于两种组织更牢固地结合。

2. 釉板 在磨片上起自牙釉质表面，向牙釉质内延伸至不同的深度，部分可达釉质牙本质界的裂隙状结构，呈深褐色（图3-6）。一般认为釉板是一组矿化不全、牙釉质蛋白含量较高的釉柱，或由于萌出后牙釉质因负重而产生裂隙，口腔中有机物进入裂缝而形成。该处矿化程度低，含有机物较多，特别是在窝沟底部及牙邻面的釉板，被认为是龋发展的有利通道。但绝大多数釉板是无害的，而且也可因唾液中无机盐的沉积而发生再矿化。

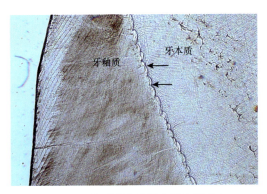
图3-5 釉质牙本质界（箭头所示）

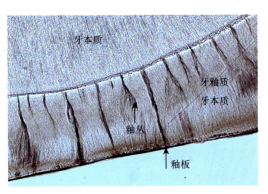
图3-6 釉丛、釉板

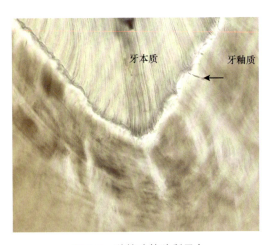
图3-7 釉梭（箭头所示）

3. 釉丛 起自釉质牙本质界，向牙釉质内散开，形似草丛状，其高度为牙釉质厚度的1/4～1/3，分布均匀，在牙磨片中观察时呈褐色（图3-6）。釉丛的形成可能是牙釉质钙化不良，导致釉柱间牙釉质基质蛋白残留所致。由于其排列的关系，在横断面上更容易观察。

4. 釉梭 是从釉质牙本质界伸向牙釉质的纺锤状结构（图3-7）。在观察牙磨片时，以牙尖及切缘部位较为多见。

（三）与牙釉质周期性生长相关的结构

1. 釉柱横纹 镜下观，釉柱纵断面上可见与釉柱长轴相垂直的规律性间隔的细线，透光性低，称为釉柱横纹（图3-8）。釉柱横纹的分布使釉柱的形状像梯子。釉柱横纹间距2～6μm（平均4μm），代表牙釉质每天形成的厚度。釉柱中碳酸盐和钠的含量呈周期性变化，并和釉柱横纹的分布吻合。釉柱横纹处矿化程度稍低，故牙釉质脱矿或矿化不全时釉柱横纹较明显。

2. 釉质生长线 又名雷丘斯线，低倍镜下观察牙釉质横断磨片，此线呈深褐色同心环状，与树木的年轮相似（图3-9）。在纵断磨片中，釉质生长线围绕牙尖部呈环形排列，近牙颈处渐呈斜行线（图3-10）。电镜下可见该处晶体排列不规则，孔隙增多，有机物增加，故光镜下因折光率改变而呈褐色。釉质生长线的形成机制类似于釉柱横纹，为牙釉质节律性生长所形成的间歇线，其宽度和间距因发育状况变化而不等，较釉柱横纹的间距大得多，代表5～10天牙釉质沉积的厚度。

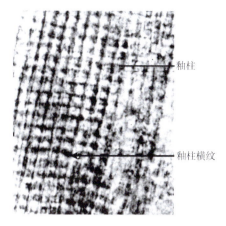

图3-8 釉面横纹

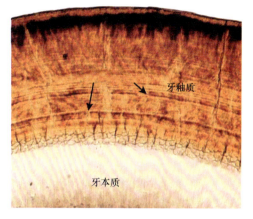

图3-9 釉质生长线（箭头所示）

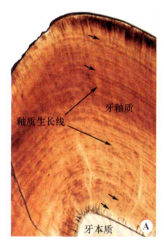

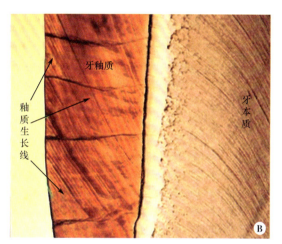

图3-10 釉质生长线（箭头所示）

A. 牙尖处釉质生长线呈环状；B. 牙颈处釉质生长线呈斜行线

在乳牙和第一恒磨牙的磨片上，常可见一条加重了的釉质生长线，这是由于乳牙和第一恒磨牙的牙釉质一部分在胎儿期形成，一部分形成于出生后，在婴儿出生时，由于环境及营养的变化，牙釉质的发育一度受到干扰，在此处遗留了一条特别明显的釉质生长线，称为新生线。釉质生长线是研究牙釉质发育状况的一个标志。

（四）与釉柱排列方向相关的结构

1. 直釉和绞釉　釉柱的全程并不完全是直线，近牙表面1/3较直，称为直釉；而近釉质牙本质界的2/3常弯曲绞绕，特别是在切缘及牙尖处绞绕弯曲更明显，称为绞釉（图3-11）。绞釉可以增加牙釉质对咬合力的抵抗。

2. 施雷格线　用落射光观察牙纵断磨片时，可见宽度不等的明暗相间带，分布在牙釉质的内部4/5处，每个带的宽度约50μm，这些明暗相间带称为施雷格线（图3-12）。这是由于规则的釉柱排列方向改变而产生的折光现象，其中暗区代表釉柱的横断面，亮区代表釉柱的纵断面。

3. 无釉柱牙釉质　在近釉质牙本质界最先形成的牙釉质和多数乳牙及恒牙表层20～100μm厚处，均看不到釉柱结构，即为无釉柱牙釉质，电镜下可见晶体相互平行排列。无釉柱牙釉质的矿化程度高。

图3-11 绞釉结构示意图

黑色箭头所示为绞釉

三、牙釉质的表面结构

1. 釉小皮　是指覆盖在新萌出牙表面的一层有机薄膜，一经咀嚼即易被磨去，但在牙颈部仍可见残留。

2. 釉面横纹　肉眼或放大镜观察，牙釉质表面有许多呈平行排列并与牙长轴垂直的浅纹，间隔为30～100μm，在牙颈部尤为明显，呈叠瓦状，称为釉面横纹（图3-13）。它是釉质生长线到达牙表面的位置，是牙节律性生长发育形成的。

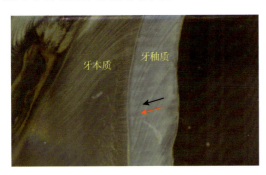

图3-12　施雷格线

红色箭头示暗区（釉柱横断面），黑色箭头示亮区（釉柱纵断面）

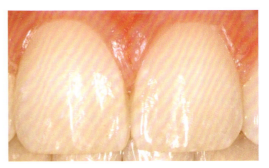

图3-13　釉面横纹

四、牙釉质结构的临床意义

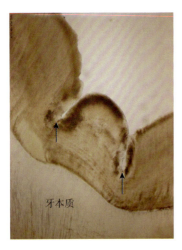

图3-14　窝沟

箭头示窝沟底部接近釉质牙本质界处

牙萌出后，唾液中的无机盐可以沉积在牙表面，尤其是氟。龋病的始发往往和牙釉质羟基磷灰石晶体的溶解破坏有关，氟的存在使羟基磷灰石晶体结构更加稳定，从而增加其对酸的抵抗力，增强抗龋能力。因此，临床上常用氟化物来预防釉质龋的发生。

在牙釉质的表面，有小的点隙和狭长的裂隙。剖面观，这些裂隙形状不一，大多窄而长，呈口小底大的漏斗状，深度可达牙釉质深部、近釉质牙本质界，探针不能探入窝沟底部（图3-14）。细菌和食物残渣易滞留于窝沟内，加之深的窝沟很难彻底清洁干净，因此窝沟处成为龋病的好发部位。临床上采用窝沟封闭技术，有效降低了窝沟龋的发病率。

釉柱的排列方向具有重要的临床意义。绞釉的排列方式可增强牙釉质的抗剪切强度，咀嚼时不易劈裂。在切割牙体时如需劈裂牙釉质，施力方向须尽量与釉柱排列方向一致。在龋病治疗进行窝洞制备时，一般不宜保留失去牙本质支持的悬空牙釉质，因其受力时常易发生牙釉质折裂，会导致充填材料与牙体组织之间的密合度下降，继而导致窝洞边缘发生继发龋。

牙釉质表面酸蚀是树脂粘接修复、窝沟封闭以及矫正时带环粘固前的重要步骤。酸蚀使得牙釉质的无机磷灰石晶体发生部分溶解，形成三维立体状的蜂窝组织粗糙面，有利于复合树脂渗入，形成树脂突，树脂突与蜂窝组织形成机械嵌合，从而增加了树脂粘接的固位力。牙釉质表面的溶解常与釉柱和晶体的排列方向有关，无釉柱牙釉质的晶体排列方向一致，酸蚀后牙釉质表面变化不理想。因此，对存在无釉柱牙釉质的牙体表面进行酸蚀处理时，尤其是乳牙，应适当延长酸蚀时间。

第2节 牙 本 质

牙本质是构成牙主体的硬组织。牙本质的冠部和根部表面分别由牙釉质和牙骨质覆盖。牙本质的主要功能是保护其内部的牙髓和支持其表面的牙釉质。

一、理化特性

1. 硬度　牙本质硬度比牙釉质低，比骨组织略高。牙本质中因含有较高比例的有机物和水，使其具有一定弹性。在牙釉质受到咀嚼压力时，内部的牙本质可为表面的牙釉质做适当的缓冲，避免牙釉质在承受咀嚼力时发生折断或劈裂。

2. 化学成分　成熟牙本质质量的70%为无机物，有机物占20%，水占10%。如按体积计算，无机物占总体积的50%，有机物占30%，水占20%。牙本质的有机成分、无机盐含量及硬度在不同部位也稍有不同。

牙本质中的无机物主要是磷灰石晶体，但其晶体体积比牙釉质的体积小。牙本质中的微量元素有碳酸钙、氟化物、镁、锌、金属磷酸盐和硫酸盐。有机物中胶原纤维约占牙本质质量的18%，主要为Ⅰ型胶原，还有少量Ⅲ型和Ⅴ型胶原。胶原可作为支架，在纤维孔隙中容纳牙本质的大部分无机盐。

3. 颜色　牙本质的颜色与年龄和牙髓活力有关，通常为淡黄色，随着年龄的增长和牙髓活力的降低，颜色逐渐变深。

二、组织结构

牙本质的基本组织结构是大量平行排列、贯穿牙本质全层的牙本质小管，由矿化的胶原性间质构成管壁，小管内含成牙本质细胞突。

（一）牙本质小管

牙本质小管为贯通于牙本质全层的管状空间，内含成牙本质细胞突和组织液。牙本质小管起自牙髓表面，向釉质牙本质界呈放射状排列，牙尖部及根尖部的牙本质小管较直，而牙颈部牙本质小管则弯曲呈"～"形，近牙髓端的突起朝向根尖方向（图3-15）。

牙本质小管近牙髓一端较粗，其直径约2.5μm，越向表面越细，近表面处直径为0.9～1.0μm，且排列稀疏。因此，牙本质在近髓侧和近表面处每单位面积内牙本质小管数目之比约为2.5∶1.0。这个比例会因测量牙的位置不同和牙本质厚度的不同而有所变化。牙本质小管沿途分出许多侧支，与邻近牙本质小管的侧支相吻合（图3-16）。牙根部牙本质小管的分支数目比牙冠部多。

（二）成牙本质细胞突

成牙本质细胞突是成牙本质细胞的胞质突。成牙本质细胞的胞体位于髓室近牙本质侧，呈单层，细胞排列整齐。成牙本质细胞突伸入牙本质小管内，并在整个行程中分出许多侧支伸入到牙本质小管的相应分支中。成牙本质细胞突和牙本质小管之间有一条小的空隙，称为成牙本质细胞突周间隙，内含组织液和少量有机物，为牙本质物质交换的主要场所。

关于成牙本质细胞突在牙本质小管中确切的延伸长度，目前由于研究方法上的限制，还未取得统一意见。

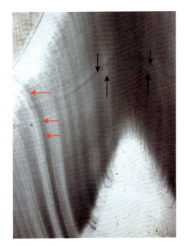

图3-15 牙本质小管和牙本质生长线

黑色箭头示牙本质生长线，红色箭头示牙本质小管

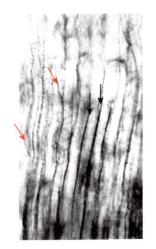

图3-16 牙本质小管分支（电镜）

黑色箭头示牙本质小管，红色箭头示牙本质小管分支

（三）细胞间质

牙本质的细胞间质大部分为矿化的间质，其中有细小的胶原纤维，主要为Ⅰ型胶原。胶原纤维的大部分与牙本质小管垂直而与牙表面平行，并交织成网状。因细胞间质内组织结构的不同，具有一些特定的名称。

1. 管周牙本质　镜下观察牙本质的横断磨片时，可以看到围绕成牙本质细胞突周围的间质，呈环形的透明带，称为管周牙本质，衬覆于牙本质小管的内壁（图3-17）。管周牙本质的矿化程度高，含胶原纤维极少。在球间牙本质和近釉质牙本质界处的牙本质中无管周牙本质。

2. 管间牙本质　为位于管周牙本质之间的牙本质，其内胶原纤维较多，纤维排列方向与牙本质小管大致垂直，矿化程度比管周牙本质低（图3-17）。

3. 球间牙本质　牙本质的钙化主要是球形钙化，由很多钙质小球融合而成。牙本质钙化不良时，钙质小球之间遗留下的未被钙化的间质称为球间牙本质，其中仍有牙本质小管通过，但无管周牙本质。主要见于牙冠部近釉质牙本质界处，沿牙本质生长线分布，形态不规则，边缘呈凹形，很像相接球体之间的空隙。氟牙症和维生素D缺乏时，球间牙本质明显增多（图3-18）。

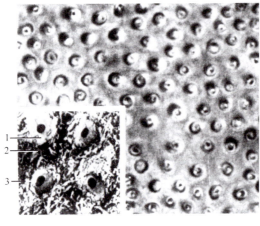

图3-17 牙本质小管横断面（电镜）

1. 管周牙本质；2. 管间牙本质；3. 牙本质小管

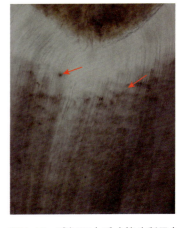

图3-18 球间牙本质（箭头所示）

4. 牙本质生长线　是一些与牙本质小管垂直的间歇线，是牙本质规律性沉积的标志。与牙釉质生

长线成因相似，它表示牙本质的发育和形成速率是周期性变化的。

牙本质形成时，原发性牙本质基质的节律性沉积速率约为每天4μm，称为短时生长线，反映了牙本质每天的沉积量。牙本质中还有与短时生长线相重叠的、约每隔5天的周期性生长线，其中胶原纤维方向的改变更加明显，称长期生长线或5天生长线。5天生长线在牙磨片中比较容易观察到，线与线之间的间隔约20μm，也称冯·埃布纳线（图3-15）。如发育期间受到障碍，形成加重的生长线，则称为牙本质生长线（欧文线），此处牙本质矿化不全。在乳牙和第一恒磨牙中，牙本质也因部分形成于出生前，部分形成于出生后，两者之间有一条明显的生长线，即新生线。

5. **托姆斯颗粒层**　观察牙纵断磨片，根部牙本质透明层（仅靠牙骨质的一层最先形成的牙本质）的内侧有一层颗粒状的未矿化区，称为托姆斯颗粒层（图3-19）。有学者认为其形成原因是成牙本质细胞突末端的膨大，也有学者认为其是球间牙本质，或者是真正的空隙。

6. **前期牙本质**　牙本质的形成是一有序的过程，即成牙本质细胞分泌基质并进一步发生矿化。由于牙本质终生都在形成，在成牙本质细胞和矿化牙本质之间总有一层尚未矿化的牙本质，厚度10～12μm，称为前期牙本质（图3-20）。前期牙本质与矿化牙本质的界限清楚，呈不规则形，可见钙化小球。

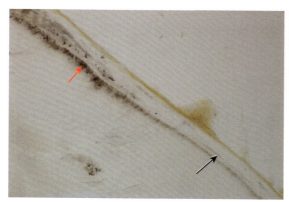

图3-19　托姆斯颗粒层
红色箭头示托姆斯颗粒层，黑色箭头示透明层

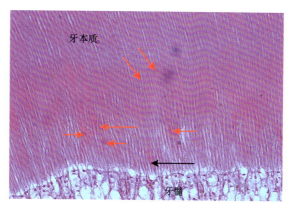

图3-20　前期牙本质和球间牙本质
黑色箭头示前期牙本质，红色箭头示球间牙本质

7. **原发性牙本质与继发性牙本质**　在生理情况下，按牙本质形成时期的不同，可将其分为原发性牙本质和继发性牙本质。

（1）原发性牙本质　指在牙发育期间所形成的牙本质，它构成了牙本质的主体。最先形成的一层原发性牙本质，在牙冠部紧靠牙釉质者称罩牙本质；在牙根部紧靠牙骨质者称透明层，厚5～10μm（图3-19）。在罩牙本质和透明层内侧的牙本质称髓周牙本质。

（2）继发性牙本质　指牙根发育完成（即根尖孔形成）后，与对颌牙建立了咬合关系之后形成的牙本质。继发性牙本质属于牙本质的一种增龄性变化，其特点是：形成速度慢，继发性牙本质的形成速率与食物性状和牙所承受的咬合力大小有关，较大摩擦性食物和大的咀嚼力对形成继发性牙本质的刺激较大。继发性牙本质的牙本质小管排列方向稍呈水平，使其与原发性牙本质之间常有一条明显的分界线。继发性牙本质的沉积厚度呈不均匀分布，在髓室内侧，受刺激大的部位继发性牙本质沉积较多。在磨牙和前磨牙髓室顶和底部的继发性牙本质比侧壁的厚。随着继发性牙本质的形成，髓室逐渐变小。

三、牙本质的反应性变化

成牙本质细胞的胞体位于牙髓组织内，因此当牙本质受到刺激时，牙髓组织会发生相应的防御性或反应性变化，这类变化可导致修复性牙本质的形成，还可以引起牙本质小管和牙本质基质的一系列变化。了解这些结构变化，对临床诊疗具有重要的意义。

（一）第三期牙本质

第三期牙本质是指由各种外界刺激，如龋、磨损、窝洞制备等，在髓室与外界刺激相对应部位形成的牙本质。刺激的类型、程度以及牙的发育成熟状态均对第三期牙本质的形态和结构有较大的影响。第三期牙本质在组织学上表现多种多样，如不规则继发性牙本质、修复性牙本质、反应性牙本质、骨样牙本质等。

其中，反应性牙本质有原来的成牙本质细胞参与。修复性牙本质是在病理情况下，成牙本质细胞受到刺激后死亡，由新分化的成牙本质细胞样细胞所形成的牙本质，没有原来的成牙本质细胞参与。修复性牙本质仅仅沉积在受刺激牙本质小管相对应的髓室侧，其与原发性牙本质或继发性牙本质之间常由一条着色较深的线所分割（图3-21）。修复性牙本质可阻挡外界刺激，是牙髓组织的防御反应，对牙髓起保护作用。

第三期牙本质的特点：形成速度较快，矿化程度低，牙本质小管的数目明显减少，且牙本质小管排列紊乱、明显弯曲，有些区域仅含少数牙本质小管或不含牙本质小管。成牙本质细胞如果包埋在形成速度很快的牙本质间质中，以后这些细胞会变性，在细胞原有的位置遗留一空隙，镜下观与骨组织类似，因此此型第三期牙本质也称为骨样牙本质。

（二）透明牙本质

当牙本质受到磨损和发展较缓慢的龋刺激后，除形成上述修复性牙本质外，还可引起成牙本质细胞突发生变性，变性后有钙盐沉积封闭牙本质小管，这样便可阻止外界的刺激传入牙髓。牙本质小管矿化封闭后，其折光率与牙本质小管周围间质折光率无明显差异，在磨片上呈透明状，故称为透明牙本质，也称为硬化性牙本质。

（三）死区

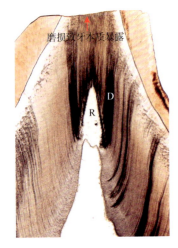

图3-21 修复性牙本质和死区
R：修复性牙本质；D：死区

死区是牙齿因为磨损、酸蚀或龋等较重的刺激，引起牙本质小管内的成牙本质细胞突逐渐变性、分解，牙本质小管内充满空气所致。镜下观，此部分牙本质呈黑色，故称为死区（图3-21）。死区近髓端可见修复性牙本质。死区敏感度减低，常见于狭窄的髓角处。在正常牙本质的干燥磨片中，由于成牙本质细胞突的分解，空的牙本质小管被空气充满，也可出现像死区一样的变化，但与死区对应的髓室内壁上没有修复性牙本质。

四、牙本质的神经分布与感觉

关于牙本质内的神经分布问题，目前认识尚不一致。牙本质无论是对外界的机械还是温度、化学刺激，都有明显的反应。特别是在釉质牙本质界处和近髓处尤为敏感。这类反应所产生的唯一感觉就是痛觉。

关于牙本质痛觉的感受和传递机制，目前主要存在三种代表性学说。

1. 神经传导学说 主要观点是刺激直接作用于牙本质小管内的神经末梢并传导至中枢而引起痛觉。但是釉质牙本质界处的牙本质较深层的牙本质对这类刺激表现得更为敏感，这个现象无法用此学说解释。

2. 转导学说 认为成牙本质细胞是一个感受器，感觉可以从釉质牙本质界通过成牙本质细胞突传递至细胞体部，细胞体部与神经末梢紧密相连，得以传导至中枢。

3. 流体动力学说 认为牙本质小管内存在液体，这种液体对外界的刺激有机械性反应。当外界发生温度变化时，温度刺激引起牙本质小管内液体流动，导致成牙本质细胞及其突起的舒张或压缩，从而影响其周围的神经末梢。这解释了为何局部麻醉剂不能缓解疼痛，同时，釉质牙本质界处牙本质小管分支多而使其对痛的敏感性增高的现象，也验证了这一学说。目前流体动力学说为多数人接受。

五、牙本质结构的临床意义

牙本质有渗透性。随着年龄增长，牙本质的渗透性会降低，主要原因是透明牙本质的形成。透明牙本质的沉积会导致牙本质小管的管径变小，因此牙本质的渗透性降低。

牙本质具有敏感性。尤其在因牙槽骨吸收后暴露的牙根处，根部牙骨质的缺失或因磨耗使牙本质暴露时，牙就特别敏感。一些修复材料或透明牙本质沉积降低了牙本质的渗透性，进而缓解牙本质的敏感症状。牙本质的敏感性密切依赖牙髓的生活状态，如牙髓活性丧失，任何加于牙本质的刺激，都不会引起反应。牙本质的不断沉积也与牙髓活力密切相关。

牙本质对外界刺激的反应性变化对牙髓组织具有保护作用。其反应发生在牙髓，表现为第三期牙本质或透明牙本质的形成。例如在深龋治疗时，使用盖髓剂Ca（OH）$_2$覆盖在窝洞底部，可使软化的牙本质再矿化、促进修复性牙本质的形成，达到保护牙髓的目的。

第3节 牙　　髓

牙髓是位于髓室内的疏松结缔组织，是牙体组织中唯一的软组织，被坚硬的牙本质所包绕。牙髓中的血管、淋巴管和神经仅通过根尖孔与牙周组织相连。牙髓的主要功能是形成、营养、感觉、防御及修复。由于牙本质和牙髓在胚胎发生和功能上关系密切，二者常合称为牙髓牙本质复合体。

一、组织结构

牙髓主要由细胞、细胞间质、神经、血管和淋巴管等组成。组织学上，牙髓可分为四层：①靠近前期牙本质的成牙本质细胞层。②紧挨着成牙本质细胞层，细胞相对较少的组织，为乏细胞层。乏细胞层一般出现在冠髓，在根髓中通常没有，形成的原因尚不清晰，可能是制片中形成的人工假象。③乏细胞层内侧的细胞密集，称多细胞层。④牙髓中央细胞均匀分布，称髓核或固有牙髓，富含血管、神经（图3-22）。

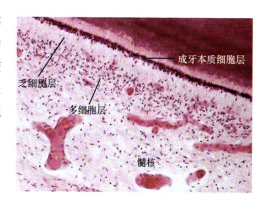

图3-22　牙髓组织

（一）细胞

1. 成牙本质细胞 位于牙髓组织的最外层，紧靠前期牙本质排列成一层，功能活跃的成牙本质细胞外形为柱状，呈极性分布状态，主要功能是形成牙本质。成牙本质细胞排列拥挤，细胞核不在同一水平，镜下观，成牙本质细胞似由数层细胞构成。之所以认为是一层，是因为每个成牙本质细胞都直接与前期牙本质相邻，并且都有突起伸入牙本质小管中。

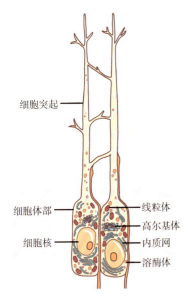

细胞突起

线粒体

细胞体部

高尔基体

细胞核

内质网

溶酶体

图3-23 成牙本质细胞超微结构模式图

成牙本质细胞在年轻恒牙的冠部为高柱状，反映了细胞的高活性状态；在牙根中部逐渐变为立方形细胞；接近根尖部的成牙本质细胞为扁平状，呈现相对休止状态。细胞顶端有一个细长的突起伸入牙本质小管内，因此成牙本质细胞层实际上由成牙本质细胞的胞体构成。在正常情况下只要牙髓保持活力，可终生形成牙本质。电镜下，成牙本质细胞的胞核位于远离其突起的基底部，核的上方有粗面内质网和高尔基体。尤其在牙本质形成的活跃时期，成牙本质细胞有合成和分泌蛋白质的功能，其细胞特征是高尔基体显著，粗面内质网丰富，线粒体遍布于整个胞质内（图3-23）。

2. 成纤维细胞　是牙髓中的主要细胞，故又称为牙髓细胞。细胞呈星形，由胞质突互相连接，核染色深，胞质淡染、均匀，其主要功能是合成胶原纤维。成纤维细胞的形态可以反映牙髓组织的功能和活性。随着年龄的增长，成纤维细胞数量减少，形态呈扁平梭形，细胞器减少，合成和分泌功能下降。

3. 巨噬细胞　呈椭圆形或梭形，体积较大，胞核染色深。在活体染色中，可见胞质内储有染料颗粒，电镜下可见胞质内含溶酶体。在细胞的非活动时期，形态上很难与成纤维细胞相鉴别。巨噬细胞在细胞更新时可吞噬死亡细胞，对炎症也发挥作用。

4. 未分化间充质细胞　常位于血管周围。未分化间充质细胞是牙髓干细胞，具有高度增殖、自我更新能力和多向分化的潜能。平时此类细胞保持静止状态，在受到刺激如牙髓损伤和修复时，它可自我复制并分化为成牙本质细胞、成纤维细胞等，从而维持局部组织的稳态平衡。老年人牙髓中未分化间充质细胞较少，故再生能力差。

5. 树突状细胞　见于整个牙髓，主要分布在牙髓中央区和血管周围以及牙髓的外周区如成牙本质细胞周围。此细胞的特征是有树枝状胞质突，胞质突常有3个以上。功能上属于抗原呈递细胞，是牙髓免疫防御系统中重要的组成部分。

6. 淋巴细胞　T淋巴细胞是正常牙髓中的一种重要的细胞。淋巴细胞是牙髓中的主要免疫反应细胞。

（二）纤维

牙髓间质内主要是胶原纤维和嗜银纤维，弹力纤维仅存在于较大的血管壁上。牙髓中的胶原纤维主要由Ⅰ型和Ⅲ型纤维以55∶45的比例所组成，纤维交织成网状。随着年龄的增长，纤维的量也逐渐增加，但其构成比保持不变。嗜银纤维即网状纤维，为纤细的纤维，主要是由Ⅲ型胶原蛋白构成，这类纤维在银染时才能显示，并呈黑色。

（三）基质

牙髓中的基质为无定形的胶样物，富含阴离子多糖，与牙髓组织含水有关。基质的功能是支持细胞、充盈组织、调节各种细胞的相互作用，影响细胞的黏附、活动性、生长和分化。

（四）血管

牙髓内血管丰富。牙髓和牙周膜的血管除通过根尖孔交通外，还可通过副根管交通。因此，当牙髓或牙周组织发生炎症时，也可沿这些通道相互扩散。牙髓中可见动静脉吻合，是动静脉不经过毛细血管直接交流的通道，被认为是在牙髓炎症和损伤时调节血液循环的重要结构，可减轻炎症或损伤时的组织压力。

（五）淋巴管

牙髓中淋巴管常与血管伴行。毛细淋巴管起于牙髓表面，汇合成较大的小淋巴管，经过髓核，穿出根尖孔与牙龈、牙周膜的淋巴管丛吻合。牙髓的淋巴管在光镜下不易与毛细血管区别。

（六）神经

牙髓内的神经丰富，进入牙髓的两种感觉神经为有髓纤维和无髓纤维。有髓纤维与各种伤害的感受有关；无髓纤维的传入部分与伤害的感受有关，传出部分为节后交感神经。牙髓内多数是有髓神经，传导痛觉，但缺乏定位能力；少数为无髓神经，系交感神经，可调节血管的收缩和舒张。

二、牙髓的增龄性变化及牙髓组织结构的临床意义

当牙发育完成后，即根尖孔形成以后，随着年龄的增长，或者牙本质受到外界的生理或病理性刺激，继发性牙本质和（或）修复性牙本质不断形成，使髓室的体积变小。同时牙髓组织中的细胞成分逐渐减少，成牙本质细胞由高柱状变为矮柱状或扁平状，部分成牙本质细胞凋亡，剩余的成牙本质细胞对刺激的反应变缓慢。成纤维细胞数量减少，纤维的数量增加。血管成分逐渐减少，牙髓活力降低，出现退行性改变。同时牙髓组织的防御和修复能力减退，活髓保存的治疗方法成功性小。因此，临床工作中在进行牙髓治疗时，应考虑年龄因素，并注意髓室和根管形态的变化。

由于牙髓和牙本质关系密切，任何刺激施加于牙本质表面时，与该部位相对应的牙髓组织必然发生反应。若刺激较慢、较弱，可形成修复性牙本质，并可造成牙髓组织局部的退行性变；若刺激较强烈，则可发生炎症反应。由于牙髓血管管壁薄，炎症时易扩张出血及渗出，牙髓四周又为坚硬的牙本质壁所包围，缺乏侧支循环系统，一旦发生炎症，髓室内压力急剧增高，压迫神经末梢，引起剧烈疼痛。

牙髓组织缺乏接受冷、热、压力或化学变化等不同感受或刺激的感受器，受到刺激后只产生痛觉。此外，牙髓内的神经还缺乏定位能力，故牙髓炎患者往往不能准确指出患牙的部位。

牙髓组织有一定的修复再生能力，当牙髓受到非感染性的较轻损伤时，牙髓组织可自我修复。当患牙髓炎时，牙髓的修复再生较为困难。在成牙本质细胞损伤后，相应部位牙髓内的未分化间充质细胞可分化为成牙本质细胞而形成牙本质桥。对于新鲜暴露的牙髓，经适当的临床治疗后，也可形成牙本质桥。这些特点对牙髓病的临床治疗有参考价值。

第4节 牙 骨 质

牙骨质是覆盖根部牙本质表面的薄层矿化硬组织，其在解剖学上属于牙体组织，在功能上属于牙周组织。来自牙周膜的胶原纤维一端埋入牙骨质中，另一端埋于牙槽骨内，使牙固定于牙槽窝，因此牙骨质是维系牙和牙周组织联系的重要结构。

一、理 化 特 性

1. **硬度** 牙骨质与骨组织的组成类似，硬度比牙本质低。

2. **化学成分** 牙骨质中无机物含量占45%～50%，有机物和水占50%～55%。无机物与牙釉质、牙本质中的一样，以钙、磷离子为主，并主要以磷灰石晶体的形式存在。此外，含有多种微量元素，

氟的含量较其他矿化组织多，主要分布在外表面区，且随着年龄增长而含量增高。牙骨质中的有机物主要为胶原和非胶原蛋白。最主要的为Ⅰ型胶原，形成牙骨质的基本结构框架，支撑矿物晶体，诱导生物矿化。牙骨质中的非胶原蛋白主要是骨涎蛋白和骨桥蛋白，在矿化过程中连接胶原纤维和羟基磷灰石晶体，矿化后维持牙骨质结构的完整。

3. *颜色* 牙骨质呈淡黄色，颜色略深于牙本质。

4. *分布及厚度* 牙骨质在根部牙本质表面。近牙颈部较薄，厚度为20～50μm；在根尖区和磨牙根分叉处较厚，为150～200μm。

二、牙骨质的分类

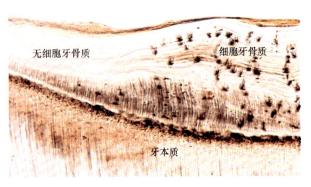

无细胞牙骨质　　　细胞牙骨质

牙本质

图3-24　无细胞牙骨质与细胞牙骨质（牙纵断磨片）

牙骨质的分类比较复杂。根据形成的时序可分为原发性牙骨质和继发性牙骨质；根据组织中有无细胞可分为细胞牙骨质和无细胞牙骨质（图3-24）。

根据牙骨质中的细胞分布和纤维来源，可将牙骨质分为5种类型。

1. *无细胞无纤维牙骨质* 此种牙骨质较少见，常表现为牙骨质刺或牙骨质岛。由于其中无纤维插入且不参与牙与牙周膜的附着，无功能意义。

2. *无细胞外源性纤维牙骨质* 一般位于牙根颈部1/3处，含有密集排列的与牙根表面垂直的胶原纤维，纤维来源于牙周韧带。

3. *有细胞固有纤维牙骨质* 由成牙骨质细胞形成，其中不含插入的外源性穿通纤维。其内的纤维与牙本质纤维呈交错混合排列，起到附着作用；还可修复牙骨质的吸收区或缺陷区，是修复性牙骨质的一种形式。

4. *无细胞固有纤维牙骨质* 不含牙骨质细胞，是有细胞固有纤维牙骨质的变形，牙根对外力的适应性反应中会出现此类牙骨质。

5. *有细胞混合性分层牙骨质* 是由无细胞外源性纤维牙骨质和有细胞固有纤维牙骨质不规则交替沉积而成。通常位于根分叉及根尖区。此种牙骨质内含有成牙骨质细胞产生的、平行于根面排列的胶原纤维，也含有外源性穿通纤维。

鉴别牙骨质的分类对牙骨质的再生有重要意义。再生的最终目的是诱导无细胞外源性纤维牙骨质和有细胞混合性分层牙骨质的形成。在很多情况下，牙周再生的尝试结果是有细胞固有纤维牙骨质（修复性牙骨质）的形成，并没有无细胞外源性纤维牙骨质的功能。

三、组织结构

牙骨质的组织学结构与骨密质相似，由细胞和矿化的细胞间质组成。与骨组织的不同之处是，牙骨质内无哈弗斯管，也无血管和神经。成熟牙骨质中的细胞，称为牙骨质细胞，位于牙骨质基质陷窝内。牙骨质细胞类似于骨细胞，有许多细小的胞质突向牙周膜方向伸展，借以从牙周膜吸取营养，邻近的细胞突可相互吻合。细胞在间质中占据的空间称为陷窝，突起占据的空隙称为小管。在牙磨片中，由于细胞破坏、消失，镜下观察所见为陷窝和小管。

牙骨质细胞间质内的纤维，主要由牙骨质细胞和牙周膜中成纤维细胞产生的胶原纤维所构成。由牙骨质细胞产生的胶原纤维，排列方向与牙根表面平行；由牙周膜中成纤维细胞产生的胶原纤维，排列方向与牙根表面垂直，穿插进牙骨质中，这类纤维称为穿通纤维或沙比纤维，是牙骨质的外源性纤维。

1. **无细胞牙骨质和细胞牙骨质** 无细胞牙骨质在牙发育中先形成，也称原发性牙骨质，主要由牙骨质层板构成而无细胞。分布于自牙颈部到近根尖1/3处，牙颈部往往全部由无细胞牙骨质所占据。牙骨质是分层形成的，新的一层沉积在先前的一层上，构成牙骨质层板。无细胞牙骨质的主要功能是提供牙与牙周组织的附着。

细胞牙骨质也称继发性牙骨质，常位于无细胞牙骨质的表面，或者细胞牙骨质和无细胞牙骨质交替排列。但在根尖1/3处可以全部为细胞牙骨质。细胞牙骨质主要起适应性作用，对牙的磨耗、移动做出反应，也与牙及牙周组织的修复有关。

2. **釉质牙骨质界** 牙釉质和牙骨质在牙颈部相接，其相接处有三种不同情况：①约60%是少量牙骨质覆盖在牙釉质表面（图3-25A）；②约30%是牙釉质和牙骨质端端相接（图3-25B）；③约10%是两者分离，该处牙本质外露，仅为牙龈所覆盖，一旦牙龈萎缩，暴露的牙本质易出现过敏症状（图3-25C）。

3. **牙本质牙骨质界** 牙本质和牙骨质是紧密结合的，镜下观，结合处呈一条较平坦的界线，电镜下观察可见该处牙本质和牙骨质的胶原纤维相互缠绕。

4. **牙骨质的表面特点** 牙骨质表面有许多纤维束，分布于整个牙根的表面。纤维的分布不均匀，有些纤维束埋入牙骨质内较深，有些较浅。牙骨质表面有时可见吸收区，当牙骨质的吸收停止后，有些吸收区可出现牙骨质的修复，这是牙骨质的重要特征（图3-26）。

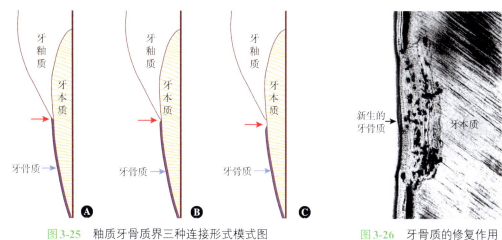

图 3-25 釉质牙骨质界三种连接形式模式图
A. 少量牙骨质覆盖在牙釉质表面；B. 牙釉质和牙骨质端端相接；C. 牙釉质和牙骨质分离

图 3-26 牙骨质的修复作用

四、牙骨质结构的临床意义

牙骨质中不含血管，因此不像骨组织可以不断地改建和重塑，与固有牙槽骨相比，牙骨质具有更强的抗吸收能力，这个特点是临床正畸治疗中牙齿移动的基础。

牙骨质可不断形成。牙周膜纤维在适应牙的功能时，会发生改变和更替，牙骨质可以增生沉积，从而使新的牙周膜纤维附着至牙根。当牙的切缘和咬合面受到磨损时，可通过根尖牙骨质的形成得到一定的补偿。

正常情况下牙骨质只有新生现象而不发生吸收，在病理等特殊情况下，比如根尖周炎、咬合创伤时，可导致牙骨质吸收，此时的吸收甚至可能波及牙本质层。

牙骨质具有一定的自我修复能力。在根尖周病治疗后，牙骨质能重新形成并覆盖在根尖孔周围，重建牙体与牙周组织的附着关系。在修复中形成的牙骨质，依照其形成速度的快慢，仍可以是细胞牙骨质或无细胞牙骨质。

郑麟蕃开创口腔组织病理学教学体系

郑麟蕃教授 1941 年毕业于东京齿科大学，1943 年起任教于北京大学医学院齿学系（现为北京大学口腔医学院），并于 1947 年创建了口腔病理实验室。当时口腔组织病理学为一门新兴学科，一穷二白，郑麟蕃教授带领大家自力更生，搜集资料、制备标本、绘制图谱、设计教案、编写教材。郑麟蕃著述等身，他首先翻译了美国 Rudolf Kronfeld 所著《牙体牙周组织病理学》，继而编写了《口齿疾病及防治概论》，其他著作包括《口齿疾病》《口腔内科学》《系统病与口腔》《口腔组织病理学》《实用口腔科学》《口腔病理学》等。郑麟蕃教授毕生致力于口腔组织病理学研究和教学，极大推进了该领域的学术进步，也为我们国家培养了大批优秀口腔组织病理学人才。

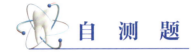

自 测 题

A 型题

1. 牙釉质外观呈淡黄色的原因是（　　　）
   A. 牙釉质钙化不良
   B. 牙釉质缺损，露出牙本质的颜色
   C. 牙釉质本身的颜色
   D. 牙釉质的钙化程度高，透出了内部牙本质的颜色
   E. 牙釉质很薄

2. 减少牙釉质折裂机会的结构是（　　　）
   A. 釉质生长线　　　　B. 釉板
   C. 釉丛　　　　　　　D. 釉梭
   E. 绞釉

3. 修复性牙本质位于（　　　）
   A. 受刺激牙本质小管周围
   B. 紧邻受刺激牙本质小管深层
   C. 紧邻受刺激牙本质小管浅层
   D. 受刺激牙本质小管相对应髓室侧
   E. 病变牙本质处

4. 有关牙髓的说法不正确的是（　　　）
   A. 牙髓组织内的细胞包括成牙本质细胞、成纤维细胞和未分化间充质细胞等
   B. 牙髓的主要功能包括形成牙本质、营养、感觉、防御及修复
   C. 牙髓神经有定位能力，牙髓炎患者能明确指出患牙
   D. 牙髓由外向内分别为成牙本质细胞层、乏细胞层、多细胞层、固有牙髓

E. 牙髓组织有增龄性变化

5. 以下结构中与牙釉质周期性生长有关的是（　　　）
   A. 施雷格线　　　　　B. 釉质牙本质界
   C. 釉梭　　　　　　　D. 釉板
   E. 釉面横纹

6. 牙骨质与骨组织的不同之处在于（　　　）
   A. 层板状排列　　　　B. 有陷窝
   C. 能新生　　　　　　D. 无血管
   E. 有细胞

B 型题

（7～11 题共用备选答案）
   A. 在成牙本质细胞和矿化牙本质之间是一层未钙化的牙本质
   B. 牙本质钙质小球之间遗留的未钙化间质
   C. 在冠部靠近牙釉质和根部靠近牙骨质处最先形成的牙本质
   D. 牙齿发育完成后形成的牙本质
   E. 受到磨损、酸蚀、龋病等各种外界刺激时形成的牙本质

7. 继发性牙本质是（　　　）
8. 前期牙本质是（　　　）
9. 修复性牙本质是（　　　）
10. 球间牙本质是（　　　）
11. 牙本质是（　　　）

（范思维）

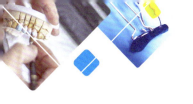

第4章
牙周组织

牙周组织包括牙龈、牙周膜、牙槽骨和牙骨质，它们共同构成了一个功能系统，将牙牢牢地固定于牙槽窝，承受咬合力，主要起支持和保护作用，所以又称为牙支持组织。牙骨质虽然在解剖上属于牙体组织，但在功能上属于牙周组织。

第1节 牙　龈

牙龈是口腔黏膜包围、覆盖并附着于牙颈部和牙槽嵴的部分，呈浅粉色，坚韧而不活动，在唇（颊）面和下颌舌侧面，其与颜色稍红的牙槽黏膜有明显的分界；在腭部其与硬腭黏膜相互移行，分界不明显。牙龈可分为游离龈、附着龈、龈乳头和龈谷三部分（图4-1）。

一、表 面 解 剖

（一）游离龈

游离龈是指牙龈边缘不与牙面附着、游离可动的部分，呈连续的半月形弯曲，色泽比附着龈稍红。游离龈与牙面之间有一环状狭小的空隙，称为龈沟，正常深度为0.5～3.0mm，平均深度为1.8mm。如超过3.0mm，通常认为是病理性的，称为牙周袋。龈沟底部为结合上皮的起点，内壁为牙，外壁衬以龈沟上皮。龈沟底的位置随年龄而改变，年轻时在牙釉质表面，成年后在釉质牙骨质界，老年时常在牙骨质表面。龈沟内有龈沟液，其成分与血清相似，具有清除异物、抗菌和增强牙龈免疫力的作用，可增进上皮与牙的贴附，但同时又是微生物的培养基。当龈沟的防御功能受影响时，就会引起牙周组织病。

（二）附着龈

附着龈在游离龈的根方，紧密附着在牙槽嵴表面，色粉红，质坚韧，表面呈橘皮状，有许多点状凹陷，称为牙龈点彩。牙龈点彩的明显程度与个体、年龄、性别及健康状况有关。一般约有40%健康牙龈有较明显的牙龈点彩，其中男性更为显著。当牙龈炎症水肿时牙龈点彩可消失。附着龈与游离龈相连处常有一浅沟，称为游离龈沟。

（三）龈乳头和龈谷

牙龈呈锥体状充填于邻近两牙牙间隙的部分称为龈乳头，也称牙间乳头。在后牙，颊侧和舌（腭）侧龈乳头顶端位置高，在牙邻面接触点下相互连接处低平、凹向下像山谷，故称为龈谷（图4-2）。

图4-1　牙龈表面解剖图

牙龈乳头
游离龈
附着龈
牙槽黏膜

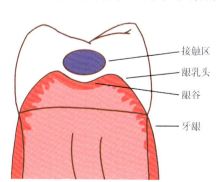

接触区
龈乳头
龈谷
牙龈

图4-2　龈谷示意图

该处不易清洁，易形成牙菌斑和牙石，故牙间区龈炎的发病率明显高于其他部位。龈乳头在老年或疾病状态下退缩而暴露牙间隙，会导致食物嵌塞而引发牙周炎。

二、组织结构

牙龈是口腔黏膜的一部分，由上皮层和固有层组成，无黏膜下层。在牙龈的大部分区域上皮层和固有层之间的界面并不平坦，上皮深面形成许多上皮钉突，与固有层结缔组织乳头状突起（乳头层）紧密嵌合，加强了上皮与固有层的连接。

（一）上皮层

牙龈的上皮按部位分为4部分：牙龈上皮、龈沟上皮、结合上皮和龈谷上皮。

1. 牙龈上皮 指覆盖于游离龈、附着龈及龈乳头外表面的上皮部分，为复层扁平上皮，表面为正角化或不全角化。上皮钉突细长而密集，较深地插入固有层中，使上皮与深层组织牢固地连接。

2. 龈沟上皮 是牙龈上皮越过游离龈的边缘，转向内侧，覆盖于龈沟壁的部分，其根方与结合上皮相连。

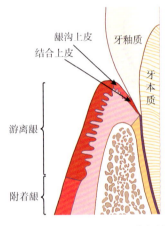

图4-3 牙龈上皮、龈沟上皮与结合上皮示意图

该上皮为复层扁平上皮，无角化，有上皮钉突。龈沟上皮抵抗机械力的能力较弱，易破裂。上皮下结缔组织中常见不同程度的炎症细胞浸润，这是由龈沟内细菌和食物分解产物的刺激所引起。

3. 结合上皮 是龈沟上皮的延续部分，附着在牙体表面，呈带状。此上皮通过基板-半桥粒的结合方式附着于牙硬组织表面，形成独特的龈牙结合部。结合上皮从龈沟底部向根尖方向附着在牙釉质或牙骨质表面，其附着位置与年龄有关，年轻时位于牙釉质表面，随年龄增长逐渐向根方移动，中年以后多在牙骨质表面。结合上皮为无角化的复层扁平上皮，在龈沟底部为15～30层细胞，向根尖方向逐渐变薄为3～4层细胞。该处上皮细胞呈扁平状，其长轴与牙面长轴平行，无上皮钉突（图4-3）。如受到刺激，可见上皮钉突增生，伸入结缔组织中。

链接 结合上皮的形态特点

结合上皮是一种不成熟的上皮。这是由于上皮下结缔组织对复层扁平上皮的正常成熟有诱导作用，而结合上皮下结缔组织缺乏这种诱导作用，使结合上皮仍保持其不成熟的特征。结合上皮形成很多半桥粒，上皮细胞在牙表面产生一种基板样物质即透明板和密板，透明板靠近结合上皮细胞，密板紧邻透明板，通过半桥粒上皮附着于这两层板之上，这种基板-半桥粒的结合方式有利于上皮与牙面紧密结合，即龈牙结合部（图4-4）。任何手术如牙周洁治或制作修复体等都不应损伤结合上皮，以免破坏上皮与牙的附着关系导致牙周病。

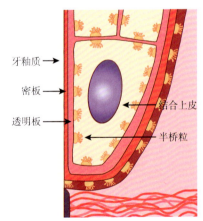

4. 龈谷上皮 为薄层的无角化上皮，有上皮钉突伸入结缔组织中，固有层的乳头层常见炎症细胞浸润。龈谷上皮和结合上皮都来自缩余釉上皮，因解剖位置的关系，龈谷区易有细菌和牙菌斑聚积而发生牙龈炎。

图4-4 结合上皮超微结构示意图

（二）固有层

牙龈的固有层由致密结缔组织构成。高而长的结缔组织乳头使局部上皮隆起，隆起部分之间的凹陷处相当于细长的上皮钉突，上皮钉突表面形成浅凹即为牙龈点彩。

固有层含有丰富的胶原纤维，只有少量弹力纤维分布在血管壁。胶原纤维排列成密集的束，附着在牙槽骨和颈部牙骨质，使牙龈与深部组织稳固贴附。根据其附着部位及排列方向，可将牙龈中的纤维束分为以下5组（图4-5）。

1. **龈牙组** 起自颈部牙骨质，另一端向冠方分散，止于游离龈和附着龈的固有层。这是牙龈中最多的一组纤维，功能是牵引牙龈，使其紧密结合于牙上。

2. **牙槽龈组** 起自牙槽嵴，另一端向冠方散开，终止于游离龈和附着龈的固有层中。

3. **环形组** 纤维围绕牙颈部在游离龈中呈环形排列。这组纤维最细，并且与其他邻近的纤维束相互缠绕，有利于游离龈贴附于牙上。

4. **牙骨膜组** 起自颈部牙骨质，越过牙槽嵴，穿入牙槽骨外侧的骨膜中。此纤维只存在于唇（颊）、舌侧。

5. **越隔组** 只存在于牙的邻面，是连接相邻两牙的一组纤维。纤维起自结合上皮根方的牙骨质，呈水平方向越过牙槽嵴顶，止于邻牙颈部的牙骨质。其功能是保持相邻两牙的正常接触位置，阻止其分离。

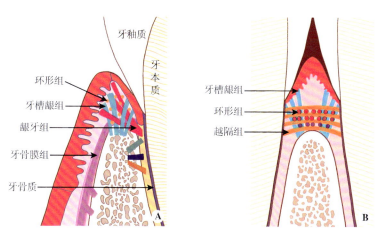

图4-5 牙龈固有层的胶原纤维

A. 牙龈纤维束分布示意图[唇（颊）、舌（腭）面]；B. 牙龈越隔组纤维（近远中方向）

第2节 牙 周 膜

牙周膜是位于牙根周围，连接牙骨质与牙槽骨的致密结缔组织，又称牙周韧带。牙周膜能将牙固定在牙槽窝内，抵抗和调节牙所承受的咀嚼压力。牙周膜厚度为0.15～0.38mm，在牙根中1/3处最薄。X线检查可见牙周膜为一环绕牙根的透射间隙，故又称牙周间隙。

一、组织结构

牙周膜同其他结缔组织一样，主要由纤维、基质和细胞组成，另外还有血管和淋巴管、神经等走行其中。

（一）纤维

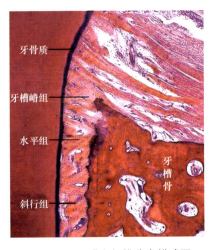

牙骨质

牙槽嵴组

水平组

牙槽骨

斜行组

图4-6　牙周膜主纤维分布模式图

牙周膜的纤维主要为胶原纤维，大多数集合成束，并有一定的排列方向，称为主纤维。这些纤维的一端埋入牙骨质，另一端埋入牙槽骨，埋入的部分称为穿通纤维或沙比纤维。另有少量不成束的疏松纤维组织分布于主纤维束之间，称间隙纤维，牙周膜的血管、神经穿行其间。

由于主纤维所在的部位和功能不同，其排列方向也不同，可分为下列5组（图4-6）。

1. 牙槽嵴组　起自牙颈部釉质牙骨质界下方的牙骨质，向外下方走行，止于牙槽嵴顶。这组纤维仅位于牙的唇（颊）、舌（腭）面，邻面缺如。其功能是将牙向牙槽窝内牵引，对抗侧方力，使牙保持直立。

2. 水平组　起自牙槽嵴组纤维根方的牙骨质，呈水平方向走行，止于牙槽骨。此组纤维是维持牙直立的主要力量，与牙槽嵴组纤维共同对抗侧方力，防止牙倾斜。

3. 斜行组　是牙周膜中数量最多、力量最强、分布最广的一组纤维，除牙颈部、根尖部外，均为斜行组纤维的分布区。纤维起自牙骨质内，倾斜约45°向牙槽嵴顶方向走行，止于牙槽骨。埋入牙槽骨的一端近牙颈部，埋入牙骨质的一端近根尖部。其功能是悬吊牙，并将施加到牙上的咀嚼压力转变成均匀分布于牙槽骨上的牵引力，从而使牙能承受较大咀嚼力。该纤维在水平切面上呈交织状排列，因此还可以限制牙的转动。

4. 根尖组　起自根尖部牙骨质，呈放射状止于根尖周围牙槽骨。其功能是固定根尖的位置，保护进出根尖孔的血管和神经。

5. 根间组　此纤维只存在于多根牙，起自根分叉处牙根间隔顶部，止于根分叉处的牙骨质。其功能是防止多根牙牙根向冠方移动。

（二）基质

基质是一种不定形的胶状物质，充填于牙周膜的纤维、细胞、神经、血管及淋巴管之间，构成牙周膜的主要组成部分。其主要成分为氨基葡萄糖和糖蛋白，含水量较高，约为70%，这种组成能够有效地缓冲牙所承受的咀嚼压力，起到很好的支持作用。牙周发生炎症或外伤时，基质中液体明显增加。

（三）细胞

1. 成纤维细胞　是牙周膜中功能最重要且数量最多的细胞，分布于纤维之间。细胞呈星形或梭形，环绕纤维束，其排列方向与胶原纤维束的长轴平行。成纤维细胞具有高效合成胶原和吞噬、降解的功能。这种合成与吸收的功能相互协调，使得牙周膜可以持续不断地更新和改建。此外，成纤维细胞具有发育良好的细胞骨架，根据功能需要可移动或改变形状；还可通过黏着连接、缝隙连接等方式进行细胞间的联系。

2. 成牙骨质细胞　分布在邻近牙骨质的牙周膜中，贴覆于牙根表面。细胞扁平，胞核呈圆形或卵圆形，在牙骨质形成时呈不规则立方形。

3. 成骨细胞　常位于新形成的牙槽骨表面，功能活跃时胞质较丰富，呈立方状，核大，核仁明显，静止期呈梭形。成骨细胞能分泌胶原纤维和骨基质，矿化后成为骨间质。随着骨的形成，成骨细胞被包埋于新形成的骨间质中，成为骨细胞。

4. 破骨细胞　是一种多核巨细胞，与骨的吸收密切相关。当牙槽骨发生吸收时，在骨吸收处出现蚕食状凹陷，称吸收陷窝，又称豪希普（Howship）陷窝，破骨细胞位于此陷窝内。骨吸收停止时，破骨细胞即消失。当牙骨质发生吸收时也可见破骨细胞，又称为破牙骨质细胞。

5. 牙周上皮剩余　在牙骨质附近的牙周膜纤维间隙中，有时可见条索状或小团状上皮细胞，体积较小，这是牙根发育过程中上皮根鞘的残余，又称马拉瑟（Malassez）上皮剩余（图4-7）。这些细胞通常呈静止状态，但在受到某些刺激时，可发生增殖，成为牙源性肿瘤或颌骨囊肿的来源。

6. 牙周膜干细胞　是牙周膜中的一种未分化间充质干细胞，常位于血管周围，数量较少。这些细胞是牙周膜中新生细胞的来源，具有自我更新和多向分化潜能，根据需要可分化为成纤维细胞、成骨细胞和成牙骨质细胞等，从而参与牙周组织的再生，保持牙周组织的稳态。

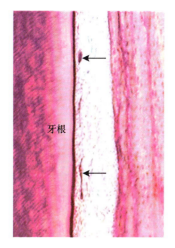

图4-7　牙周上皮剩余（箭头所示）

（四）血管和淋巴管

牙周膜的血供来自牙槽动脉的分支，主要有三方面来源：①牙龈血管；②上、下牙槽动脉的分支，先进入牙槽骨，再通过筛状板进入牙周膜；③上、下牙槽动脉进入根尖孔前的分支（图4-8）。以上各个来源的血管在牙周膜中穿行于主纤维间，互相交织，形成毛细血管网。因此牙周膜血供丰富，总体来说后牙血供比前牙丰富，下颌牙比上颌牙丰富。而在单个牙，血供最丰富的部位是近牙龈1/3处，其次是近根尖1/3处。

淋巴管在牙周膜中呈网状分布，与血管伴行，止于根尖部，与来自牙龈、牙髓的淋巴管汇合，最后流入下颌下淋巴结和颏下淋巴结。当牙周膜出现炎症时，可引起上述淋巴结的肿大。

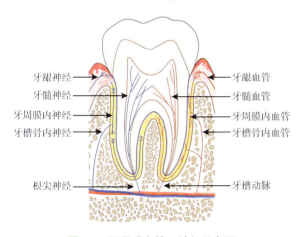

牙龈神经
牙髓神经
牙周膜内神经
牙槽骨内神经
根尖神经

牙龈血管
牙髓血管
牙周膜内血管
牙槽骨内血管
牙槽动脉

图4-8　牙周膜血管、神经示意图

（五）神经

牙周膜中的神经也很丰富，在邻近牙槽骨侧多伴血管分布，在邻近牙骨质侧常孤立分布。大多数为感觉神经，主要感受触、压觉和痛觉；少部分自主神经分布于牙周膜的血管，有参与调控局部血流的作用。牙周膜感觉灵敏，能感觉加在牙上的各种压力，并判断其强度和方向，且具有定位能力。

二、牙周膜的功能

1. 支持和保护功能　牙周膜将牙骨质和牙槽骨紧密连接起来，使牙固定在牙槽窝内以行使咀嚼功能。牙周膜一旦受到损害，无论牙体如何完整，牙终因失去附着而松动，以至脱落。牙周膜对牙受到的各种外力还具有调节和缓冲的作用，可保护血管、神经及牙根免受伤害。

2. 形成功能　牙周膜的形成细胞和吸收细胞相互配合、协调活动，如成纤维细胞不仅能合成胶原、基质等，还可降解胶原，以控制牙周膜的结构和动态平衡，使其处于良好的功能状态；成骨细胞和成牙骨质细胞不断形成新的牙槽骨和牙骨质，把新形成的胶原纤维埋入其中，也保证了牙周膜与牙及牙槽骨的正常附着。牙周膜干细胞具有自我更新和多向分化潜能，可使牙周膜不断地进行更新和改建，处于一种相对的稳态。

3.营养功能　牙周膜的血管不仅营养牙周膜本身，也营养牙骨质和牙槽骨。

4.感觉功能　牙周膜中有丰富的神经和末梢感受器，对疼痛和压力、轻叩和震动都有很敏锐的感觉。通过神经系统的传导和反射，牙周膜可调整颌骨、肌和关节的运动，具有调节和缓冲咀嚼力的作用。

三、牙周膜的增龄变化

随着年龄增长，牙周膜厚度变薄，此为牙周膜重要的增龄变化。青少年牙周膜厚度约为0.21mm，成年人厚度为0.18mm，中老年人（51～67岁）厚度可减少至0.15mm，这种变化可能由咀嚼功能降低引起。

随着年龄增长，牙周膜中胶原纤维增多，直径增大，细胞和基质成分减少。

正常的结合上皮附着在颈部牙釉质与牙骨质结合处。随着年龄增加和炎症的刺激，结合上皮的附着位置逐渐向根方移动（又称被动萌出），并最终到达牙骨质表面。

第3节　牙　槽　骨

牙槽骨是上、下颌骨包围和支持牙根的部分，又称牙槽突。容纳牙根的窝称牙槽窝。牙槽窝在冠方的游离端称为牙槽嵴。两牙之间的牙槽骨部分称为牙槽中隔。

牙槽骨是随着牙齿的发育而形成的，其生长发育依赖于牙的功能性刺激。当牙的功能性咬合建立后，牙槽骨开始成熟；而当牙缺失时，牙槽骨也随之萎缩。

一、组织结构

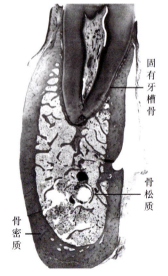

图4-9　下颌骨及牙槽骨断面

根据解剖部位可将牙槽骨分为固有牙槽骨、骨密质和骨松质（图4-9）。

（一）固有牙槽骨

固有牙槽骨衬覆于牙槽窝内壁，包绕牙根，与牙周膜相邻。它是一层多孔的骨板，亦称筛状板，牙周膜的血管、神经穿过筛状板上的小孔，与牙槽骨髓室的血管、神经相连。固有牙槽骨较薄，X线检查可见一条环绕牙周膜外侧的白色阻射线，又名骨硬板，此线是检查牙周组织的重要标志。牙周膜发生炎症或外伤时，骨硬板首先消失。

在组织学上，固有牙槽骨由与牙槽窝壁平行的骨板构成，在邻近牙周膜的一侧，还埋有大量来自牙周膜的穿通纤维，与骨板垂直或成一定角度排列，因此固有牙槽骨又称束骨。在邻近骨髓侧，可见骨单位（哈弗斯系统），即骨板呈同心圆状排列，内有神经和血管通过。

（二）骨密质

骨密质是牙槽骨的外表部分，即颌骨内、外骨板延伸的部分。表层为多层与牙槽骨表面平行的骨板，深部有骨单位（哈弗斯系统）。骨密质的厚度并不一致，上颌牙槽骨的唇面，尤其是前牙区骨密质很薄，而舌侧增厚；下颌牙槽骨骨密质比上颌牙槽骨厚而致密，所以在施行局部麻醉时，上颌前牙用局部浸润麻醉的效果比下颌好。一般下颌牙槽骨骨密质舌侧比颊侧厚，但在前磨牙和磨牙区，由于担负较大的咀嚼力，颊侧也增厚。

（三）骨松质

骨松质位于骨密质和固有牙槽骨之间，由骨小梁和骨髓构成。骨小梁由数层骨板构成，并相互连接形成多孔的网架，骨髓充满于网架之间。骨松质在前牙区含量少，而在后牙区含量较多，骨小梁的粗细、数量及排列方向与所承受的咀嚼力关系密切。如牙承受咀嚼力较大时，骨小梁粗而密；牙咀嚼力小或无功能者，骨小梁细而疏。骨小梁的排列方向与咀嚼力相适应，以最有效的排列来抵抗外力，如两牙间的骨小梁常呈水平状排列，根尖周围的骨小梁常呈放射状排列。而无咀嚼功能的牙，骨小梁则呈无规律排列。小梁之间的骨髓在年轻时为红骨髓，具有造血功能。成年以后随着脂肪的增多则变为黄骨髓。

二、生物学特性

牙槽骨具有高度可塑性，也是人体骨骼最活跃的部分。它不但随着牙的生长发育、萌出脱落及咀嚼功能等而变化，也随着牙的移动而不断改建。牙槽骨具有受到压力则吸收，受到牵引力就增生的特性。一般情况下，这种新生和吸收保持着动态平衡。临床上常利用此原理进行错𬌗畸形的矫治。如加一定强度的压力于牙上，一段时间之后，受压侧骨吸收，牙的位置随之移动，而受牵引侧骨质增生，来补偿牙移去后所遗留下的位置。

医者仁心

独具匠心——苏良道先生

苏良道，主任技师，1947年开始在北京大学医学院牙医学系（现为北京大学口腔医学院）工作。中国口腔病理学的元老郑麟蕃教授创建了口腔病理实验室时，他是唯一的技术员，此后，他一直被口腔病理实验室的几代人尊称为苏先生。苏先生对工作认真负责，精益求精，特别是肯下功夫、钻研技术。他制作的许多口腔组织胚胎学及口腔病理学大切片至今仍在教学中使用。1954年，他和郑麟蕃教授在《中华口腔医学杂志》上发表论文"教学用牙齿连颌组织切片制作法"，系统介绍牙齿及颌骨组织标本的分切及制备方法，总结牙体牙周组织联合切片的制作技术，至今仍是国内同行制作此类切片时参考的经典文献。

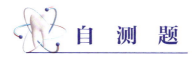

自 测 题

A型题

1. 牙支持组织不包括（　　）
   A. 牙髓　　　　　　　B. 牙骨质
   C. 牙周膜　　　　　　D. 牙槽骨
   E. 牙龈

2. 关于牙龈上皮的描述，以下不包括（　　）
   A. 牙龈由上皮、固有层和黏膜下层组成
   B. 附着龈位于游离龈的根方
   C. 覆盖于龈沟壁的上皮称为龈沟上皮
   D. 龈沟上皮有上皮钉突

   E. 龈谷表面覆盖的是无角化鳞状上皮

3. 结合上皮的组织学特点是（　　）
   A. 有角化的鳞状上皮
   B. 在龈沟底部含15～30层细胞
   C. 向根尖方向逐渐变厚
   D. 细胞长轴与牙面长轴垂直
   E. 有上皮钉突

4. 牙周膜中最多、功能最重要的细胞是（　　）
   A. 成纤维细胞　　　　B. 成牙骨质细胞
   C. 成骨细胞　　　　　D. 破骨细胞

E. 未分化间充质细胞

5. 固有牙槽骨又称（　　）

A. 网状板　　　　　　B. 束状板

C. 骨硬板　　　　　　D. 基板

E. 松质骨板

6. 牙槽骨吸收陷窝内的细胞是（　　）

A. 成纤维细胞　　　　B. 成牙骨质细胞

C. 成骨细胞　　　　　D. 破骨细胞

E. 未分化间充质细胞

7. 受到刺激时，可增殖成为颌骨囊肿或牙源性肿瘤的牙周膜细胞是（　　）

A. 成纤维细胞　　　　B. 间质细胞

C. 成骨细胞　　　　　D. 牙周上皮剩余

E. 成牙骨质细胞

8. 关于牙槽骨的生物学特性，错误的叙述是（　　）

A. 牙槽骨是人体骨骼最活跃的部分

B. 具有受压力被吸收，受牵引力会增生的特性

C. 随着年龄增长，牙槽骨会出现生理性的骨质疏松

D. 在牙的生理性移动时，牙槽骨不会进行改建

E. 牙槽突会发生失用性萎缩

B型题

（9～13题共用备选答案）

A. 牙槽嵴组　　　　　B. 水平组

C. 斜行组　　　　　　D. 根尖组

E. 根间组

9. 只存在于多根牙的是（　　）

10. 牙周膜中数量最多，力量最强的是（　　）

11. 将牙向牙槽窝牵引，对抗侧方力的是（　　）

12. 维持牙齿直立的主要力量是（　　）

13. 固定牙根尖，保护根尖孔的是（　　）

（王　璐）

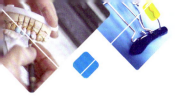

第5章
口腔黏膜

在人体中，消化管、呼吸道、泌尿生殖道等很多器官呈中空的管状或囊状，内表面衬以黏膜。黏膜在唇、鼻孔等部位和体表的皮肤相移行，其基本功能是保护深部组织，隔离外界有害刺激；同时保持内部湿润，防止脱水。口腔是消化管的起始端，主要功能是摄取、咀嚼和吞咽食物。口腔环境复杂多变，口腔黏膜构成了人体中重要的保护屏障，并具有敏锐的感受能力。唾液腺分泌的唾液通过导管进入口腔，能使黏膜保持湿润。

第1节　口腔黏膜的基本组织结构

黏膜一般由上皮和固有层构成，但不同部位的黏膜功能不同，在组织结构上也各有特点。口腔黏膜在唇红处与唇部皮肤移行，后方则与咽部黏膜相连，与二者既有差别，也有相似之处。口腔上皮是复层扁平上皮，比较耐受摩擦，阻止异物侵入的屏障功能也很强。固有层由致密的结缔组织构成，起支持作用。上皮和固有层借基底膜相连，二者相接处呈波浪状，彼此镶嵌。部分口腔黏膜深部为疏松结缔组织构成的黏膜下层，内含小唾液腺及脂肪组织等；也有些区域的黏膜直接附着于骨膜或肌肉（图5-1）。

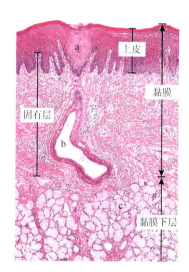

图 5-1　口腔黏膜的基本组织结构

黏膜由上皮和固有层构成，此处深部的黏膜下层中可见小唾液腺（a：导管开口；b：导管；c：腺泡）

一、上　皮

口腔黏膜上皮由多层角质形成细胞组成，表面细胞扁平呈鳞片状，因此称为复层扁平上皮。此外，还有少量发挥特殊功能的非角质形成细胞。不同部位的口腔黏膜在功能上有所不同，组织结构也存在差异，可分为角化上皮和非角化上皮。

（一）角质形成细胞

口腔上皮中的绝大多数细胞为角质形成细胞，其主要特征是细胞内由角蛋白丝组成结构骨架，细胞间通过桥粒相连接。具有增殖能力的细胞位于上皮基底部，分裂产生的子代细胞向表面移动，同时在形态和功能上逐渐分化成熟。表层的细胞退化脱落后，被新迁移来的细胞所取代，上皮得以更新。观察上皮的垂直切面，可以看到从基底部到表面，细胞的大小、形状和染色特点逐渐发生变化，形成了组织学上的分层。角化上皮和非角化上皮具有不同的分化成熟模式，主要区别是终末分化细胞是否发生角化，二者的分层也有差别。

（二）角化上皮

位于附着龈、硬腭的复层扁平上皮和皮肤的表皮相似，表面的终末分化细胞内充满角蛋白，细胞

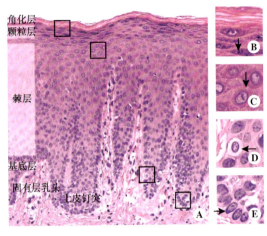

图 5-2　口腔角化上皮的结构

图 B 至图 E 为图 A 中方框区的放大，图 B 至图 E 箭头分别示
透明角质颗粒、细胞间桥、非角质形成细胞和基底细胞

器和细胞核退化、消失，细胞膜被角化包膜所取代，称为角化上皮。这种上皮更耐摩擦，阻挡外界有害物质的屏障功能也更强。角化上皮各层之间的形态差异比较显著，从深层至表面依次为基底层、棘层、颗粒层和角化层（图 5-2A）。

1. 基底层　位于上皮的最深面，是一层立方状或矮柱状细胞，称基底细胞（图 5-2E），借基底膜与固有层结缔组织相连。有增殖能力的细胞位于基底层及其上方 1～2 层的棘层内，这些部位合称为生发层。

2. 棘层　位于基底层上方，由多层圆形或多边形细胞构成，是上皮中所占体积最大、层次最多的部分。与基底细胞相比，棘层细胞有形态上的分化成熟过程，体积变大，形状变圆。棘层细胞的蛋白质合成功能活跃，主要产生角蛋白，并装配成粗大的角蛋白丝（具有很强的张力，又称张力丝），构成细胞骨架。在电镜下可见相邻细胞之间以桥粒相连接，这种连接方式非常牢固，在耐受摩擦的部位（如皮肤和口腔黏膜），上皮中的桥粒结构尤其发达。制作常规切片时，细胞质因脱水而略有收缩，但存在桥粒的部位仍牢固地连接在一起，形成光镜下的棘刺状突起，称为细胞间桥（图 5-2C），这些细胞也被称为棘细胞。棘细胞之间的桥粒连接比基底层多，细胞间桥也更明显。在某些疾病如寻常型天疱疮，桥粒在自身免疫反应中受到破坏，棘细胞彼此分离，形成疱性病变。

3. 颗粒层　在棘层浅面，有 2～3 层细胞内含嗜碱性透明角质颗粒，称颗粒层（图 5-2B）。此层细胞变得扁平，细胞器减少，含大量角蛋白，细胞核浓缩。透明角质颗粒的主要成分是聚丝蛋白原，裂解为聚丝蛋白后，能促进角蛋白的交联，是细胞角化过程中的重要物质。因此，非角化上皮无颗粒层，而正角化上皮的颗粒层比不全角化上皮更明显。

4. 角化层　位于上皮表面，与外环境直接接触，由数层大而扁平的细胞构成。这些细胞的细胞质脱水，细胞器消失，充满交联的角蛋白，称为角质细胞。角质细胞的细胞膜也消失，被多种蛋白质交联构成的角化包膜所取代，细胞间隙内则充满脂类物质，使角化层具有高度的坚韧性和抗溶解性，以发挥其保护和屏障功能。在硬腭的角化层中，细胞核常常完全消失，常规切片中呈均质红染，此种角化称正角化；有时细胞中还含有固缩的未消失的细胞核，则称不全角化，常见于附着龈。

（三）非角化上皮

口腔中很多区域的上皮不发生角化，因而没有颗粒层和角化层。从基底层到表层，细胞的形态变化不像角化上皮那么显著，可分为基底层、棘层、中间层和表层。与角化上皮相比，其棘层细胞的细胞间桥不明显，电镜下角蛋白丝分散，不成束。表层细胞有细胞核，胞质没有明显的水分丧失，含少量细胞器。中间层为棘层和表层的过渡。

（四）非角质形成细胞

口腔上皮内还散在分布着少量不参与上皮增殖、成熟和角化过程的细胞，称为非角质形成细胞（图 5-2D），包括黑色素细胞、朗格汉斯细胞和梅克尔细胞。在常规切片中，这些细胞的胞质不着色，因此称为透明细胞，不经特殊染色很难具体区分这三种细胞。

1. 黑色素细胞　来自神经嵴，在胚胎发育过程中迁移至上皮基底层。黑色素细胞的功能是合成黑色素，通过细长的胞质突将黑色素颗粒转运到邻近的角质形成细胞内（图 5-3）。牙龈、硬腭等区域的黑色素沉着较多，也是口腔黏膜恶性黑色素瘤的好发部位。

2. **朗格汉斯细胞** 来自骨髓造血组织，主要位于基底层上方。朗格汉斯细胞也具有树枝状突起，电镜下还可见细胞质内含特征性的朗格汉斯颗粒。朗格汉斯细胞是一种抗原呈递细胞，能识别和处理进入上皮的抗原物质，与黏膜的免疫功能有关。

3. **梅克尔细胞** 位于基底层，是一种触觉或压力感受细胞，常与神经末梢相邻，二者形成突触样连接。梅克尔细胞可以合成神经递质，从胞质内释放后，引发神经冲动。梅克尔细胞主要感受轻触觉，在口腔黏膜的数量多于皮肤，且咀嚼黏膜又多于被覆黏膜。

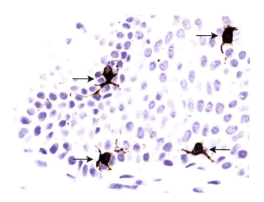

图 5-3 口腔上皮中的黑色素细胞[免疫组织化学黑色素瘤细胞抗原（Melan-A）染色]

（五）上皮与结缔组织交界

口腔黏膜上皮与深面的固有层结缔组织紧密结合。它们之间的交界面并不平坦，结缔组织向上形成许多乳头状突起，上皮局部则向下增生，形成上皮钉突，两者镶嵌在一起。这种结合方式可以增加连接面积，既利于不含血管的上皮获得营养，又能使连接更加牢固。

镜下观，上皮和固有层之间可见菲薄的嗜酸性膜状结构，称基底膜，通过一些特殊染色方法可以更清楚地显示。基底膜是细胞外结构，电镜下可分为两部分，靠近上皮细胞的为基板，上皮细胞通过半桥粒与之相连；结缔组织的一侧为网板，其中含半环形纤维，两端埋入基板，称锚纤维。固有层的胶原纤维穿插于锚纤维形成的环内，间接与基板相连，上皮和结缔组织因此结合在一起。

二、固 有 层

1. **基本结构** 固有层由致密结缔组织构成，内含细胞、纤维、血管和神经，其间充满基质和组织液。固有层可分为2层，与上皮钉突相交错的部分称为乳头层，深面的其余部分称为网状层。乳头层胶原纤维较纤细，排列疏松，可见丰富的毛细血管网；网状层的胶原纤维则排列成粗大的束，走行方向与黏膜表面相平行。固有层为口腔上皮提供支持和营养，其中的神经末梢有感受功能，还有免疫细胞参与机体防御。

2. **主要细胞** 成纤维细胞是固有层中数量最多、功能最重要的细胞，能不断合成和更新细胞外的纤维及基质。此外，还有散在分布的巨噬细胞、肥大细胞及少量淋巴细胞和浆细胞等，它们的主要功能是清除异物和损伤的组织、维护组织稳定、参与免疫和炎症反应等。

3. **纤维和基质** 固有层的纤维主要是胶原纤维（由Ⅰ型胶原蛋白组成），其韧性大，抗拉力强，常密集成束。此外，还有网状纤维和弹性纤维。弹性纤维数量虽少，但在口腔黏膜（尤其是被覆黏膜）的固有层中广泛分布；其特性是受牵拉后伸展变长，外力去除后又能很快恢复卷曲，使组织富有弹性。细胞和纤维之间充满基质，为多种蛋白多糖和糖蛋白组成的无定形物，富含组织液，呈半流体的胶状。基质中的生物大分子对细胞的黏附、迁移、生长和分化等活动有重要影响。

三、黏膜下层

黏膜下层为疏松结缔组织，内含小唾液腺、较大的血管、淋巴管、神经及脂肪组织，为固有层提供营养及支持，主要分布在被覆黏膜下方。在承受更大咀嚼力的部位，如硬腭的大部分区域、牙龈和舌背，黏膜直接附着于骨膜或肌肉，没有黏膜下层。

第2节 口腔黏膜的分类及结构特点

根据所在的部位和功能，可将口腔黏膜分为三类：约60%的区域为被覆黏膜，包括颊、唇内侧，口底，舌腹，软腭，牙槽黏膜等；约25%为咀嚼黏膜，包括硬腭和牙龈黏膜；其余15%为舌背黏膜（图5-4）。

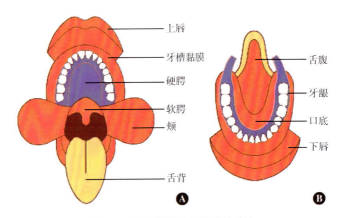

图5-4 不同类型口腔黏膜的分布

红色：被覆黏膜；蓝色：咀嚼黏膜；黄色：特殊黏膜

一、咀嚼黏膜

牙龈和硬腭黏膜在咀嚼时承受较大的压力和摩擦力，其组织学结构与功能相适应。

1. **硬腭黏膜** 具有咀嚼黏膜的典型组织学特点：①上皮角化层厚，细胞间桥明显；②固有层乳头多而长，与上皮钉突呈指状镶嵌，形成良好的机械附着；③固有层胶原纤维粗大、紧密，特别是腭皱襞处，由致密结缔组织形成隆起的软组织嵴。硬腭的大部分区域没有黏膜下层，黏膜的纤维直接附着在骨膜上，二者合称黏骨膜，这种结构能保证黏膜在受力后不会移位。硬腭两侧与牙槽突交界区存在黏膜下层，为走行其中的腭部神经血管束提供机械缓冲。黏膜下层内含脂肪和腺体，且有很多胶原纤维将其分成若干小隔，起固定作用。小唾液腺主要位于硬腭后部，与软腭的腺体连为一体，均为纯黏液腺（图5-5）。

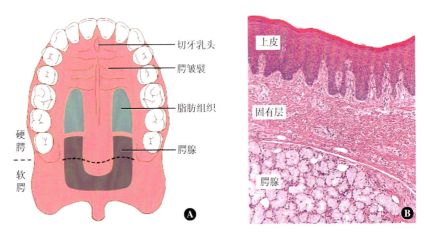

图5-5 腭的组织结构

A.腭部分区示意图；B.硬腭黏膜的组织结构

2. **牙龈** 见第4章第1节。

二、被覆黏膜

被覆黏膜所受的摩擦力不大，但是必须有一定的柔韧性和弹性，可以在咀嚼、吞咽、发音和表情变化等过程中随肌肉的运动而被拉伸，又可迅速恢复原状。与咀嚼黏膜相比，被覆黏膜的上皮无角化；上皮与结缔组织的交界相对平坦，结缔组织乳头短而宽；固有层一般比较厚，也更疏松；胶原纤维较少，纤维束较细，排列和走行也不如咀嚼黏膜中规则；弹性纤维则比咀嚼黏膜中含量多，与胶原纤维共同调节黏膜的伸展性；多数区域有厚而疏松的黏膜下层。

1. **颊黏膜** 其上皮、固有层及深部的黏膜下层都比较厚，附着于颊肌上，有一定张力，在咀嚼活动中不出现皱褶。上皮为无角化的复层扁平上皮；固有层乳头短而不规则，有丰富的毛细血管网；黏膜下层含小唾液腺和脂肪组织。在口角后方的颊黏膜咬合线区，有时出现轻微角化，称白线。另外，颊黏膜上常可见成簇的粟粒状淡黄色小颗粒，为异位皮脂腺，又称福代斯（Fordyce）病，有时被误认为黏膜疾病或肿瘤。

2. **唇内侧黏膜** 唇的外表面为皮肤，内表面衬以被覆黏膜，二者之间为唇红。唇黏膜的组织结构与颊黏膜相似。唇红的特点：①上皮薄、有角化；②固有层乳头狭长，几乎达上皮表面；③乳头中含许多毛细血管祥，血色可透过上皮使唇部呈朱红色。当贫血或缺氧时，唇红表现为苍白或发绀。唇红部的黏膜下层无小唾液腺或皮脂腺，故易干裂（图 5-6）。

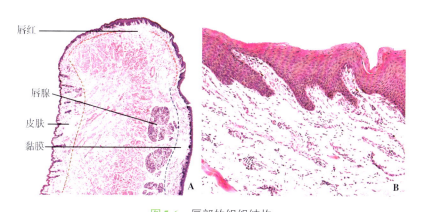

图 5-6 唇部的组织结构
A. 唇部低倍镜下所见；B. 唇红的组织结构

3. **口底和舌腹黏膜** 二者相延续，上皮薄，无角化。其中口底的上皮是口腔中最薄的，其渗透性高于其他部位，固有层有密集的毛细血管网。因此，口底黏膜可作为给药部位，如用于缓解心绞痛的硝酸甘油，经舌下含化直接进入血液，能快速发挥药效。舌腹的黏膜下层不明显，有时黏膜直接与舌肌表面的结缔组织相连（图 5-7）。

三、特殊黏膜

舌为肌性器官，有纵横和垂直交错的肌群，表面覆以黏膜。舌的前 2/3 为舌体，后 1/3 为舌根，二者以"人"字形浅沟（界沟）为界。舌背黏膜在功能上属于咀嚼黏膜，大部分区域布满丝状乳头，其表面为角化上皮；同时又具有很好的伸展性，类似被覆黏膜。除乳头结构外，舌背上皮内还含有独特的味觉感受器，即味蕾。由于这些独特之处，舌背黏膜被称为特殊黏膜。

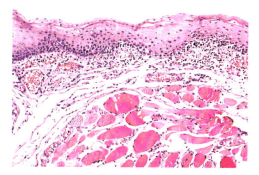

图 5-7 舌腹黏膜
上皮薄、无角化；固有层毛细血管丰富；无黏膜下层，
与舌肌直接相连

舌背黏膜的上皮为较厚的复层扁平上皮，角化上皮与非角化上皮相交替。固有层的乳头长，网状层与舌肌周围的纤维束交织在一起，无黏膜下层，使黏膜牢固地附着在舌肌上而不易滑动。舌背黏膜表面有许多小突起，称舌乳头。根据舌乳头形态、大小和分布位置的不同，可分为4种类型。

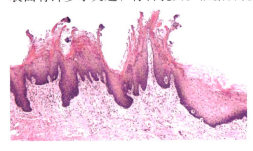

图 5-8　舌的丝状乳头

丝状乳头表面上皮有角化，内部由结缔组织构成轴心，
乳头之间为非角化上皮

1. 丝状乳头　数目最多，遍布于舌背，呈丛状，舌尖尤其密集。丝状乳头体积小，呈圆锥状（图5-8）。每一个乳头内部都有由结缔组织构成的轴心，表面上皮有角化，耐摩擦，乳头突起的外形进一步增加了角化上皮覆盖的面积。当舌背与硬腭靠近，共同挤压和断裂食物时，丝状乳头和腭皱襞都起到了防止食物滑动的作用。同时，舌又是运动灵活的器官，丝状乳头之间为非角化上皮，保证了舌背黏膜的柔韧性和伸展性。

2. 菌状乳头　数目较少，单个分布，散在于丝状乳头之间，多位于舌尖和舌侧缘，呈圆形突起状，表面较平坦。菌状乳头表面的上皮薄，无角化；同时固有层血管丰富，因而色泽较红。有些菌状乳头表面的上皮内可见少量味蕾。

3. 轮廓乳头　在舌乳头中体积最大，数目最少，一般为8～12个，沿界沟前方排成一列。轮廓乳头呈矮柱状，四周有深沟（轮廓沟）环绕（图5-9）。乳头表面上皮有角化，但侧壁即轮廓沟壁的上皮无角化。沟壁上皮内还分布着很多染色浅的卵圆形小体，是味觉感受器，称味蕾。在轮廓沟底附近的舌肌间有较多纯浆液腺，即味腺。味腺导管开口于轮廓沟底，其分泌物可冲洗食物残屑，溶解食物，有助于味蕾发挥化学感受器功能。

4. 叶状乳头　人类的叶状乳头为退化器官，位于舌侧缘后部，呈数条垂直于舌面的皱襞。叶状乳头表面为非角化上皮，其中可分布少量味蕾。

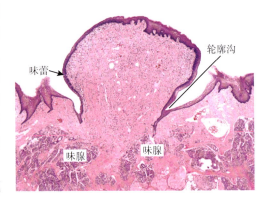

图 5-9　舌的轮廓乳头

（标注：轮廓沟、味蕾、味腺、味腺）

🔗 链接　舌乳头与舌背外观

丝状乳头的上皮不断更新，浅层尚未脱落的老化上皮与食物残渣、唾液蛋白、细菌等混杂，附着于舌乳头表面即形成舌苔。舌苔的变化受全身状况的影响，是中医辨证论治的重要依据。如果丝状乳头的上皮过度增生和剥落延迟，会形成毛舌，有色素附着后可呈不同颜色。还有部分人常发生区域性的丝状乳头萎缩，呈不规则的红斑状，称地图舌。有时，菌状乳头肿胀、充血，称草莓舌。如果菌状乳头和丝状乳头均萎缩消失，称光滑舌或镜面舌。

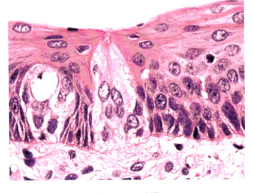

图 5-10　味蕾

5. 味蕾　是一种特殊的感受味觉的化学感受器，由上皮细胞分化而成，主要分布于舌的轮廓乳头、菌状乳头和叶状乳头的上皮内，软腭、会厌、咽等部位亦可见少量味蕾。除此之外，身体其他部位都不存在味觉感受器。味蕾由胞质淡染的梭形细胞构成，细胞长轴与上皮表面垂直，顶端聚拢缩窄，中央有小孔（称味孔）通于口腔（图5-10）。固有层的神经末梢从基底部进入味蕾，与味蕾细胞间有化学突触形成。

6. 舌扁桃体　舌根黏膜表面可见很多圆形小突起，称舌滤泡,由聚集于固有层的淋巴细胞构成,内含淋巴小结,经抗原刺激后可形成生发中心。舌滤泡统称舌扁桃体,与腭扁桃体、咽扁桃体一起构成咽淋巴环,是保卫咽部门户的重要免疫屏障。

第3节 口腔黏膜的功能和增龄性变化

一、功 能

1. 保护作用 口腔黏膜最重要的功能是保护深部组织,包括防止外力损伤的机械保护和限制有害物质侵入的屏障保护两方面。

在咀嚼等功能活动中,口腔黏膜承受较大的压力、剪切力和牵拉力,还受到食物中粗硬颗粒的摩擦。黏膜的组织结构与其机械保护功能相适应,如角化层可以抵抗摩擦;上皮钉突和固有层乳头彼此镶嵌,可抵抗剪切力,防止上皮剥脱;颊黏膜富有弹性纤维,可缓解牵拉力。在超微结构上,角蛋白丝构成细胞骨架,又通过桥粒与相邻细胞相连,共同承受并分散外力。

口腔与外环境直接相通,含有大量常驻微生物,食物中的刺激性物质也可能造成化学损伤。口腔上皮的组织结构与其屏障功能相适应,如细胞间的桥粒连接、表面的角化层、角质包膜、细胞间隙由脂质填充等,都降低了口腔上皮的渗透性,防止微生物和有害物质进入深部组织。

2. 感觉功能 口腔黏膜对温度、触压、味道、疼痛等的细微变化有敏锐的感觉功能。口腔是消化管和呼吸道的门户,必须对进入口腔的物质和口腔内发生的事件做出快速反应,如启动吞咽、流涎、恶心或呕吐等反射活动,保证机体安全。因此,口腔黏膜有丰富的神经分布,感觉神经在固有层的网状层形成上皮下神经丛;乳头层内可见触觉小体和环层小体等特化的感受器;还有游离神经末梢进入上皮,有的与梅克尔细胞形成突触,有的可到达上皮的中、上层。口腔和咽部还具有独特的味觉感受器,即味蕾。

二、增龄性变化

随着年龄增长,机体代谢活动降低,加上慢性系统性疾病、长期用药等因素的影响,口腔黏膜的组织结构也发生变化。上皮常萎缩变薄,钉突变短。舌背的丝状乳头减少,表面变得光滑。固有层结缔组织的总量减少,其中细胞成分变少,胶原纤维增多并出现玻璃样变。神经末梢的密度降低,味蕾减少,使黏膜的感觉功能下降。小唾液腺发生萎缩,被纤维组织取代。因此,老年人常出现口干、黏膜烧灼感及味觉异常等;临床检查可见口腔黏膜变薄,柔韧性和弹性降低,表面较为光滑和干燥。

医者仁心

不忘初心——吴奇光教授终生奉献口腔组织病理学事业

吴奇光教授,我国著名的口腔病理学专家,1943年考入北京大学医学院牙齿医学系(现为北京大学口腔医学院),1949年毕业。毕业后留校任教,曾任口腔病理研究室主任,并担任中华口腔医学会第二届口腔病理学组组长等职。吴奇光教授在龋病、口腔黏膜病、牙源性肿瘤等方面进行了系统的研究,共发表论文90余篇,其参与及指导的科研项目曾多次获奖。吴奇光教授擅长口腔黏膜病、涎腺病、牙源性肿瘤及涎腺肿瘤的病理诊断,在全国同行中享有很高的声誉。她在日常工作中非常重视学术资料的积累,为口腔病理医、教、研工作的持续发展奠定了基础。

自 测 题

A 型题

1. 口腔黏膜表面被覆（　　）

　A. 内皮
　B. 表皮
　C. 变移上皮
　D. 复层扁平上皮
　E. 假复层纤毛柱状上皮

2. 口腔黏膜上皮中含量最多的细胞是（　　）

　A. 棘细胞
　B. 基底细胞
　C. 颗粒细胞
　D. 黑色素细胞
　E. 梅克尔细胞

3. 口腔上皮的非角质形成细胞中，与黏膜的感觉功能关系最密切的是（　　）

　A. 棘细胞
　B. 基底细胞
　C. 黑色素细胞
　D. 梅克尔细胞
　E. 朗格汉斯细胞

4. 与咀嚼黏膜相比，口腔被覆黏膜的特点是（　　）

　A. 上皮无角化
　B. 无黏膜下层
　C. 细胞间桥明显
　D. 胶原纤维束致密
　E. 固有层乳头多而长

5. 口腔黏膜固有层中数量最多的纤维是（　　）

　A. 锚纤维
　B. 胶原纤维
　C. 网状纤维
　D. 弹性纤维
　E. 神经纤维

B 型题

（6～8 题共用备选答案）

　A. 颊
　B. 唇红
　C. 口底
　D. 软腭
　E. 硬腭

6. 口腔黏膜中上皮最薄的部位是（　　）

7. 黏膜固有层中常见异位皮脂腺的部位是（　　）

8. 被覆咀嚼黏膜的部位是（　　）

（罗海燕）

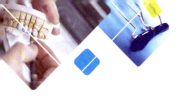

第**6**章

唾　液　腺

唾液腺属外分泌腺，包括双侧对称分布的三对大唾液腺：腮腺、下颌下腺和舌下腺，以及分布于口腔黏膜各处的小唾液腺。唾液腺的功能是形成、分泌和修饰唾液。

第 1 节　唾液腺的组织结构

唾液腺与其他外分泌腺的结构类似，均由实质与间质两部分组成。腺实质为腺体的上皮成分，由基本分泌单位、肌上皮细胞和皮脂腺组成。基本分泌单位包括腺泡和导管系统（图6-1）。间质为纤维结缔组织形成的被膜和小叶间隔，有血管、淋巴管和神经出入其中。

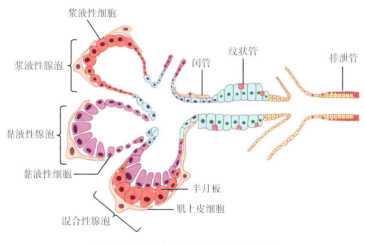

图 6-1　唾液腺分泌单位结构模式图

一、腺　　泡

腺泡是腺体的基本分泌单位，在导管的末端，呈球状或管状，由单层锥体形腺上皮细胞围绕形成。腺泡中央有一个腺泡腔，外周包绕一层基底膜，腺细胞的顶端对着腺泡腔，基底部附着于基底膜上。在腺上皮细胞与基底膜之间为肌上皮细胞。唾液腺泡包括浆液性细胞构成的浆液性腺泡（图6-2）、黏液性细胞构成的黏液性腺泡（图6-3）和上述两种细胞混合构成的混合性腺泡。这些腺泡在腺体中出现的相对频率是区分各大唾液腺的主要特征。

（一）浆液性腺泡

浆液性腺泡由浆液性细胞组成，其分泌物呈水样，稀薄，含大量的唾液淀粉酶和少量黏液。它的分泌物主要成分为蛋白质，因此具有典型的蛋白质合成细胞的形态学特点。

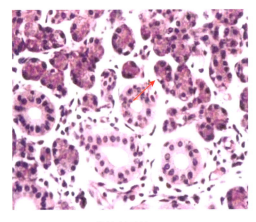

图6-2　浆液性腺泡

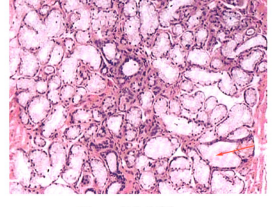

图6-3　黏液性腺泡

镜下观，浆液性细胞呈锥形，基底部较宽，附着于基底膜上，顶端朝向腔内。细胞核为圆形，位于细胞基底部1/3处。细胞质嗜碱性，内含酶原颗粒，过碘酸希夫染色（PAS）呈阳性（图6-2）。当细胞处于分泌期，细胞以胞吐的方式将酶原颗粒内的物质排入腺泡腔内，酶原颗粒减少，同时细胞体积减小，细胞核增大，核仁明显；当细胞处于分泌休止期，细胞内的酶原颗粒又逐渐增多。

电镜下观察浆液性细胞具有分泌性细胞的超微结构特征，粗面内质网、高尔基体、线粒体发育良好。粗面内质网位于核的底部和侧面，呈平行排列；高尔基体常位于核的上方；线粒体呈棒状，散在于粗面内质网之间。在细胞顶端的胞质内，有许多致密的酶原颗粒（图6-4A）。此外，细胞内还散在分布游离核糖体、溶酶体及微丝、微管和张力细丝等，细胞顶端游离面上有微绒毛。

（二）黏液性腺泡

黏液性腺泡为黏液性细胞组成的管状腺，其分泌物为蛋白质与碳水化合物组成的黏液，较黏稠。

镜下观，黏液性细胞亦呈锥体形，基底部较宽，附着于基底膜上。细胞核在细胞分泌前呈扁圆形，染色深，位于基底部；分泌后细胞核较大，呈圆形或椭圆形，染色浅。细胞质弱嗜碱性，内含丰富的黏原颗粒。该颗粒在制片过程中易被破坏，故胞质透明呈网状，网架由沉淀的黏原颗粒与胞质共同组成，染色呈淡蓝色（图6-3）。黏液性腺泡分泌物黏稠，酶成分较少，主要成分为黏蛋白。其与浆液性腺泡的区别见表6-1。

表6-1　浆液性腺泡与黏液性腺泡的区别

项目	浆液性腺泡	黏液性腺泡
组成	浆液细胞	黏液细胞
形态	球形，腺腔小、规则，细胞界限清楚	管状，腺腔大而不规则，细胞间隙不清
细胞形态	锥体形，核圆形位于基底1/3处，胞质有嗜碱颗粒	锥体形，核扁平位于基底部，胞质呈网状、染色浅
酶活性	高	低
分泌物功能	初步消化	润滑

电镜下观察黏液性细胞的超微结构可见高尔基体比较明显，显示糖类合成比较旺盛。线粒体及粗面内质网不如浆液性细胞丰富，集中于核底部和侧面。细胞内充满透明的分泌颗粒，这些颗粒比浆液性细胞颗粒大，且形状不规则，聚集在细胞顶端，通过胞吐方式释放到细胞外排入腺泡腔内（图6-4B）。

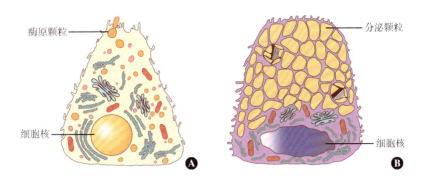

图6-4 腺泡电镜下所见示意图

A. 浆液性腺泡；B. 黏液性腺泡

（三）混合性腺泡

混合性腺泡由黏液性细胞和浆液性细胞共同组成，以黏液性细胞为主。浆液性细胞排成新月状，覆盖于黏液性腺泡盲端的表面，称为半月板。黏液性腺泡与导管相连接，其分泌物直接排入腺泡腔内，而浆液性细胞的分泌物借助细胞间小管排入腺泡腔内。

二、导　管

唾液腺的导管是排出分泌物的管道，呈复杂的分支状，可分为三段，从腺泡端开始依次是闰管、纹状管和排泄管。管径由细增粗，构成导管的上皮细胞由扁平变为柱状，再由单层逐渐变为假复层、复层，最后汇合成总排泄管，开口于口腔。

（一）闰管

闰管是唾液腺导管与腺泡直接相连的终末部分，直径最小，是由4～6个立方细胞围成的单层管。不同的唾液腺闰管长度不一。一般认为黏液性腺泡多的腺体，闰管较短；黏液性腺泡少的腺体，闰管较长。在纯黏液性腺体中，无闰管，腺泡直接与排泄管的远端小管相连。镜下观，闰管上皮细胞呈矮立方形，胞质较少，染色淡，核圆形，位于细胞中央（图6-5）。闰管上皮细胞可能具有干细胞的作用，需要时可分化为腺泡细胞、肌上皮细胞及纹状管上皮细胞。

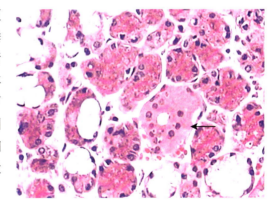

图6-5 闰管（光镜，箭头所示）

电镜下观察闰管上皮细胞有浆液性细胞的某些特点，其胞质内含少量粗面内质网，在细胞顶部胞质内有高尔基体，尤其是在近腺泡的上皮细胞内可见少量与浆液性细胞相类似的分泌颗粒。

（二）纹状管

纹状管又称分泌管，与闰管相连，管径较粗。镜下观，可见管壁上皮细胞为单层柱状，细胞核呈圆形，位于细胞中央或偏向基底部；胞质丰富，强嗜酸性（图6-6）。该细胞的明显特征是在细胞基底部有垂直于基底膜的纵纹，故名。当腺泡分泌物流经纹状管时，上皮细胞能主动吸收钠、排出钾并转运水，从而调节唾液的量和渗透压。

电镜下可见上皮细胞基底面的细胞膜向内折叠，形成平行排列的与基底膜相垂直的皱褶，皱褶内胞质中含大量垂直排列的线粒体。此结构特点构成了镜下的纵纹，与肾小管上皮细胞相似，说明此细胞具有转运水和电解质的功能。

（三）排泄管

排泄管与纹状管相连，起始于小叶内，管径较纹状管粗，管壁上皮细胞为单层柱状，胞质染色较淡，核呈椭圆形。导管穿出小叶后，于小叶间结缔组织中走行，成为小叶间导管。小叶间导管管径进一步增粗，管壁上皮细胞逐渐变为假复层柱状上皮，并可见少量杯状细胞（图6-7）。近基底膜处为基底细胞，体积小，排列较稀疏，也称为储备细胞，具有干细胞的作用。导管细胞在近口腔黏膜处转变为复层扁平上皮，与口腔上皮融合后开口于口腔。

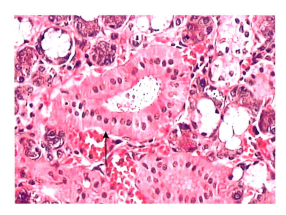

图6-6　纹状管（光镜，箭头所示）

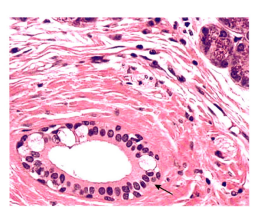

图6-7　排泄管（光镜，箭头所示）

🔗 **链接**　唾液腺中的干细胞

目前认为排泄管的基底细胞和闰管细胞有可能发挥干细胞作用。前者可分化为排泄管的柱状细胞和鳞状细胞；后者可分化为腺泡细胞、肌上皮细胞或纹状管细胞。这两种细胞是唾液腺再生和肿瘤形成的细胞来源，也是唾液腺肿瘤发生的半多能双储备细胞理论中的"双细胞"。

三、肌上皮细胞

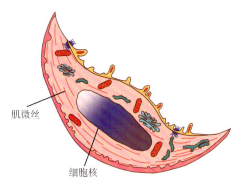

肌微丝

细胞核

图6-8　肌上皮细胞超微结构示意图

肌上皮细胞主要位于腺泡及闰管的外表面、腺泡和小导管的腺上皮与基底膜之间。近闰管侧的纹状管也有肌上皮细胞存在。通常每个腺泡有1个肌上皮细胞，也可以有2～3个。镜下观，此细胞体积较小，呈扁平状，有多个分支状突起，这些突起从胞体周围呈放射状包绕腺泡和小导管表面，形似篮子，又称篮细胞。其细胞核大而扁，几乎占据整个细胞。电镜下观察，细胞质及突起中有许多直径4～8nm的可收缩的肌动蛋白微丝，故肌上皮细胞类似平滑肌，具有收缩的功能，可协助腺泡与导管将分泌物排出（图6-8）。

四、皮　脂　腺

1931年Hamperl报道唾液腺组织内含有类似皮肤附属器的皮脂腺结构，并陆续被其他学者所证实。

这些皮脂腺细胞位于闰管和（或）纹状管壁内，有的孤立存在；有的细胞较大，聚集成大小不一的皮脂腺，基底膜明显，通过憩室样结构与小叶内导管相连。

唾液腺肿瘤或瘤样病变中可出现皮脂腺结构特征，包括皮脂腺瘤、皮脂淋巴腺瘤、皮脂腺癌、腮腺囊肿等，支持唾液腺实质细胞具有皮脂腺分化潜能的理论。

五、间　　质

唾液腺的间质结缔组织形成被膜，由被膜分出纤维间隔深入腺体内，将腺体分成许多腺叶和腺小叶，再分出薄层结缔组织，包绕在腺泡和导管周围形成被膜。血管、淋巴管和神经可随结缔组织进入腺体。

第2节　唾液腺的分布及组织学特点

大唾液腺包括腮腺、下颌下腺和舌下腺三对。此外，还有许多小唾液腺分布于口腔黏膜的黏膜下层，按其所在部位分别命名为唇腺、磨牙后腺、颊腺、舌腭腺、腭腺、舌腺等。

各大唾液腺和小唾液腺因含腺泡种类不同，其结构及分泌物性质有所不同。腮腺属于纯浆液腺，下颌下腺属于以浆液性腺泡为主的混合性腺，舌下腺属于以黏液性腺泡为主的混合性腺。小唾液腺有黏液性、浆液性和混合性腺。

一、大唾液腺

（一）腮腺

腮腺是唾液腺中最大的一对腺体，左右各一，分为深、浅两叶，位于外耳道及乳突前、颧弓下方，下颌升支的侧后方、咬肌浅面。腮腺导管由腮腺前缘伸出，于颧弓下横过咬肌表面，在其前缘约成直角转向内，穿过颊脂垫和颊肌，开口于上颌第二磨牙相对的颊黏膜上，开口处黏膜稍隆起，称为腮腺乳头。沿导管走行路径，在咬肌附近的表面可有副腮腺存在。

腮腺属于纯浆液腺，腺泡均由浆液性腺泡组成（图6-9）。新生儿的腮腺可含少许黏液性腺泡。腮腺的闰管长且有分支；纹状管短，但数量较多，染色较浅。腮腺分泌物含大量唾液淀粉酶，为水样液体。

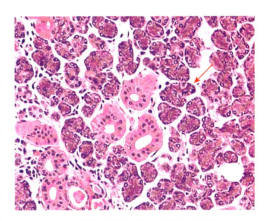

图6-9　腮腺（箭头所示为浆液性腺泡）

腮腺内常可见小的淋巴结，位置通常近腮腺表面，其结构与正常淋巴结一样，但也有少数淋巴结的髓质内可见腺泡及导管结构。有时淋巴组织呈壳样围绕在腺叶周边，这也是腮腺发生良性淋巴上皮病变、腺淋巴瘤以及恶性淋巴瘤的组织学基础。

（二）下颌下腺

下颌下腺呈扁椭圆形，体积介于腮腺和舌下腺之间，大部分位于下颌骨内侧的颌下三角内，小部分位于下颌舌骨肌游离缘的后上方，有完整被膜。下颌下腺导管沿口底前行开口于舌系带两侧的舌下阜处。

下颌下腺为以浆液性腺泡为主的混合性腺，并有少量黏液性腺泡和混合性腺泡。在混合性腺泡周围所覆盖的新月形浆细胞比较小且少（图6-10）。下颌下腺导管中，闰管较腮腺短，不易辨认；纹状管比腮腺长。下颌下腺分泌物较腮腺黏稠，除唾液淀粉酶外，还含有较多黏蛋白。

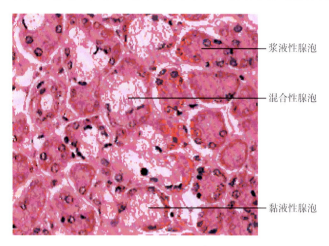

图6-10 下颌下腺

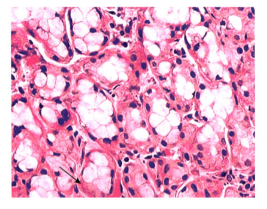

图6-11 舌下腺
舌下腺以黏液性腺泡为主，箭头所示为混合性腺泡

（三）舌下腺

舌下腺是三对大唾液腺中最小的一对，位于口底黏膜与下颌舌骨肌之间，由一个大的腺体和若干个较小的腺体组成。与腮腺、下颌下腺相比，舌下腺无明显的结缔组织被膜。其主导管可汇入下颌下腺导管或单独开口于口底黏膜。其余小腺体的许多小导管或开口于舌下腺导管，或独自开口于口底黏膜。

舌下腺亦是混合性腺，以黏液性腺泡为主，含少量混合性腺泡（图6-11）。舌下腺的闰管及纹状管发育不良，腺泡可直接与小的纹状管相连。舌下腺的分泌物较黏稠，含大量黏蛋白及少量唾液淀粉酶。

二、小唾液腺

小唾液腺遍布于各处口腔黏膜的黏膜下层，无被膜包绕（表6-2）。

表6-2 小唾液腺的分布及腺泡性质

名称	部位	腺泡性质
唇腺	上、下唇	混合性，以黏液性为主
磨牙后腺	磨牙后区	混合性，以黏液性为主
颊腺	颊黏膜固有层，颊肌间	混合性，以黏液性为主
舌腭腺	咽前柱舌腭皱襞处	纯黏液性
腭腺	硬腭、软腭、悬雍垂	纯黏液性
舌腺	前部：埋于近舌腹面舌肌中，开口近舌系带	混合性，以黏液性为主
	后部：舌根、舌缘	纯黏液性
	轮廓乳头区（味腺）	纯浆液性

小唾液腺的产物类似于大唾液腺，有酶及黏液。与大唾液腺不同，小唾液腺通过许多导管将其分泌物排入口腔。小唾液腺的导管特别是唇部的导管容易形成黏液囊肿。

🔗 **链接** 唇腺移植治疗眼干燥症

眼干燥症曾称干眼病，是指各种原因引起的泪液质或量的异常，或泪膜稳定性下降，伴有眼部不适和（或）眼表组织病变的疾病。重症眼干燥症的治疗一直都是眼科学界的难题。自体唇腺移植可以通过唾液的分泌，有效缓解患者眼干症状，提高患者生活质量。该方法手术操作相对简单，并发症相对较少，较易用于临床，具有可行性。从分泌液体性质上来说，唇腺产生的唾液为浆黏液性质，接近于泪液，其黏液成分可以增加眼表的润滑度。黏液成分也可以减少泪液的挥发，并在眼睑缘形成一道疏水屏障，防止泪液流至皮肤。

第3节　唾液腺功能和增龄性变化

一、唾液腺的功能

唾液腺最主要的功能是产生和分泌唾液。唾液平时维持低水平分泌，进食时明显增加。正常情况下唾液一天的分泌量为1000～1500ml。唾液具有溶解食物、润滑黏膜、帮助消化、防御保护、缓冲中和、抗菌抑菌等作用。

唾液为无色无味的低渗液体，近中性，pH6.7～7.4，其主要成分是水（占唾液含量的99%）。此外，还含有许多无机物和有机物。唾液中的有机物主要为蛋白质，包括糖蛋白、黏蛋白、免疫球蛋白和各种酶，还有氨基酸、脂肪酸、尿素等小分子有机物。唾液中的无机物主要为钾、钠、氯、碳酸钙及重碳酸盐等，其次是微量的氟、镁、硫酸盐及微量元素。

二、唾液腺的增龄性变化

随着年龄的增长，腺实质会减少，大唾液腺会有30%～60%腺泡量逐渐减少。消失的腺泡被脂肪细胞取代，同时结缔组织与血管增多。腺上皮细胞嗜酸性变，出现分泌活性下降、体积增大、细胞核固缩的细胞，导管的变化包括导管内出现沉积物，小叶内非纹状管的导管增多，排泄管扩张、上皮变性、化生。

腺体内嗜酸性细胞增多，也被认为是一种显著的增龄性变化。该细胞体积大，胞质内充满嗜酸性颗粒，电镜下观察富含线粒体，胞核位于细胞中心，呈皱缩状，多因导管上皮细胞变化所致，尤多见于大的排泄管，亦可来自腺泡细胞。目前，其生理作用尚不十分清楚，临床上可见相对应的嗜酸性粒细胞瘤或嗜酸性腺瘤，此瘤多见于老年妇女。

此外，唾液腺的增龄性变化还有炎症细胞浸润、间质中明显纤维化倾向、腺泡形态与内部改变、导管扩张、增生和阻塞、唾液流量和成分变化等。

❤ **医者仁心** 　　　继往开来——于世凤教授开创我国骨代谢研究工作

于世凤教授1960年毕业于北京医学院口腔医学系（现为北京大学口腔医学院），留校工作。1965年口腔病理专业研究生毕业。1983年及1987年两次赴日本朝日大学进行为期两年的合作科研，被聘为该大学客座教授，研究课题为骨吸收机制研究。1988年回国后创建了北京大学医学院口腔病理细胞培养室，在我国首先引进、改良了骨髓干细胞的破骨细胞分离培养技术，为我国骨代谢调控研究进行了开创性的工作。

自 测 题

A 型题

1. 连接着腺泡的导管是（ ）

    A. 闰管   B. 纹状管

    C. 小叶间导管   D. 排泄管

    E. 以上都不是

2. 含有半月板的结构是（ ）

    A. 浆液性腺泡   B. 黏液性腺泡

    C. 混合性腺泡   D. 闰管

    E. 纹状管

3. 电镜下细胞内充满透明分泌颗粒的细胞是（ ）

    A. 浆液性细胞   B. 黏液性细胞

    C. 闰管细胞   D. 泌管细胞

    E. 肌上皮细胞

4. 位于腺泡和小导管外，扁平状、有分支状突起的细胞是（ ）

    A. 浆液性细胞   B. 黏液性细胞

    C. 闰管细胞   D. 纹状管细胞

    E. 肌上皮细胞

5. 含有酶原颗粒的细胞是（ ）

    A. 浆液性细胞   B. 黏液性细胞

    C. 闰管细胞   D. 纹状管细胞

    E. 肌上皮细胞

6. 唾液腺中哪一种腺体的闰管最长（ ）

    A. 唇腺   B. 腭腺

    C. 腮腺   D. 下颌下腺

    E. 舌下腺

7. 唾液腺中体积最大的是（ ）

    A. 唇腺   B. 腭腺

    C. 腮腺   D. 下颌下腺

    E. 舌下腺

8. 哪一种结构又称为分泌管（ ）

    A. 闰管   B. 纹状管

    C. 排泄管   D. 肌上皮细胞

    E. 以上都不是

（马 超）

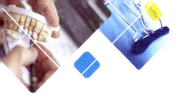

第**7**章
颞下颌关节

颞下颌关节是颌面部唯一的左右双侧联动关节，由颞下颌关节的关节窝、关节结节、髁突、关节盘、关节囊、关节韧带及血管和神经共同组成，关节窝、髁突与关节囊共同围成关节腔，被关节盘分为上、下两腔。

一、颞下颌关节组织结构

（一）髁突

成年人髁突表面被覆纤维软骨，根据软骨的结构不同，从表层至深层可分为4个带（图7-1）。

1. **关节表面带**　位于关节最表面，由致密无血管的纤维组织构成，纤维成分主要是Ⅰ型胶原以及少量弹力纤维，排列大致与髁突关节面平行。此带一般含有少量成纤维细胞，随年龄增长细胞成分将逐渐减少。

2. **增殖带**　位于表面带下方，是髁突软骨生长活动的部位，也在关节面改建和修复中起到重要作用。在发育期，增殖带由许多密集的小细胞组成，呈带状排列。这些细胞可分化为成软骨细胞、软骨细胞或成纤维细胞，为邻近的细胞层提供细胞来源。成年后增殖带变薄，老年人则很不清晰。

3. **纤维软骨带**　是一层富含胶原纤维的软骨带，含有类似软骨细胞的圆细胞，一般4～5层。在老年人中，此带不明显甚至消失。

4. **钙化软骨带**　也称软骨内成骨带，为覆盖髁突深部骨组织的过渡带，常伴有钙化。

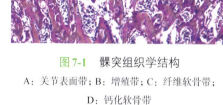

图7-1　髁突组织学结构
A：关节表面带；B：增殖带；C：纤维软骨带；
D：钙化软骨带

髁突的钙化软骨带下方为骨组织，由骨密质和骨松质构成。骨密质为一层薄骨板覆盖在骨松质的外面，下方为骨松质，骨小梁的排列方向与骨密质垂直，因此有较大的支持力。

幼年时期骨密质较薄，骨小而细。随着年龄的增长，骨小梁逐渐增粗，骨密质增厚而骨髓腔变小，红骨髓逐渐变为黄骨髓。

（二）关节窝和关节结节

关节窝和关节结节表面均有一薄层骨密质覆盖，下方为骨松质，骨小梁的排列方向与骨表面垂直，与髁突骨组织的结构类似。关节窝骨质的表面亦有一薄层纤维结缔组织覆盖，由于纤维的排列方向不同而分成内、外两层：内层纤维与骨表面有一定角度，有较多血管分布；外层纤维与骨表面平行排列，无血管分布。关节结节斜坡表面覆盖较厚的纤维软骨，亦可分为关节表面带、增殖带、纤维软骨带和钙化软骨带，但钙化软骨带较薄，不是很清晰。

（三）关节盘

关节盘位于关节窝和髁突之间，略呈椭圆形，形状与关节面一致，关节盘由致密的粗大纤维组成，

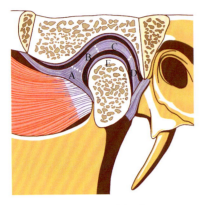

图7-2　关节盘模式图
A：前带；B：中间带；C：后带；D：双板区；
E：髁突

在很多区域纤维弯曲呈波浪样，使关节盘具备弹性和承重的功能。关节盘内外径大于前后径，周缘厚而中间薄，以后外侧最厚，提示关节的外侧是主要受力区。关节盘上面前凹后凸，下面形凹，似帽状覆盖于髁突上，与髁突形态对应。关节盘从前到后分为前带、中间带、后带和双板区（图7-2）。双板区构成了关节盘的后附着。

1. **前带**　以增厚的胶原纤维为主，位于髁突之前，并有神经、血管分布。纤维为前后走行，并与翼外肌肌腱交织，形成两个板：上板纤维即颞前附着，与关节囊和关节结节前斜面的骨膜相连；下板即下颌前附着，向下附着在髁突颈前部。两者末端与关节囊或翼外肌上头纤维相连，其前面及下面均有滑膜衬里。

2. **中间带**　最薄，位于髁突前斜面与关节结节后斜面之间，由前后方向排列的胶原纤维和弹力纤维组成，无血管分布。中间带含有前后及内外走行的胶原纤维，致密排列形成板层结构，并有较多垂直纤维穿插，使中间带的结构强度大大增强。

3. **后带**　位于髁突和关节窝底之间，由排列方向不定的胶原纤维和弹力纤维组成，亦无神经、血管分布。

4. **双板区**　位于后带后方，分为上板、下板和中间的板间组织。上板由胶原纤维和粗大的弹力纤维组成，向后上延伸，与关节囊融合止于颞鳞缝。下板由胶原纤维组成，弹力纤维成分较少，向下延伸与髁突颈部的骨膜融合。两板中间的板间组织由含有大量血管与神经的结缔组织和脂肪组织组成。

对成人颞下颌关节关节盘的组织学观察表明，关节盘颞后附着短而疏松，下颌后附着长而致密。因此在咬合时，这种粗大的纤维能够限制髁突向后方转动。当髁突向后方转动的力量较大时，或受到与纤维排列方向不同的较大压力时，可能是造成关节盘附着或关节盘不同部位纤维变性、断裂、穿孔的重要病理机制。

（四）关节囊、韧带

包绕关节及结节的致密结缔组织称关节囊。在关节上半部，关节囊疏松，在后方附着在颞鳞缝处，在前方附着在关节结节凹的边缘，在关节中部和侧缘与关节盘相连，在下方紧密附着在髁突颈部。关节囊薄而疏松，因此颞下颌关节脱位时，关节囊并不撕裂。

关节囊的侧面有颞下颌韧带加强，后面还有茎突下颌韧带及蝶下颌韧带（图7-3）。颞下颌韧带呈扇形，斜行向后向下分布，并由两部分构成：外侧的斜纤维束，自关节结节外表面，向后向下延伸到髁突颈部外侧表面；内侧的水平纤维，止于髁突的外极和关节盘边缘。

（五）滑膜

滑膜由血管丰富的结缔组织组成，一般衬在整个关节囊的内表面及关节盘后带、双板区上下面。颞下颌关节的关节面以及关节盘其他区域无滑膜覆盖。滑膜代谢活跃、再生能力强，能够产生滑液。后者是富含蛋白质和蛋白多糖的一种血浆渗透液，具有润滑作用。

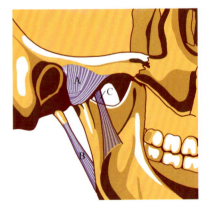

图7-3　关节外韧带解剖模式图
A：颞下颌韧带；B：茎突下颌韧带；C：蝶下颌韧带

滑膜在关节液的合成与分泌以及代谢产物的吞噬、免疫调节等方面发挥着重要的作用。滑膜通常分为两层结构：含有丰富细胞的内膜层和富含血管等疏松结缔组织的内膜下层。内膜层靠近关节腔面，通常由1～4层滑膜细胞构成，细胞间为无形的间质；内膜下层与关节囊纤维组织融合，含有血管、成纤维细胞、巨噬细胞、肥大细胞、脂肪细胞和一些具有阻止滑膜形成皱褶的弹性纤维。

关节的滑膜细胞主要有两种类型：巨噬样细胞和纤维样细胞。前者细胞质有大量线粒体、溶酶体和高尔基体，细胞出现丝状伪足，细胞膜凹陷有吞饮小泡，仅有少量粗面内质网，具有吞噬特征并能合成透明质酸；后者含有丰富的粗面内质网，能向滑液内分泌蛋白质。

正常的滑液呈清亮淡黄色，有黏滞性，是富含蛋白质和蛋白多糖的一种血浆渗透液。滑液中除含有少量单核细胞、淋巴细胞、游离的滑膜细胞和偶有多形核白细胞外，还含有蛋白质、黏液素和酶。滑液的主要功能是为关节面提供一种液体环境，在关节运动时起润滑作用。滑膜具有促进特定血浆成分通过和分泌其他物质的作用，滑膜还能清除进入关节腔的外界物质。

二、关节血管和神经分布

颞下颌关节的主要动脉供应是上颌动脉的关节支和颞浅动脉（图7-4）。翼静脉丛与关节内面关系密切。关节囊特别是关节后附着，有丰富的血管丛。滑膜中有毛细血管，但关节盘中心无血管分布。双板区疏松结缔组织中血管丰富，静脉交织成网。关节囊前部有来自翼外肌的血管分布。上述血管进入关节盘后，在其上下表面形成毛细血管网，成为关节盘血液供给的主要来源。

颞下颌关节的神经主要来自耳颞神经的关节支、咬肌神经和颞深后神经（图7-4）。神经含有髓及无髓纤维进入关节囊及关节盘，支配关节的前、后、中间及侧方区。游离神经末梢仅分布在关节囊和关节盘的周缘，而关节盘中心无神经。人类关节囊有丰富的游离神经末梢，因此对疼痛非常敏感。在关节囊还可见少量皮下神经终带中的血管通道末器官[鲁菲尼（Ruffini）小体]、环层小体[帕奇尼（Pacinian）小体]和高尔基肌腱小体。

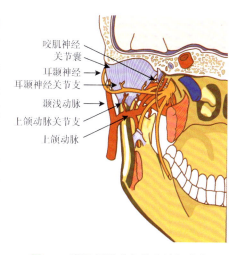

咬肌神经
关节囊
耳颞神经
耳颞神经关节支
颞浅动脉
上颌动脉关节支
上颌动脉

图7-4 颞下颌关节血供和神经分布

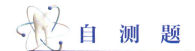

自 测 题

A 型题

1. 髁突表面纤维软骨从表面至深层的4个带依次为（ ）

  A. 关节表面带、纤维软骨带、钙化软骨带、增殖带

  B. 关节表面带、增殖带、纤维软骨带、钙化软骨带

  C. 钙化软骨带、关节表面带、增殖带、纤维软骨带

  D. 关节表面带、钙化软骨带、纤维软骨带、增殖带

  E. 以上都不对

2. 关节盘从前向后分为（ ）

  A. 前带、中间带、后带、双板区

  B. 双板区、前带、中间带、后带

  C. 前带、中间带、双板区、后带

  D. 前带、双板区、中间带、后带

  E. 以上都不对

3. 髁突软骨的生长形成中心为（ ）

  A. 关节表面带   B. 纤维软骨带

  C. 钙化软骨带   D. 增殖带

  E. 后带

4. 加强关节囊的韧带是（ ）

  A. 颞下颌韧带   B. 蝶下颌韧带

  C. 茎突下颌韧带   D. 翼下颌韧带

  E. 以上都不对

5. 成年人关节盘结构中不含有血管和神经的是（ ）

  A. 前带和后带   B. 中间带和双板区

  C. 前带和双板区   D. 前带和中间带

  E. 中间带和后带

（刘寅冬）

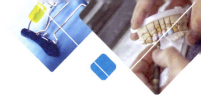

第 8 章
牙发育异常

牙在生长发育时期，受到某些自身因素或外界不利因素的影响，可导致牙发育异常。这种异常可发生在出生前，也可发生在出生后，有的是遗传或家族性的，也有的是后天获得性的。牙发育异常主要包括牙的数目、大小、形态、结构、萌出及脱落等异常。

一、牙数目和大小异常

（一）牙数目异常

牙数目异常包括少牙、无牙和多生牙（表8-1、图8-1）。

表8-1 少牙、无牙和多生牙

表现	少牙	无牙	多生牙
临床特点	见于恒牙列第三磨牙、上颌侧切牙、下颌第二前磨牙	较罕见，牙槽突较短	发生在上颌中切牙之间的多生牙，称为正中牙，是最常见的多生牙。正中牙体积较小，牙冠呈圆锥形，牙根短
伴发表现	乳牙先天性缺失时，其继生恒牙也不能形成	皮肤光滑、干燥，汗毛稀少，汗腺部分或完全缺乏，导致患者体温升高	可以萌出或阻生于颌骨内，可阻碍邻近牙萌出或导致其移位、吸收，如牙未萌出，还可形成含牙囊肿
病理变化	一个或者数个牙缺失	单颌或者双颌牙列完全缺失，是遗传性少汗性外胚层发育不良的局部表现	比正常牙列多的牙

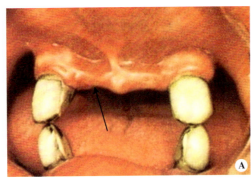
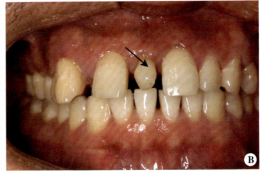

图8-1 牙数目异常

A. 少牙；B. 多生牙（箭头所示）

链接 遗传性少汗性外胚层发育不良

遗传性少汗性外胚层发育不良常因先天性外胚层结构缺失而导致，其口腔内无牙支持，故牙槽突较短。同时，患者还会表现出皮肤光滑、干燥及汗毛稀少，汗腺部分或完全缺乏，导致患者体温升高。

（二）牙大小异常

牙大小异常即牙的体积超过正常范围，与牙列中其他牙明显不对称（表8-2），较正常大的牙称巨牙，较正常小的牙称小牙（图8-2）。

表8-2 巨牙与小牙

表现	巨牙	小牙
临床特点	1. 普遍性：全口牙齿过大，常伴有全身骨骼过长/过大 2. 个别性：个别牙较大，常见于切牙、尖牙	1. 弥漫性：少见，常见于唐氏综合征（21三体综合征）、生长激素缺乏性侏儒症、外胚层发育不良 2. 个别小牙最多见于上颌侧切牙，也可见于第三磨牙
病理变化	体积超过牙列中正常牙	牙冠呈锥形而牙根长度正常

二、牙形态异常

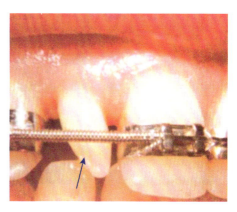

图8-2 小牙（箭头所示）

牙形态异常是在牙发育过程中出现的，对牙齿行使正常功能有一定影响，同时也会由于形态结构上的缺陷增加缺齿、牙髓炎、牙周炎等的发病风险。牙形态异常可累及牙冠、牙根或两者兼有。

（一）畸形中央尖、畸形舌侧尖

1. 畸形中央尖 指发生在前磨牙、磨牙的中央沟或颊尖舌侧嵴上的牙尖样突起。常见于前磨牙，尤其是下颌第二前磨牙，多为对称性出现（图8-3）。

畸形中央尖的形态可为圆锥形、圆柱形或半球形，多由牙釉质、牙本质、牙髓构成。纵剖面可见牙本质突入牙尖内，中央有一狭细的髓角。牙萌出后不久，畸形中央尖由于位于咬合面而被很快磨去或折断，造成突入牙尖内的牙髓暴露，引发牙髓炎、牙髓坏死或根尖周病，进而影响牙根的发育。

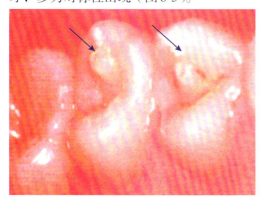

图8-3 畸形中央尖（箭头所示）

2. 畸形舌侧尖 是前牙牙面上轮廓清楚的副牙尖，又称鹰爪尖，由釉质牙骨质界向切缘延伸至少一半的长度，主要见于上颌恒侧切牙、中切牙和下颌切牙，尖牙也可发生。其病变特征为受累牙舌面有一个牙尖状突起，为形似鹰爪样的三尖样结构；在舌侧尖与其下牙面融合处可有深的发育沟；舌侧尖由牙釉质和牙本质组织组成，其中大部分内含延伸的活髓组织。

（二）牙内陷

牙内陷指有牙釉质覆盖的牙冠或牙根表面出现深凹陷，是一种常见的牙发育畸形，是在牙齿发育期间，由于成釉器过度增殖呈过度卷曲重叠，深入牙乳头中而形成。其可分为牙冠牙内陷和牙根牙内陷，常见的畸形有畸形舌侧窝和牙中牙（表8-3、图8-4）。

表8-3 牙内陷

比较项	畸形舌侧窝	牙中牙
好发牙位	上颌侧切牙	上颌侧切牙
临床特点	细菌、食物残渣常滞留于此，易引起龋病、牙髓病等	呈圆锥形，体积稍大
病理变化或影像学改变	舌侧窝呈囊状深陷，窝底部牙釉质较薄，有的甚至无牙釉质覆盖舌侧窝处形成深浅不一纵行沟裂，有时可将牙根一分为二	X线片中显示为一个牙中类似包含有另一个小牙
严重程度	最轻	最严重

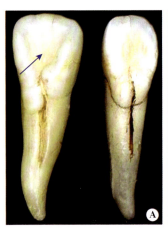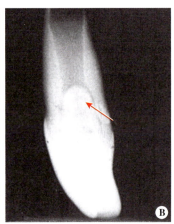

图8-4 牙内陷

A.畸形舌侧窝（箭头所示）；B.牙中牙（箭头所示）

（三）双生牙、融合牙、结合牙

发育过程中两颗牙可结合在一起导致牙形态异常。根据结合程度不同，异常可仅累及牙冠或牙根，或牙冠、牙根同时累及。累及牙本质层或髓室的结合牙较常见，而仅牙釉质的结合牙则少见（表8-4、图8-5）。

表8-4 双生牙、融合牙、结合牙

比较项	双生牙	融合牙	结合牙
成因	单个牙胚未完全分裂	两个正在发育的牙胚联合	牙拥挤或创伤，导致两牙连接在一起
临床特点	两个相似的牙冠乳牙列和恒牙列均可发生	多累及下颌前牙。正常牙胚也可与额外牙发生融合	两个各自独立的牙结合为一体
病理变化	共有一个牙根和根管	两牙本质相连	两牙根面经牙骨质结合，而牙本质不融合
牙数	牙列中牙的数目正常	牙列中牙的数目不减少	牙列中牙的数目不减少

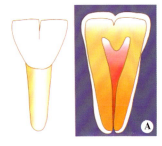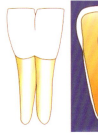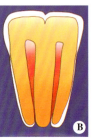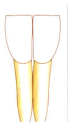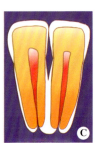

图8-5 双生牙（A）、融合牙（B）、结合牙（C）

三、牙结构异常

牙结构异常包括牙釉质结构异常、牙本质结构异常以及牙骨质结构异常，局部因素、全身因素、遗传因素和环境因素等各种致病因素作用于牙齿发育的不同阶段、不同结构，从而引发相应的牙结构异常。

（一）牙釉质结构异常

牙釉质是全身唯一发育完成后不能再生的组织结构，所以牙釉质发育异常会终生存在。牙釉质的发育分两个阶段：分泌期和成熟期，各种因素影响牙釉质发育的不同阶段可能分别导致牙釉质形成不全和牙釉质矿化不全。因为成釉细胞既产生基质又进行初期矿化，所以其功能障碍可同时引发牙釉质形成不全和牙釉质矿化不全，但临床个体患者多以一种表现为主。

1. 影响因素　任何作用于牙发育过程中的局部或者全身性不良因素都可导致牙釉质结构异常的发生。因此，形成牙釉质结构异常的主要原因如下。

（1）局部因素　①感染；②创伤；③放射治疗；④特发性（牙釉质浑浊症）。

（2）全身因素

1）环境/系统性因素：①先天性：感染如风疹梅毒；②新生儿：如新生儿溶血病、低钙血症、早产/产程延长；③出生后严重的儿童感染，特别是病毒疹、儿童慢性病（如先天性心脏病、消化道和内分泌疾病）、营养缺乏如维生素D缺乏、癌症化疗等。

2）遗传性因素：①仅影响牙：如牙釉质形成缺陷症；②与全身缺陷有关并影响到牙：如外胚层发育不良、唐氏综合征（21三体综合征）。

2. 常见疾病　局部因素引起的牙釉质发育异常常见的有特纳（Turner）牙、牙釉质浑浊症等，全身因素引起的牙釉质发育异常常见的有先天性梅毒牙、氟牙症、牙釉质形成缺陷症等。

（1）特纳牙　是由乳牙感染或创伤引起继生恒牙成釉细胞的损伤，导致继承恒牙牙釉质结构异常。特纳牙常见于前磨牙和上颌切牙。轻度表现为部分区域出现白、黄、棕色；重度者表现为牙面出现窝沟和不规则凹陷；严重者出现全牙冠的牙釉质发育不全。创伤引起的损害区表现为白色或黄、棕色，伴或不伴有水平向牙釉质发育不全，牙冠较正常牙小。

（2）氟牙症　又称斑釉症，是牙发育期间摄入过量的氟，所导致牙釉质形成不全和牙釉质矿化不全，是一种特殊类型的牙釉质发育不全，其主要特征是牙表面出现黄褐色斑点和斑块。

1）病因：氟牙症的发生机制目前尚不十分清楚，可能是机体摄入过量的氟，引起牙发育期成釉器细胞损伤。一般认为在牙发育期间，摄入含氟量过高（超过1×10^6）的饮用水或食物，氟离子导致牙釉质发育不全。该病具有地区性分布特征。

2）临床特点：氟牙症一般只发生在恒牙列，除高氟区外，乳牙几乎不发生氟牙症。这是由于乳牙牙釉质的发育主要在胎儿期和婴幼儿期，母亲血液中的氟难以通过胎盘屏障进入胎儿体内；在哺乳期，母乳中的氟含量也比较恒定，不易引起乳牙氟牙症。

患牙的临床表现可有很大不同。病变轻者牙釉质上出现无光泽的白色斑点、斑块或条纹（图8-6）；中等程度者病变区呈黄色、棕色、黑色，可伴有程度不同的牙釉质形成障碍，牙面上出现不规则凹陷；严重者，窝状凹陷相互融合，甚至丧失牙的正常形态。

（3）病理变化　形态学观察釉面横纹中断，在发育缺

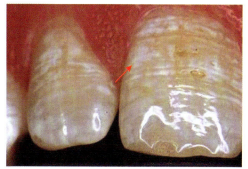

图8-6　氟牙症（箭头所示）

陷区牙面上可清楚看见釉柱末端。镜下观，釉质矿化不全与矿化过度同时存在，尤其是在釉柱之间及有机物较多的薄弱处，可见牙釉质矿化不全，但牙釉质表层过度矿化，釉柱排列不规则，釉质牙本质界处的弧形结构比正常牙齿更明显。

3. 先天性梅毒牙

（1）病因　先天性梅毒牙是由于梅毒螺旋体感染牙胚，导致牙囊的慢性炎症和纤维化，使发育中的牙受到压迫，侵犯成釉器使增生的牙源性上皮突入牙乳头内，导致牙釉质发育障碍引发恒切牙、第一恒磨牙牙釉质产生特征性发育不全改变。由于成釉细胞增生突向牙乳头形成切牙中间特征性裂隙。

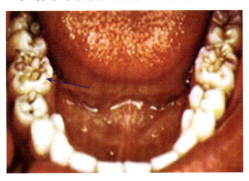

图8-7　桑葚牙（箭头所示）

（2）临床特点　临床上将发生于上、下颌的半月形切牙称为哈钦森牙，第一恒磨牙的病变称桑葚牙。哈钦森牙切缘狭窄，中央常有一新月形凹陷或深裂隙，两切角圆钝，牙冠中1/3处冠周径最大，形成螺丝刀样外观，在上颌中切牙最为明显。病变的第一恒磨牙呈圆顶形，从牙颈部向咬合面方向逐渐变窄，咬合面直径小于牙颈部直径，咬合面及牙冠近咬合面1/3表面有许多颗粒状细小的牙釉质球团，状如桑葚（图8-7）。

（3）病理变化　镜下观察见牙釉质明显减少或完全消失，伴牙本质发育障碍，如小球间牙本质增多、牙本质生长线明显等。

（二）牙本质结构异常

1. 病因
牙本质发育异常大部分为遗传性，但一些影响钙代谢、钙化的环境及全身性的因素也可导致异常牙本质的形成。

遗传性乳光牙本质，即牙本质形成缺陷症Ⅱ型，是一种常染色体显性遗传性疾病，仅侵犯中胚叶的牙本质而不累及牙釉质，导致牙本质结构异常，牙釉质结构则基本正常。

2. 临床特点
该病可累及乳牙列和恒牙列。初萌时，牙外形正常，色泽呈乳光的琥珀样外观，之后颜色逐渐正常再逐渐变为半透明性，最终可呈灰色或棕色，伴有牙釉质上的淡蓝色反光。大部分患者牙釉质结构正常，但牙釉质很容易剥脱，牙本质暴露后牙显著磨损，从而使牙冠变短（图8-8）。X线显示牙冠呈球形，颈部缩窄，牙根细而短，根管、髓室部分封闭或完全消失。

3. 病理变化
近牙釉质的一薄层罩牙本质结构正常，其余牙本质结构发生改变。牙本质小管数目减少，排列方向紊乱，形态不规则，管径变大，有的区域甚至无牙本质

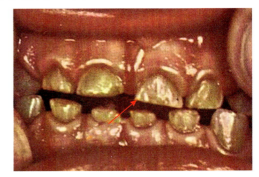

图8-8　遗传性乳光牙本质（箭头所示处牙已严重磨损）

小管。牙本质基质可呈颗粒状，并见小球间钙化。髓室表面见少量不典型的成牙本质细胞，细胞可被包埋在有缺陷的牙本质中。釉质牙本质界变得平直而不呈波浪形，因此牙釉质易剥脱。异常牙本质的过度形成，可导致髓室、根管部分封闭或完全消失。多数患者的牙釉质正常，约1/3患者有牙釉质形成或钙化不全缺陷。

（三）牙骨质结构异常

牙骨质形成异常多为病理性因素导致牙骨质过度增生，也可能为牙骨质发育不全。

1. 牙骨质过度增生
常由根尖周长期炎症刺激、局部低于阈值的长期机械刺激或某些全身疾病导致单个牙或多数牙的牙骨质连续增殖形成改变，表现为局部牙根不规则膨大，或与周围牙槽骨或牙根

粘连成一体。

2.牙骨质发育不全　较少见，往往见于全身疾病导致的牙根发育不良，包括牙骨质和牙本质形成不良，如锁骨颅骨发育不全综合征等。

四、牙萌出及脱落异常

1.早萌　指牙的萌出过早，多见于下颌乳中切牙，最常见的是胎生牙和新生牙。出生时即已萌出的牙为胎生牙，出生后30天内萌出的牙为新生牙。胎生牙、新生牙是由于牙胚在颌骨较表面发育，继之早萌。这些早萌牙冠部牙釉质、牙本质结构正常，但牙根部牙本质、牙骨质结构常不规则，牙根尚未形成或仅形成小部分，缺乏牙周的支持而较松动，应注意防止被新生儿吸入或导致舌损伤。如果牙能在颌骨内，牙根有时可继续发育，使牙变得牢固。

其他乳牙或恒牙的早萌较少，若出现则可能与局部因素如牙胚位置表浅、乳牙的过早脱落有关。恒牙的普遍早萌极罕见，与生长激素过度分泌、甲状腺功能亢进等的内分泌异常有关。

2.迟萌　短时期乳牙迟萌很难确定为病态，长达半年或1年以上的迟萌与多种因素相关。个别牙迟萌由局部因素引起，如萌出囊肿、阻生牙、外伤、感染等。多数牙迟萌则与某些全身性疾病如佝偻病、甲状腺功能低下、营养缺乏、染色体异常、重度遗传性牙龈纤维瘤病等有关。

3.乳牙滞留　是乳牙在脱落时间内未脱落而留于口腔之中。个别乳牙滞留常与继生恒牙缺失或阻生有关。整个乳牙列的滞留较为少见，可能与全身性疾病有关，如颅骨锁骨发育不良，或由于乳牙滞留而导致恒牙萌出受阻。

4.恒牙过早脱落　个别牙过早脱落常见于龋病、牙髓病、根尖周病和慢性牙周病。多数牙早失与一些特别疾病有关，如低磷酸酯酶症、遗传性掌跖过角化症、青春期前牙周炎等。

5.牙阻生　是指超过正常萌出时间，牙仍在颌骨内未萌出，或仅部分萌出，可呈对称性。在恒牙列，多发生于第三磨牙、上颌尖牙和下颌前磨牙，乳牙列罕见。牙阻生的局部因素包括牙胚位置异常、颌骨内牙位置缺乏、多生牙、囊肿、肿瘤、创伤、乳牙滞留等。多发性牙阻生常与颅骨锁骨发育不良有关。

医者仁心

牙 再 生

王松灵，中国科学院院士，长期致力于唾液腺疾病诊治及牙发育和再生研究。2006年，王松灵等报道了他们在大型动物中，利用几间间充质干细胞的组合得到了功能性牙齿。2019年王松灵团队创建小型猪牙发育研究平台，发现牙发育新机制；提出并成功实现"生物牙根再生"新理念，实现了全牙再生。这一成果使孩童时期换下的乳牙或阻生牙，成为牙再生的医疗资源，在未来转变成我们口中的全新牙齿成为可能。该成果获2010年国家科技进步奖二等奖。

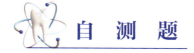

自 测 题

A 型题

1. 诊断多生牙的主要依据是（　　　　）

　　A. 发生在恒牙列　　　　B. 发生在乳牙列

　　C. 牙列拥挤　　　　　　D. 牙冠体积小

　　E. 正常数目以外的牙

2. 牙发育过程中，单个牙胚未完全分裂会形成（　　　　）

　　A. 双生牙　　　　　　　B. 融合牙

　　C. 结合牙　　　　　　　D. 牙内陷

E. 畸形中央尖

3. 轻症牙釉质发育不全的临床特点是（　　）

A. 牙釉质厚度明显变薄，呈棕色或棕褐色

B. 牙釉质表面有实质性缺损，呈带状、沟状、窝状或蜂窝状凹陷

C. 发生在前牙者，切缘可变薄

D. 发生在后牙，牙合面牙尖可消失，牙釉质表面粗糙不平似桑葚状

E. 仅色泽及透明度改变，表面无实质性缺损

4. 氟牙症一般发生在（　　）

A. 乳切牙　　　　　　　B. 乳尖牙

C. 乳磨牙　　　　　　　D. 恒牙

E. 多生牙

5. 出生时，口腔内已经萌出的牙是（　　）

A. 迟萌牙　　　　　　　B. 新生牙

C. 过小牙　　　　　　　D. 胎生牙

E. 多生牙

B 型题

（6～8题共用备选答案）

A. 哈钦森牙　　　　　　B. 桑葚牙

C. 氟牙症　　　　　　　D. 畸形中央尖

E. 牙中牙

6. 由于梅毒螺旋体感染引起的半月形切牙称为（　　）

7. 有高氟地区生活史，且恒牙症状严重，乳牙症状相对较轻的牙釉质结构异常疾病是（　　）

8. 牙内陷最严重的一种，X线检查显示一个牙中类似包含另一个小牙的疾病是（　　）

（徐　欣）

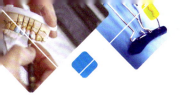

第9章
龋　病

第1节　概　述

龋病是指在以细菌为主的多因素的作用下，牙体硬组织发生无机物脱矿、有机物分解的一种慢性进行性破坏性的疾病。

一、龋病的危害

人类对龋病的认识历史悠久，在我国最早可以追溯到3000多年前，殷墟甲骨文中就有关于龋病的记录。龋病是一种常见病、多发病，任何年龄、性别、种族、地区、职业的人群均可受到龋病的侵袭。世界卫生组织（WHO）于20世纪60年代初，将龋病列为继心血管疾病和肿瘤后危害人类健康的三大疾病之一，受到全世界的关注。

尽管龋病不直接危害人的生命，但可影响个体健康素质和生活质量，特别是病变一旦发生，常向牙体组织深部发展，引起患牙的牙髓病、根尖周病及颌骨炎症等。龋病及其并发症，作为一个病灶引起远隔脏器疾病的案例也时有报道。另外，儿童也是龋病的高发人群，龋病不仅对儿童口腔局部造成损害，还可影响患儿身心的健康发展。

二、龋病的特征

龋病好发于牙面食物滞留，牙菌斑堆积而不易清洁的部位，如牙齿咬合面的窝沟点隙、邻面接触点的下方、唇颊面牙颈部及磨牙颊侧点隙。在恒牙列最常见于下颌第一磨牙，其次为下颌第二磨牙；在乳牙列最常见于下颌第二乳磨牙，其次为上颌第二乳磨牙。

龋病发生初期，牙釉质表面脱矿，病损区透明度下降，微晶结构改变、破坏，牙釉质呈白垩色，继而有色素沉着，呈黄褐色、棕褐色，但患牙常无明显主观症状。随病变不断进展，无机物发生脱矿、有机物分解，牙釉质、牙本质结构分解，形成龋洞。由于龋病的病变过程进展缓慢，早期无明显症状，往往不易引起人们重视。随病变进一步发展，龋洞出现，可因外界冷热等刺激引起患牙疼痛。病变继续往深部发展，波及深部组织可引起牙髓病、根尖周病、颌骨炎症等一系列并发症，严重影响患者口腔健康，给患者带来很大痛苦。龋病从早期镜下可见的病变进展到临床可见的龋洞需要1.0～1.5年，如在病变早期采取相应的措施可使病变静止。故开展龋病的早期检测及治疗，对于降低患龋率、提高人们生活质量、保障人民健康具有重要的意义。

三、龋病的病因和发病机制

对龋病的病因和发病机制的研究经历了一个长期、复杂的过程，在漫长的人类探索史中形成了一些具有代表性的学说，虽然这些理论存在着不同程度的片面性，但这些学说对龋病的现代病因理论的建立具有奠基和推动作用。

（一）化学细菌学说

化学细菌学说又称化学寄生学说或酸源学说。1889年由美国牙医师、口腔微生物学家维洛比·米勒首先提出，其主要观点是寄生在牙面上的细菌作用于食物的碳水化合物发酵产生酸，酸使牙体无机物脱矿溶解，之后蛋白溶解酶溶解有机物而使牙齿结构崩溃，最终形成龋洞。

化学细菌学说首次提出了致龋的三要素：产酸和蛋白溶解酶的细菌、细菌代谢所必需的碳水化合物、罹患龋病的牙。其重要贡献在于，首次抓住了龋病发生的本质，为后来龋病病因学三联因素学说的创立奠定了基础。但是，它也有局限性，即未指出特异性致龋微生物，认为所有能产酸和产生蛋白溶解酶的细菌都可以致龋；未阐明微生物在牙面的存在方式——牙菌斑，因此也无法解释为何牙平滑面也可以患龋。

（二）蛋白溶解学说

蛋白溶解学说由 Gottlieb、Frisbie 及 Pincus 等提出，其核心内容是，龋病的早期损害首先发生在牙体有机物多的部位，如釉板、釉丛、柱鞘和牙本质小管。细菌首先通过产生蛋白溶解酶使有机物发生分解，造成结构破坏，继而细菌得以进入并产酸使无机物崩解，形成龋损。

蛋白溶解学说注意到龋病发生过程中有机物多的部位易发生龋，强调有机物分解在前，无机物崩解在后。这可以解释临床上一些结构薄弱的部位如釉板下和窝沟易先发生龋坏的临床现象，也承认细菌产酸脱矿的存在。但也存在一些局限性，比如在无菌动物身上只接种有蛋白溶解能力的细菌，并不能产生龋病，但若接种产酸的细菌则会产生龋病，因而蛋白溶解学说观察到的是龋病发生的现象而非本质。

（三）蛋白溶解-螯合学说

蛋白溶解-螯合学说是1955年由 Schatz、Martin 等提出。该学说认为，龋病导致的牙破坏是从牙釉质中的有机物开始，细菌产生蛋白溶解酶分解硬组织中的有机成分如枸橼酸、乳酸、马来酸、甘氨酸等衍生物，这些产物具有螯合作用，可与牙中的钙盐结合形成可溶性的螯合物，使无机物脱矿，最终形成龋病。

这一学说兼顾了化学细菌学说和蛋白溶解学说，强调了牙釉质内的有机物和无机物同时受到酶的作用而被破坏。但不足之处在于牙釉质中仅有不到1%的有机物，分解产生的螯合剂不足以螯合96%的无机物。

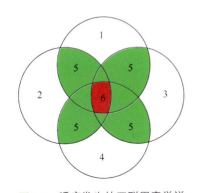

图 9-1　龋病发生的四联因素学说
1.细菌；2.食物；3.宿主；4.时间；5.无龋；6.龋

（四）四联因素学说

20世纪60年代初，Keyes 在总结以往龋病研究成果的基础上，提出三联因素学说，认为龋病是由细菌、食物、宿主三个必不可少的主要因素相互作用产生的，三者缺一不可，这一当代龋病理论一直流行了半个世纪。然而随着对龋病认识的深入，人们认识到龋病是一种慢性进行性疾病，从病原菌作用于牙体，到产生早期脱矿改变至少需要0.5～1.5年，而从早期平滑面龋到形成龋洞至少也需要1.5～2.0年时间，故时间概念也是形成龋病的必要条件。20世纪70年代，又有四联因素学说产生，即细菌、食物、宿主、时间共同导致龋病形成（图9-1）。目前这一观点已被人们广泛接受，并在进一步探索和完善之中。

1. 细菌因素 大量实验证据表明细菌对于龋病的发生是必不可少的。无菌大鼠在无菌环境下饲养，给予无菌饲料，大鼠不发生龋病；同样无菌大鼠在普通环境中饲养，给予无菌饲料，可发生龋病；未萌出的牙齿，不发生龋病。体外试验也同样证实细菌可使离体牙产生龋样损害。形态学观察发现在龋损牙釉质和牙本质小管中有大量细菌存在。此证据均表明龋病是一种细菌感染性疾病。

细菌在牙面上是以牙菌斑形式存在的。牙菌斑或牙菌斑生物膜是未矿化的细菌性沉积物，由细菌和牙菌斑基质（包括唾液糖蛋白及细菌胞外多糖）等构成的薄膜状细牙菌斑块，其中还含有少量脱落的上皮细胞、白细胞、无机盐和食物残渣等。牙菌斑具备典型的微生物膜结构和空间上有序的微生态环境，细菌在其内生长、发育、繁殖、衰亡，进行着复杂的代谢活动，是龋病和牙周病的重要致病原。

牙菌斑是龋病发生的重要因素。牙菌斑可聚集细菌代谢产生的酸，酸可以使牙面局部pH下降，当pH下降低于临界值5.5，并保持一定时间，就可以导致牙釉质脱矿。当牙菌斑内糖消耗、扩散，一些酸游离出牙菌斑，唾液的缓冲使牙菌斑内pH回升时，游离的无机盐离子又可以重新沉积在牙釉质表面，使牙釉质发生再矿化。因此，随着牙菌斑内酸性环境的反复变化，在唾液-牙菌斑-牙釉质界面上不断地发生脱矿与再矿化。当牙菌斑内pH下降，并持续一定时间，脱矿大于再矿化则龋病发生。因此，牙菌斑中酸相的频率和持续时间将影响龋病的发生率。

牙菌斑中细菌种类繁多，但并非均能致龋。致龋菌主要是一些可以黏附于牙面上并能产酸和耐酸的细菌。在多种致龋菌中，变异链球菌致龋力最强，原因主要包括：①利用碳水化合物的产酸力、速度、耐酸性均强于其他链球菌；②可合成细胞外多糖如葡聚糖，使其自身易黏附于牙面，促进细菌的黏附与聚集；③可合成细胞内多糖，作为能源物质储存于细菌内，当外源性糖不足时，可被降解产酸。此外，放线菌与根面龋的发生密切相关，而乳杆菌在牙本质龋的发生中发挥着作用。

2. 食物因素 食物一方面可作为能量和营养素通过全身途径影响宿主和牙的发育，另一方面可在口腔局部环境中作为致龋微生物的底物影响龋病进程。①食物的化学组成：食物中的碳水化合物与其致龋性有很大关系，其中糖类与龋病的关系密切。不同种类的糖被细菌发酵的速度和产生有机酸的种类与量不同，引起牙菌斑内pH下降的水平不同，其致龋力由强至弱的顺序为蔗糖＞葡萄糖＞麦芽糖＞乳糖＞果糖＞山梨醇＞木糖醇；含蛋白质、脂类、维生素、无机盐多的食物可以增强牙齿的抗龋性。②食物的物理性状：黏稠度大、附着性强的食物在牙面上滞留时间长，致龋力强；粗糙、纤维性食物咀嚼时对牙面有自洁作用，可减少龋病的发生；食物加工得越精细，致龋性越强，比如同样是麦制品，面包和蛋糕就比麦片的致龋性强；食物在唾液中的溶解性越大，致龋能力也就越强；③进食频率：少食多餐的人比定时有规律进食者易患龋病；进食的顺序也会影响到食物的致龋性，一般而言建议先进食糖类食品，后进食不含糖或纤维素食品。唾液分泌量白天较夜晚旺盛，故夜晚进食对牙齿危害较大。

3. 宿主因素 影响龋病发生的宿主因素与牙齿、唾液及全身状况有关。牙齿的结构、化学组成、排列、形态等均与龋的发生直接相关，如牙齿排列不齐、深而狭窄的窝沟点隙、牙釉质发育不全均不利于牙菌斑控制，导致龋病发生率增高。唾液的质和量、流速、黏稠度、缓冲力、钙及磷离子的含量、抗微生物因子如免疫球蛋白硫氰酸离子、乳铁蛋白、溶菌酶都能影响龋病的发生率。

4. 时间因素 由于龋病是一种慢性进行性疾病，从早期龋至临床可见的龋洞一般需1.5～2.0年，所以即使致龋菌、可产酸的代谢底物、易感牙三者同时存在，龋病也不会立即发生，必须经过获得性薄膜沉积、牙菌斑形成、细菌代谢产酸并维持低pH一段时间，致牙体硬组织有机物脱矿、无机物崩解等一系列过程，由此可见，时间是龋病发生的又一重要因素。

许多人发现：父母龋病发生率高时，其子女的龋病发生率一般也高，那么龋病可以遗传吗?

对同年龄组的同卵和双卵双胞胎的龋病流行情况调查显示，遗传因素对龋病的发生和发展只产生一定影响，而环境因素更为重要。这些遗传因素可能影响到口腔的各个方面，如牙釉质的结构、牙齿的大小形态、牙弓的形态以及唾液的缓冲能力等。另外，研究发现龋病有独特的家庭模式，可在三代人中连续存在。但是其由遗传因素或母亲对儿童的细菌传播所致，还是相似的生活习惯、口腔保健行为模式的影响所致，尚待进一步研究。环境因素比遗传因素所决定的易感性更为重要。

第 2 节　龋病的病理变化

龋病按照不同的原则可有不同的分类，根据病变累及的部位可以分为窝沟龋、平滑面龋和根面龋。根据病变进展速度可以分为急性龋、慢性龋和静止龋。除此之外，也可有其他分类方法。本节主要介绍病理学上常用的分类，根据累及的牙体组织可分为牙釉质龋、牙本质龋和牙骨质龋。

一、牙釉质龋

牙釉质龋是指龋病病变发生在牙釉质内，可发生在平滑面，也可累及窝沟，两者的进展速度和形态略有不同。除根面龋外，绝大部分龋损都从牙釉质的破坏开始。牙釉质是一种高度矿化的组织，无细胞结构，因此牙釉质龋主要表现为一种非细胞反应性病变，基本变化为脱矿和再矿化。

由于牙釉质组织的特殊性，对于龋病的研究多利用牙釉质磨片。虽然在临床上以点隙窝沟龋最常见，但由于其解剖结构的复杂性，干扰了对牙釉质龋组织形态学的观察，目前对牙釉质龋的病理变化、病变过程的理解大都是从研究平滑面龋得来的。

（一）平滑面龋

平滑面龋多见于牙邻接面接触点下方、唇颊舌面近龈缘牙颈部。肉眼观，早期牙釉质龋表面脱矿，呈白垩色不透明状，表面完整光滑、质地较硬，与周围界限清楚。此后随着脱矿区进一步加剧、色素沉着，白垩色区域变成黄色或黄褐色，探诊粗糙。这种改变可长期不变，也可继续发展形成龋洞。

镜下观察早期牙釉质龋纵断磨片，可见釉面横纹和釉质生长线明显，表面完整。以后色素逐渐沉着，病损区呈三角形，三角形基底部向着牙釉质表面，其尖端朝向釉质牙本质界，代表着龋损的前沿和活跃部。病变由内向外可分为四层：透明层、暗层、病损体部、表层（图9-2）。

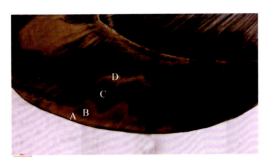

图9-2　平滑面龋（光镜）
A. 表层；B. 病损体部；C. 暗层；D. 透明层

1. 透明层　位于病损的最前沿，和正常牙釉质相延续，呈透明状，釉质生长线、釉柱间质及釉面横纹均不清楚，是龋损最早发生的组织学改变。此层牙釉质晶体开始出现脱矿，晶体间孔隙较正常牙釉质增大，孔隙容积约为1%，较正常牙釉质（0.1%）增多。当用加拿大树胶（折光率1.52）或喹啉（折光率1.62）作为介质封片时，这些大分子物质可进入孔隙中，由于这些介质的折光率与正常牙釉质相似，在光镜下呈透明状，与深层的正常牙釉质及透明层表层的暗层分界清楚。高倍电镜下，羟基磷灰石晶体较正常直径小，为25～30nm。用显微放射摄影观察，该层显示有轻度脱矿。

透明层是牙釉质龋最初的表现，是牙釉质少量脱矿造成的。透明层并非在所有病变中都存在，约出现在50%的患者中，或只存在于病变的部分区域。这与观察方法和病变的进展方式不同有关。

2. 暗层　位于透明层的浅面。由于此层孔隙增多，占牙釉质容积的2%～4%，且孔隙大小不等，除原有的小孔外，又多了些孔径更小的微孔，树胶或喹啉等大分子浸不进去，而被空气（折光率为1.0）占据，当偏光透过此层时，折光率相差悬殊，产生了较大的散射，故磨片观察时呈暗黑色。如果用分子较小的介质如水（折射率为1.33）浸渍磨片，与正常牙釉质折光率稍有差异，暗层就不太明显。

从理论上看，较小孔隙的产生方式有两种，即一种为由脱矿直接产生；另一种为无机盐再沉积，其无机盐的来源多为透明层和病损体部溶解后游离出来的无机盐离子。暗层同时存在着脱矿与再矿化交替进行的现象，在快速进展的病变中暗层较窄，而在缓慢进展的病变中由于发生了较多的再矿化，暗层较宽。暗层可见于85%～90%的病变中。

3. 病损体部　位于暗层和表层之间，是牙釉质龋病变的主体，为范围最广的一层。此层脱矿严重，孔隙所占容积达5%～25%，病变中心部比较严重。由于孔隙容积较大，大分子树胶及喹啉均能进入，故用它们浸渍磨片时，此区显示较为透明。在病损体部可见釉柱、釉面横纹和釉质生长线较为明显，机制尚未明确。

病损体部为牙釉质龋中脱矿最严重的层次，在所有病损中都存在。在进展性龋中较为宽大，在静止龋或再矿化病变中则被较宽的暗层所替代。

4. 表层　位于龋损的最表面，厚20～100μm，相对深部病损体部脱矿较轻，结构和理化组成接近于正常牙釉质。该层孔隙容积约占5%。从龋病的防治角度来看，表层的存在是病变最重要的表现之一。

表层是龋损发生时首先受酸侵蚀的部位，但是龋坏脱矿程度却比深部的病损体部轻，表现为表层较正常，而表层下脱矿。实验发现，将正常牙釉质表面一层去除后，再置入人工龋环境中形成人工龋，其病变区仍可出现一层相对完整的表层。将人工龋浸入再矿化液中，可见增厚的表层，提示表层的出现与再矿化有关。再矿化离子可能来自深部病损体部脱矿游离出来的离子和来自牙外部唾液、牙菌斑或人工龋液中无机盐离子的沉积，可以使缺损牙表面形成一层矿化程度相对高的表层。这也证实了在牙釉质龋早期同时进行着脱矿与再矿化的过程。

透明层、暗层、病损体部、表层的形成是一种动态的过程，其形成主要经过下述各阶段：①最早的表现为牙釉质表面下方脱矿出现透明层，此时在临床、X线上都不能发现病变。②透明层区域扩大，其中心有暗层出现，即出现再矿化现象。③随着病变区扩大，更多无机盐丢失，暗层中央出现病损体部。病损体部相对透明，可见较明显的釉质生长线、釉面横纹。此时临床上牙釉质表面见白垩色斑块状病变。④病损体部由于食物、烟草、细菌等外源性色素沉着而着色，此时临床上可见棕色斑块。⑤当龋到达釉质牙本质界，即向侧方扩展，以此种方式牙釉质可出现广泛损害，导致临床上所见牙表面的蓝白色外观。⑥当无机盐的进行性丢失到达一临界点，此时牙釉质不能再承受加于其上的负荷，结构崩解，龋洞形成。龋的进展为一缓慢过程，在龋洞形成前通常需1.5～2.0年时间（图9-3）。

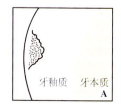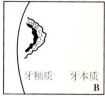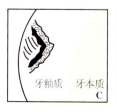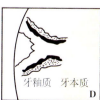

图9-3　牙釉质龋的发展过程

A.透明层形成；B.暗层形成；C.早期牙釉质龋典型结构；D.龋洞形成、病变沿釉质牙本质界扩展，累及牙本质

（二）窝沟龋

殆面窝沟点隙处是食物、牙菌斑滞留区，不易清洁。窝沟处是龋病最好发的部位，可形成窝沟龋。窝沟点隙处解剖形态和釉柱排列方式不同于平滑面，故其龋损的病理过程和组织学结构与平滑面龋虽然相似，但进展更快，程度更严重。

窝沟龋损并非从底部开始，而是呈环状围绕着窝沟壁开始，并沿着釉柱长轴的方向向深部延伸，当病变进展超过窝沟底部时，侧壁病损相互融合。由于殆面窝沟点隙处的釉柱自釉质牙本质界向窝沟底呈聚合的三角形，与平滑面龋形成的三角形损害方向相反，呈尖向窝沟壁、底向釉质牙本质界的方向，即口小底大的三角形潜行性龋损。龋坏一旦进入牙本质，由于有牙本质小管通道，矿化程度低、有机成分多，病变进展会更加迅速。有时窝沟狭窄者未形成广泛崩坏前，临床上不易被发现，但其深部已经形成大面积潜行性龋坏。因此，窝沟龋比平滑面龋进展快，破坏严重（图9-4）。

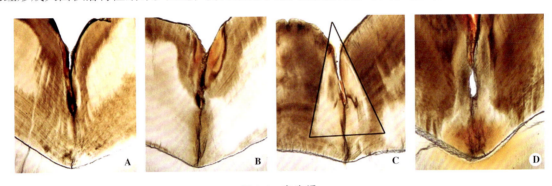

图9-4　窝沟龋

A.病损自沟侧壁开始；B.沿釉柱方向向深部扩展；C.超过窝沟底部时形成口小底大的三角形；D.病变达釉质牙本质界

二、牙本质龋

牙本质龋多为牙冠部牙釉质龋或部分牙根部牙骨质龋进展到牙本质所致，偶见颈部暴露的牙本质直接发生龋损。

（一）牙本质龋的特征与发展过程

1. 特征　牙本质与牙釉质的化学组成、组织学结构相比明显不同，故形成的牙本质龋具有自己独特的特点：①牙本质全层都存在牙本质小管，管中走行成牙本质细胞突，因而龋病一旦形成，进展迅速。②牙本质中有机成分比牙釉质多，约占20%，主要为胶原，因而龋病形成时除存在无机物脱矿外，有机物的分解破坏也是重要一环。③发育的同源性，形成牙髓牙本质复合体，因此，牙本质龋一旦形成，牙髓组织即可形成一系列防御性反应。

2. 发展过程　牙本质龋的病变进展较牙釉质龋迅速。首先，细菌及其代谢产物到达釉质牙本质界或牙本质牙骨质界时会向两侧扩展，同时沿牙本质小管扩散，早期并无细菌侵入小管，但细菌代谢产生的酸会导致病损前沿区脱矿；脱矿游离出来的钙、磷离子和成牙本质细胞分泌的钙、磷离子沉积在深层，脱矿层深部pH相对较高，使牙本质小管内矿化。当龋病发展较慢时，其形成有助于阻止外界有害物质的进入。病变进一步发展，大量细菌进入牙本质小管中不断繁殖、产酸，沿牙本质小管分支扩散，每个小管中进入很多细菌，细菌产酸破坏管周牙本质、管间牙本质，并产生蛋白溶解酶破坏有机物，小管扩张变形，结构破坏，相邻破坏融合形成坏死灶。坏死灶继续扩大，组织结构崩解，最终龋洞形成。

（二）病理变化

牙本质龋在病理形态上是一个累及范围较广的三角形病变，三角形底向釉质牙本质界或牙本质牙骨质界、尖端向髓室。根据组织形态、脱矿程度及细菌侵入情况，可将牙本质龋的病理改变分为四层（图9-5、图9-6）。

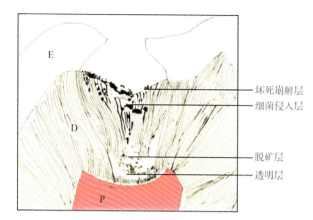

图9-5 牙本质龋各层变化模式图

E：牙釉质；D：牙本质；P：牙髓

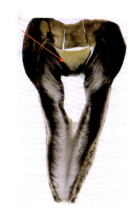

图9-6 牙本质龋（磨片）

在龋损的牙釉质下方形成底向外的三角形病损区

（箭头所示）

1. 透明层 又称硬化层，是牙本质龋最早、最深层的改变，紧邻正常牙本质。由于该层中牙本质小管内充满了无机盐，管内与管外折光率接近一致呈透明状而得名。镜下观，此层呈均质透明状，小管结构不明显。电镜下初期可见针状到多边形无机盐晶体从成牙本质细胞突及其周围开始沉积，以后逐渐充满小管，表现为无机盐沉积。不过形态上的透明并非真正的硬化，显微硬度分析表明此层硬度不如正常牙本质，证明有脱矿现象。其钙盐可能来源于表层脱矿游离出来或成牙本质细胞突分泌的无机盐沉积所致，也有可能来源于成牙本质细胞突的脂肪变性，因为在细菌侵入之前有时可见牙本质小管结构不清，呈云雾状，曾因此称其为脂肪变性层。在脂肪变性的基础上，也可发生无机盐晶体的沉着，形成透明层。

2. 脱矿层 位于透明层表面，是细菌侵入前代谢产生的酸已扩散到该区所引起的脱矿改变。镜下观，此层较狭窄，由于色素沉着，呈淡黄色。电镜下，牙本质小管形态尚完整，胶原纤维结构基本完好，小管内无细菌侵入，但小管周牙本质、小管间牙本质磷灰石数目减少，说明有脱矿现象。但有时可见其中有比正常牙本质中大的晶体存在，证明也有再矿化的现象。

在该层中，有些牙本质小管因下方透明层的形成而堵塞了小管的营养来源，使远端成牙本质细胞突变性坏死、分解消失，牙本质小管空虚，磨片下被空气充满，密度低呈黑色，称为死区。死区虽然为细菌进入牙髓提供通道，但是其牙髓末端被一层由牙髓细胞形成的玻璃样钙化物封闭，可有一定的隔绝外界刺激作用。

由于此层无细菌存在，理论上治疗时可以考虑保留。尽管临床上有用龋蚀指示剂判断是否有细菌感染，但是临床实践仍然有一定难度，因此窝洞制备时建议将脱矿层中软化的牙本质去除。

3. 细菌侵入层 位于脱矿层表面，有不同程度细菌侵入小管并繁殖。此层中细菌在牙本质小管中繁殖和不断延伸，导致牙本质小管扩张，可呈串珠状。最先侵入的可能是产酸菌，随后产酸和蛋白溶解酶的混合菌进入小管。细菌在牙本质小管中大量繁殖，脱钙牙纵切片HE染色镜下可见牙本质小管中充满不等量细菌，但往往一个小管内以一种优势细菌为主；随着脱矿和有机物的分解，牙本质小管被挤压变形，镜下HE染色呈梭形扩大的蓝染病灶，内充满坏死的基质残屑和细菌团；局部由于细菌迅速繁殖，小管融合、扩大，呈椭圆形液化坏死灶，多个坏死灶相连致使小管呈现串珠样外观；牙本质无机物失去后由于有机基质收缩，部分坏死区形成纵向或横向裂隙，后者可能为病变沿牙本质生长线扩展，或沿牙本质小管分支扩展，或相邻小管液化灶互相融合的结果（图9-7）。由于此层含有大量细菌，临床治疗牙体病时必须除去。

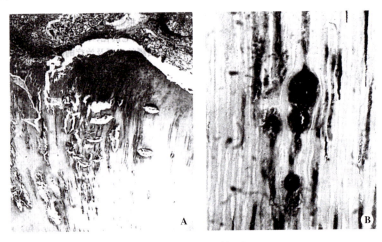

图9-7 牙本质龋切片

A. 牙本质小管呈串珠状，扩张融合并形成坏死灶；B. 高倍镜下见串珠状小管和坏死灶

4. 坏死崩解层 是牙本质龋坏的最表层，也是牙本质龋的龋洞底。此层包括无结构的、牙本质完全坏死的崩解组织及细菌、食物残渣等，几乎无任何正常牙本质结构保留。

总之，牙本质龋一旦形成，便会以较快的速度向深部进展。由于牙髓牙本质复合体为一生理性复合体，任何作用于牙本质甚至接近牙本质的外界刺激都会引起牙髓一定的反应性变化。如果刺激作用缓慢、轻微，则可通过成牙本质细胞突刺激牙髓，在受损伤处相对应的髓室内壁上形成修复性牙本质。修复性牙本质中牙本质小管少，排列不规则，其形成增加了病损到牙髓的空间距离，在一定程度上可防止病理性刺激进一步作用于牙髓；如果细菌的刺激作用强烈，则可引起牙髓充血、炎症、变性甚至坏死。

三、牙骨质龋

牙骨质龋多见于老年人，是指牙龈退缩、牙根暴露后，根面牙骨质暴露、牙菌斑沉积，继而龋病形成，又称牙根面龋。

牙骨质龋的发生同样始于牙菌斑。由于细菌产酸，pH降低，使牙骨质表层脱矿。脱矿游离出来的

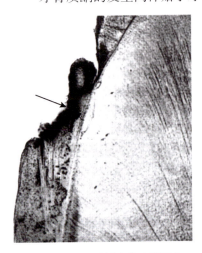

图9-8 牙骨质龋（箭头所示）

无机盐离子可重新沉积在牙骨质表面，加上唾液、牙菌斑中的无机盐尤其氟离子也在牙骨质表面沉积，这种再矿化使之出现表层相对矿化程度较高的现象。如果病变继续发展，酸和细菌可进一步通过穿通纤维侵入深层牙骨质并沿牙骨质生长线或层板结构平行于牙根面纵向扩展。由于牙骨质的矿化程度较牙釉质和牙本质低，形成的牙骨质龋进展会更快，细菌的不断作用可以使牙骨质无机物持续脱矿，进而有机物分解，最后导致牙骨质成层剥脱，局部组织缺损，形成浅碟形龋洞（图9-8）。

由于牙骨质矿化程度低，且牙颈部牙骨质薄弱，其龋病可以很快累及牙本质，然后形成与牙冠部牙本质龋相同的病理改变。但是，随着年龄的增加，牙本质小管因无机盐的沉积而管径缩小，甚至闭锁，加之来自表面氟离子的长期沉积，故发生在牙颈部的牙本质龋往往比

牙冠部牙本质龋进展慢。进展缓慢的牙骨质龋相对应的髓室内壁可见有修复性牙本质形成。

随着社会老龄化的加剧，老年人牙龈萎缩，暴露牙根的牙增多，近年老年人牙骨质龋发生率有增高的趋势，因此对牙骨质龋的研究越来越受到人们的重视。

自 测 题

A 型题

1. 镜下观察早期平滑面牙釉质龋纵断磨片，其病损结构由内向外可分为（　　）

A. 透明层、暗层、病损体部、表层

B. 透明层、病损体部、暗层、表层

C. 坏死崩解层、细菌侵入层、脱矿层、透明层

D. 透明层、细菌侵入层、脱矿层、坏死崩解层

E. 透明层、脱矿层、细菌侵入层、坏死崩解层

2. 关于牙本质龋的叙述中，不正确的是（　　）

A. 进展较牙釉质龋快

B. 常形成底向着髓室的三角形病损

C. 多是由牙釉质龋进一步向深层发展所致

D. 牙本质龋是沿着牙本质小管进展的

E. 牙髓组织的防御反应，可出现修复性牙本质

3. 死区位于牙本质龋的哪一层（　　）

A. 透明层　　　　B. 脱矿层

C. 细菌侵入层　　D. 暗层

E. 坏死崩解层

4. 牙本质龋的病理改变由病损表层向深部依次为（　　）

A. 透明层、细菌侵入层、脱矿层、坏死崩解层

B. 透明层、脱矿层、细菌侵入层、坏死崩解层

C. 细菌侵入层、脱矿层、透明层、坏死崩解层

D. 坏死崩解层、脱矿层、细菌侵入层、透明层

E. 坏死崩解层、细菌侵入层、脱矿层、透明层

5. 平滑面龋损多见于牙冠的（　　）

A. 邻面接触点上方　B. 邻面接触点下方

C. 唇面近龈缘1/3　　D. 颊面中1/3处

E. 舌面颈1/3

6. 镜下观牙釉质早期平滑面龋纵断磨片，叙述正确的是（　　）

A. 釉质生长线明显

B. 釉柱横纹模糊

C. 无色素沉着

D. 三角形顶部向着牙釉质表面

E. 龋损基底部向着釉质牙本质界

7. 以下关于龋病的描述中，错误的是（　　）

A. 龋病是一种感染性疾病

B. 牙硬组织脱矿

C. 有机物的不断分解

D. 主要在细菌的作用下产生

E. 牙硬组织快速破坏性的一种疾病

8. 牙釉质龋的基本病理变化可以概括为（　　）

A. 血肿和机化　　　B. 生长和发育

C. 感染与免疫　　　D. 脱矿与再矿化

E. 复制和传递

9. 关于窝沟龋形态的描述，正确的是（　　）

A. 呈三角形，底部向着窝沟壁

B. 呈三角形，顶部向着釉质牙本质界

C. 呈三角形，顶部向着窝沟壁

D. 呈同心圆形

E. 没有固定形状

B 型题

（10～12题共用备选答案）

A. 透明层　　　　B. 脱矿层

C. 细菌侵入层　　D. 坏死崩解层

E. 暗层

10. 牙本质龋在透明层的表面，细菌进入前，酸扩散导致的脱矿改变是（　　）

11. 牙本质龋在脱矿层表面，细菌侵入小管繁殖，小管扩张呈串珠状的是（　　）

12. 牙本质龋的最深层是（　　）

（13～16题共用备选答案）

A. 平滑面龋　　　B. 牙颈部龋

C. 窝沟龋　　　　D. 牙本质龋

E. 牙邻面龋

13. 可以累及牙釉质、牙骨质、牙本质的龋病为（　　）

14. 龋损及形态与釉柱排列方向一致，即口小底大的三角形潜行性龋损，且很容易进展到牙本质的龋为（　　）

15. 目前对牙釉质龋的病理变化、病变过程的理解大多都是通过研究（　　）

16. 容易引起牙髓组织产生防御性反应的是（　　）

（郭艳玲）

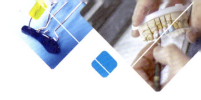

第10章
牙 髓 病

牙髓病是发生在牙髓组织的一类疾病，包括牙髓组织的炎症、变性、坏死、退行性变等，其中以牙髓组织的炎症最多见。牙髓和牙本质在胚胎发生和结构功能方面关系密切，故称为牙髓牙本质复合体。当牙体疾病，如龋病、外伤等波及牙本质深层，刺激通过牙本质小管，可引起牙髓组织炎症反应或修复反应。

牙髓组织是富有血管、淋巴和神经的疏松结缔组织，所以对外界刺激有一定的防御和修复能力。但又因其处于牙本质包围之中，仅靠狭窄的根尖孔与外界相通，缺乏有效的侧支循环，因而当细菌感染、不良刺激、营养缺乏、增龄性变化及生存环境改变时，牙髓组织就会发生一系列病理变化。

牙髓病的组织病理学分类如下。

1. 牙髓炎　①牙髓充血。②急性牙髓炎：急性浆液性牙髓炎、急性化脓性牙髓炎。③慢性牙髓炎：慢性闭锁性牙髓炎、慢性溃疡性牙髓炎、慢性增生性牙髓炎。

2. 牙髓变性和坏死　①牙髓变性：成牙本质细胞空泡性变、牙髓纤维性变、牙髓网状萎缩、牙髓钙化。②牙髓坏死。

3. 牙体吸收　①牙内吸收；②牙外吸收。

第1节 牙 髓 炎

牙髓炎是牙髓病中最常见的疾病，细菌是其重要的致病因素。髓室结构特殊，因而炎症反应过程、结局和临床特点均呈现出特殊性。由于髓室被坚硬的牙本质包绕，空间有限，当细菌感染或其他物理、化学刺激引起牙髓炎症反应时，髓室内压力迅速增高，压迫神经产生剧烈疼痛。又因牙髓没有侧支循环，清除炎症产物的能力低，髓室的炎性渗出物不能得到及时的引流而积聚，牙髓一旦发生急性感染，难以痊愈，易导致牙髓坏死。

一、牙髓炎的病因

引起牙髓炎的病因很多，主要有以下三个病因。

1. 细菌感染　是引起牙髓病尤其是牙髓炎最常见的因素，主要有以下途径。①龋病：是细菌侵入的主要来源，当龋病发展至牙本质深层时，细菌及其毒素可通过牙本质小管进入牙髓。②损伤：牙冠折断、意外穿髓或牙隐裂等，细菌通过暴露的牙髓直接进入。③深牙周袋：细菌通过侧支根管或根尖孔引起逆行性感染。④血源感染：牙髓血源感染多发生在牙髓损伤或退行性变的基础上，这种途径罕见。

2. 物理因素　主要见于急慢性创伤，如交通事故、体育竞技运动暴力、咀嚼硬物等，均可导致牙髓外伤。临床在牙体备洞、牙冠预备时使用高速电钻或砂石磨轮磨牙，温度过高，也可对牙髓组织产生刺激。深龋治疗时若直接用金属充填，由于热传导，也会刺激牙髓引起损伤。当在相邻或对殆牙上用了两种不同的金属修复体，咬合时可产生电流，通过唾液传导刺激牙髓，长时间后也可引起牙髓病变。

3. 化学因素　引起牙髓炎的化学刺激主要来自窝洞的消毒药物、垫底物和充填物。处理龋洞的消毒药物如酚、硝酸银等，可刺激牙髓引起病变；充填材料如磷酸锌粘固剂直接用于深洞充填时，其凝固前的游离酸可刺激牙髓。此外，在使用复合树脂充填时，如酸蚀不当或用于深窝洞时未垫底，均可刺激牙髓组织导致炎症发生。

以上各因素是否引发牙髓炎，与细菌的数量和毒力，物理化学刺激强度、持续时间以及机体抵抗力和牙髓供血情况等因素密切相关。

二、牙髓炎的临床特点及病理变化

（一）牙髓充血

牙髓充血是指由于受到各种刺激后所发生的牙髓血管扩张性充血，可分生理性和病理性两种。

1. 生理性牙髓充血　见于牙齿发育期、牙根吸收期、妇女月经期或妊娠期等。高空飞行时的气压下降，也能引起暂时性的牙髓充血。

2. 病理性牙髓充血　是牙髓炎的早期改变，大多由深龋引起细菌或其代谢产物经牙本质小管缓慢而轻微刺激牙髓，使龋损相对应的牙髓组织呈现充血状态。其他牙体病如磨耗、楔状缺损、温度刺激、创伤使根尖周牙周膜充血、水肿等也可引起牙髓充血。若去除病因，充血的牙髓可以恢复正常状态。因此，牙髓的病理性充血又称为可复性牙髓炎。但如果刺激继续存在，可发展为急性或慢性牙髓炎，成为不可复性牙髓炎。病理性牙髓充血主要表现为牙本质过敏。患牙对冷热温度刺激或酸甜刺激较敏感，尤其是冷刺激，可出现一过性的疼痛反应，刺激去除后疼痛随即消失，一般无自发性疼痛。

（二）急性牙髓炎

急性牙髓炎可由牙髓充血发展而来，或为慢性牙髓炎急性发作，常由深龋感染牙髓所致。

1. 临床特点　急性牙髓炎患者常因突发性剧烈疼痛而就诊，但多数患者曾有冷热刺激痛或化学刺激痛史。疼痛特点为自发性痛、阵发性痛和放射痛，往往是夜间疼痛发作。早期表现为自发性、阵发性剧痛，疼痛时间短、间歇时间长、发作次数少。温度刺激尤其是冷刺激可引起或加剧疼痛，去除刺激后疼痛不能立即消失；到了晚期，随着炎症加重，疼痛可由锐痛到剧烈跳痛，间歇性痛到持续性痛，夜间疼痛加剧。疼痛常沿三叉神经分支所支配的区域放射至患侧上下颌面部、耳颞部，以致难以确定患牙的部位。若炎性渗出物和坏死组织经根尖孔扩展到根尖周组织，则可产生咀嚼痛和叩痛。急性牙髓炎若经穿髓孔引流，压力减低，疼痛可缓解，炎症不易扩散。所以，一旦诊断为急性牙髓炎，应尽早开髓引流，以减轻患者的痛苦。

2. 病理变化

（1）急性浆液性牙髓炎　早期，病变局限在受刺激部位相对应的牙髓，如龋损下方，牙髓血管扩张充血、血管通透性增加，液体渗出，组织水肿，沿血管壁周围有纤维蛋白渗出，称为急性浆液性牙髓炎（图10-1）。

（2）急性化脓性牙髓炎　晚期，随着炎症加重，由于牙髓所处的特殊环境，炎性渗出增加，髓室压力增大，出现局部微循环障碍，组织缺氧导致坏死，成牙本质细胞变性坏死，大量中性粒细胞游出血管并向炎症中心趋化，中性粒细胞在吞噬细菌的同时也受各种损伤因子的作用而发生变性坏死释放溶酶体酶，使自身和坏死组织溶解液化形成脓肿。早期，病变局限形成小脓肿，其周围有密集的中性粒细胞，其余牙髓组织基本正常。脓肿若得不到及时治疗，急性炎症可迅速扩展到全部牙髓，中性粒细胞充满整个髓室，形成多数小脓肿，当压力极度增加时，最终使整个牙髓组织迅速液化坏死，被称为急性化脓性牙髓炎（图10-2）。

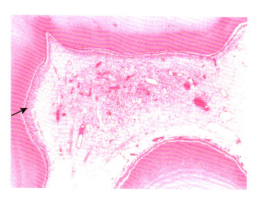

图10-1　急性浆液性牙髓炎（箭头所示为纤维蛋白渗出）

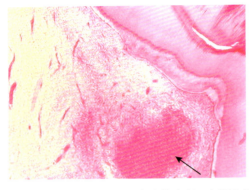

图10-2　急性化脓性牙髓炎（箭头所示为脓肿）

（三）慢性牙髓炎

慢性牙髓炎是临床上最常见的一类牙髓炎，多由龋病发展而来，部分慢性牙髓炎可由急性牙髓炎穿髓或开髓后未治疗彻底迁延而来。根据髓室是否穿通将慢性牙髓炎分为慢性闭锁性牙髓炎和慢性开放性牙髓炎。慢性开放性牙髓炎由于血供条件不同，暴露的髓室所表现出的组织反应不同，因而又将其分为慢性溃疡性牙髓炎和慢性增生性牙髓炎。

1. 慢性闭锁性牙髓炎　发生在有龋损或磨损但未穿髓的情况下，炎症局限在龋损相对应的牙髓组织。由于牙髓组织尚未暴露，细菌及其代谢产物经牙本质小管缓慢或低毒力地刺激牙髓，使牙髓产生慢性炎症改变。当细菌毒力增强或机体抵抗力下降时，也可转化为急性牙髓炎。

（1）临床特点　慢性闭锁性牙髓炎患者常有冷热刺激痛史，这种疼痛常放射到患侧头部、颌面部，去除刺激后疼痛仍持续较长时间。有时出现阵发性钝痛，持续时间较长，但少有自发性剧烈疼痛。炎症常波及整个牙髓组织和根尖周组织，因而患者常有咬合痛和叩痛。

（2）病理变化　镜下可见牙髓血管扩张充血，组织水肿，淋巴细胞、浆细胞、巨噬细胞、中性粒细胞浸润，同时可伴有毛细血管和纤维细胞增生，肉芽组织形成。随病程迁延，可见增生的胶原纤维将炎症区与正常的牙髓组织隔开。若机体抵抗力弱而刺激较强时，可形成脓肿甚至牙髓坏死。牙髓充血，髓角脓肿形成，脓肿周围常有肉芽组织包绕，而其余牙髓组织正常（图10-3）。病程长者，有时可见修复性牙本质形成。

2. 慢性溃疡性牙髓炎　患牙牙髓组织暴露于口腔。通常发生在穿髓孔较大、髓室开放或急性牙髓炎应急处理后未继续进一步治疗的患者。

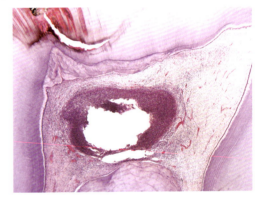

图10-3　慢性闭锁性牙髓炎牙髓脓肿

炎症细胞浸润并形成局限性脓肿，髓室顶完整无牙髓暴露

（1）临床特点　慢性溃疡性牙髓炎的典型临床特征是遇冷热刺激时疼痛，刺激去除后疼痛仍然持续一段时间。食物碎片嵌入龋洞时出现明显疼痛，进食酸甜食物也可引起疼痛。若穿髓孔小或牙髓溃疡面的坏死组织多时，也可出现患牙咬合不适或咬合痛等症状。

（2）病理变化　镜下可见患牙有较大的穿髓孔，穿髓孔表面为炎性渗出物、食物残渣及坏死物质覆盖，其下方为炎性肉芽组织和新生的胶原纤维，深部有活力牙髓组织表现为血管充血扩张，散在淋巴细胞、浆细胞、巨噬细胞等慢性炎症细胞浸润（图10-4）。慢性溃疡性牙髓炎病程缓慢，如果早期得到及时而彻底的治疗，可保存部分活髓。否则，炎症将累及整个牙髓组织，导致牙髓坏死。

3. 慢性增生性牙髓炎　多见于儿童及青少年，常发生在乳磨牙或第一恒磨牙。患牙有较大的穿髓孔，根尖孔粗大，牙髓血运丰富，使炎性牙髓组织增生成息肉状经穿髓孔突出，又称为牙髓息肉。

（1）临床特点　慢性增生性牙髓炎多无明显疼痛症状。增生的牙髓呈暗红色或粉红色，自龋洞突向口腔，牙髓息肉为米粒大小或充满整个龋洞。进食时易出血或有轻微疼痛，对温度的表现为钝痛。由于增生的牙髓组织中神经纤维少，对刺激不敏感，探痛不明显。

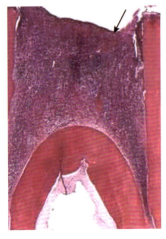

图10-4　慢性溃疡性牙髓炎

箭头所示为髓室顶完全破坏，牙髓外露

（2）病理变化　慢性增生性牙髓炎的主要表现是增生的牙髓组织充填于龋洞中或超出牙面突向口腔。根据慢性增生性牙髓炎构成成分不同，可将其分为溃疡型和上皮型。

1）溃疡型慢性增生性牙髓炎：肉眼观常呈红色或暗红色，探之易出血，镜下可见增生的炎性肉芽组织充填于龋洞中或突出于龋洞外（图10-5），表面为炎性渗出物和坏死组织被覆，深层为新生的毛细血管、成纤维细胞和散在的淋巴细胞、浆细胞、巨噬细胞和中性粒细胞等炎症细胞浸润。病程长者可见较多的成纤维细胞和胶原纤维。

2）上皮型慢性增生性牙髓炎：肉眼观呈粉红色，较坚实，探之不易出血。镜下见息肉由大量成纤维细胞和胶原纤维构成，其中散在淋巴细胞、浆细胞浸润，表面被覆复层扁平上皮（图10-6）。鳞状上皮可能由口腔黏膜上皮脱落细胞种植而来，或由龋洞邻近的牙龈上皮增生而来。

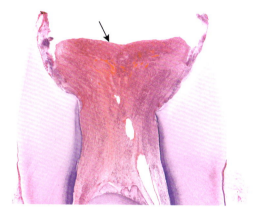

图10-5　溃疡型慢性增生性牙髓炎
箭头所示为炎性肉芽组织

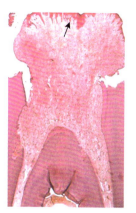

图10-6　上皮型慢性增生性牙髓炎
箭头所示为复层鳞状上皮

链接　特殊的牙髓炎——残髓炎

残髓炎是发生在残留于根管内的牙髓组织的炎症。残髓炎常发生于干髓术后数月甚至数年，其次见于活髓切断术失败的患牙；牙髓塑化治疗时塑化不全或多根牙根管治疗时遗漏根管，均可继发残髓炎。临床表现为放射痛、冷热刺激痛，有时也可发生剧烈的自发性疼痛。因炎症发生在近根尖孔处的牙髓组织，患牙常伴咬合不适或咬合痛。其病理变化常为慢性炎症，即残留牙髓血管扩张充血、组织水肿，淋巴细胞、浆细胞、中性粒细胞等炎症细胞浸润，严重者也可见牙髓脓肿或坏死。

第2节　牙髓变性和坏死

一、牙髓变性

由于受到长期慢性刺激，或因根尖孔缩窄、血供不足，牙髓组织可因代谢障碍而出现不同程度、不同类型的退行性变，称牙髓变性。这种改变是缓慢的渐进过程，一般不引起临床症状。常见的牙髓变性有以下几种。

1. 成牙本质细胞空泡性变　指成牙本质细胞间液体积聚形成水泡。这种情况往往是由于牙髓供血不足、细菌及其毒素刺激、洞形制备的创伤或充填材料的刺激等所引起。镜下观，成牙本质细胞体积变小，细胞间水泡将成牙本质细胞挤压成堆，状似稻草束（图10-7）。严重时，成牙本质细胞数目减少甚至消失，仅留下大小不等的空泡。

2. **牙髓网状萎缩** 多由于牙髓血供不足而出现大小不等的空泡状间隙，其中充满液体。这种情况多见于老年人牙髓。镜下观，牙髓细胞减少，成牙本质细胞、血管和神经消失，牙髓整体呈现纤维网状结构（图10-8）。

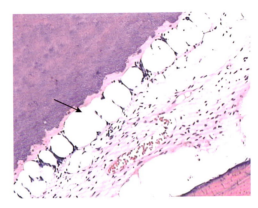
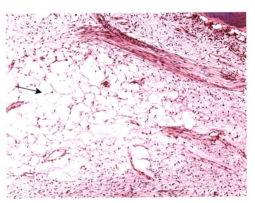

图10-7 成牙本质细胞空泡性变（箭头所示）　　图10-8 牙髓网状萎缩（箭头所示）

3. **牙髓纤维性变** 常因牙髓血供不足导致，多见于老年人牙髓。镜下见牙髓细胞、血管、神经萎缩减少甚至消失，纤维成分增多。粗大的胶原纤维与牙髓长轴平行或呈现均质状红染的玻璃样变性。

4. **牙髓钙化** 是指牙髓组织由于营养不良或组织变性，并在此基础上钙盐沉积所形成的大小不等的钙化团块。牙髓钙化有弥散性钙化和髓石两种形式。牙髓钙化可随年龄增加，部分患者也可以自然产生髓石，可见家族倾向。病理变化有两种类型：①弥散性钙化：钙化团块多散在于根管内。表现为沙粒状的钙盐颗粒，沿根管长轴沉积于纤维性变或玻璃样变性的根髓组织上，少数见于冠髓。小颗粒也可融合而形成较大的团块。②髓石：多见于髓室内。常由于某些刺激致牙髓细胞变性坏死，并成为钙化中心，钙盐层层沉积而成（图10-9），部分髓石还可见不规则的牙本质小管样结构。髓石大小形态及数目不等，可游离于髓室，也可附着在髓室壁，大者可充满整个髓室，有时影响根管治疗。髓石一般无明显临床症状，个别可出现与体位有关的自发痛，疼痛也可沿三叉神经分布区放射。X线检查可见髓室阻射影。

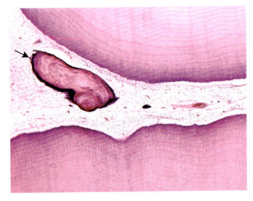

图10-9 髓石（髓室内形成的髓石，箭头所示）

二、牙髓坏死

牙髓坏死多由于炎症的持续发展形成一个不断扩大的液化坏死区，加上引流不畅，牙髓压力增高，最终使整个牙髓坏死，多为未经治疗的牙髓炎的自然结局，也见于牙外伤或医源性损伤等。例如，正畸治疗时施力不当，使根尖血管断裂或栓塞致牙髓血供受阻，可导致牙髓坏死；修复治疗行牙体预备时的手术切割过度产热刺激牙髓；使用某些充填材料如硅酸盐粘固粉、复合树脂等材料的化学刺激等等，均可导致牙髓坏死。老年人牙髓营养不良而出现退行性变，若严重供血不足时，可发展为牙髓坏死，又称为牙髓渐进性坏死。坏死牙髓比健康牙髓更有利于细菌滋生繁殖，即引菌作用。

1. **临床特点** 牙髓坏死一般无自觉症状，常因牙冠变色而就诊。多数有急慢性牙髓炎病史或外伤史。检查时多数患牙可见较深的龋洞，探之无疼痛，牙髓活力测试无反应。牙髓渐进性坏死合并感染时可出现自发痛、阵发痛或放射痛，合并根尖周炎时可出现咀嚼痛和叩痛。

2. 病理变化　炎症所致的牙髓坏死因细菌及中性粒细胞、巨噬细胞释放各种酶溶解牙髓组织而引起牙髓的液化性坏死，坏死牙髓表现为牙髓结构消失，充满了大量的脓液。

缺氧而致的牙髓坏死，由于细胞内酸中毒，导致结构蛋白和酶蛋白变性而表现出凝固性坏死，凝固细胞轮廓基本保持，但核固缩、碎裂、消失，整个牙髓呈现为无结构的红染颗粒。

若牙髓坏死伴有腐败菌感染使牙髓呈现黑绿色外观，称牙髓坏疽。这是因为坏死的牙髓组织被腐败菌分解，产生的硫化氢与血红蛋白中分解出来的铁相结合，形成黑色的硫化铁，使坏死组织呈现黑色。而腐败菌分解蛋白质产生的吲哚类物质散发出恶臭。牙髓坏死如未经及时治疗，病变可向根尖周扩散，导致根尖周炎。

第3节　牙体吸收

牙体吸收有生理性吸收和病理性吸收之分。生理性吸收发生在乳恒牙交替、乳牙脱落时，恒牙萌出所产生的压力使乳牙根吸收。病理性吸收包括牙内吸收和牙外吸收两种。本节主要介绍病理性吸收。

一、牙内吸收

牙内吸收指从髓室内壁开始向牙表面的吸收。

1. 病因　牙内吸收可能是由于某些刺激而致牙髓被炎性肉芽组织取代。成牙本质细胞和前期牙本质破坏，失去屏障功能。炎性肉芽组织内的各类细胞释放前列腺素、白细胞介素等，激活破骨细胞，导致从髓室内壁开始由内向外的吸收过程。如慢性增生性牙髓炎常合并牙内吸收；活髓切断术或盖髓术后及长期处于慢性殆创伤的牙，均可发生牙内吸收。临床行正畸治疗时，正常范围内的矫正也可能发生牙内吸收。此外，原因不明的牙内吸收称特发性吸收。

2. 临床特点　牙内吸收多发生在单个牙，一般无自觉症状，也可有冷热刺激痛。严重牙内吸收者也可表现为自发性、阵发性、放射性痛。若吸收发生在牙冠部，且吸收达表面时，红色肉芽组织可透过薄层牙体组织，使牙冠显示出粉红色斑点。严重的牙内吸收可致患牙穿孔、破损或折断。X线检查可见患牙显示圆形或卵圆形透射区，或髓室边缘不规则增大的透射区。

3. 病理变化　牙髓部分或全部由增生的毛细血管、成纤维细胞和弥漫浸润的中性粒细胞、淋巴细胞、浆细胞和巨噬细胞等构成的肉芽组织取代。成牙本质细胞和前期牙本质消失，髓室面牙本质有不同程度的吸收，呈现不规则凹陷，凹陷内可见胞质红染的多核或单核的破骨细胞（图10-10）。有时可见吸收和修复两种情况同时存在，吸收陷窝部分或全部被修复性牙本质或骨样牙本质所替代，部分患者修复性牙本质或骨样牙本质又可出现再一次吸收。可见牙本质吸收陷窝，内有破骨细胞。牙内吸收须经根管治疗去除牙髓内肉芽组织才能使吸收停止。严重牙内吸收甚至穿通牙本质和牙釉质或穿通牙本质和牙骨质。

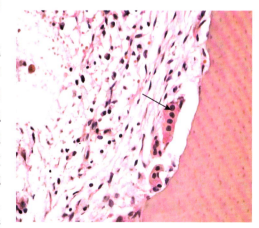

图10-10　牙内吸收（箭头所示为破骨细胞）

二、牙外吸收

牙外吸收是指从牙体表面开始的吸收过程。

1. **病因** 病理性牙外吸收好发于恒牙根部，发病原因甚多，如慢性根尖脓肿、根尖肉芽肿可引起牙根吸收。生长在根尖周附近的肿瘤或囊肿可使根尖受压移位的同时发生吸收。牙周炎有深牙周袋时牙体可产生吸收。完全阻生或埋伏牙有时可压迫邻近牙使其冠部或根部发生吸收。再植牙常因严重牙根吸收而脱落。过大的咬合力和做正畸治疗时超过生理限度的机械力等，均可使牙根产生吸收。此外，正常成年人也有无任何原因的恒牙根吸收，但这种吸收通常是轻微的。

2. **临床特点** 对于牙根外部表面吸收，患者常无自觉症状，主要表现在牙骨质表面有一条浅沟，有时可以扩展至牙本质的最外层，当吸收程度较重时，牙髓会表现出对温度测验敏感。当合并牙髓或牙周感染时，病变可能会出现相应的牙髓炎或牙周炎的临床症状。X线检查有时可见牙根表面的细小不规则影像，而硬骨板和牙周膜正常，偶可见钙化斑点影像。

3. **病理变化** 镜下，被吸收牙牙根表面出现蚕食状小凹陷。若处于吸收活动期，可见凹陷内有破骨细胞。若吸收相对静止，则无破骨细胞。若刺激减弱，或机体抵抗力增强，则吸收陷窝会被新形成的牙骨质修复。

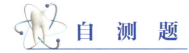 自 测 题

A 型题

1. 关于牙髓充血的病理表现哪项是错误的（　　）
   A. 肉眼见充血的牙髓呈红色
   B. 镜下血管扩张充血，呈树枝状
   C. 扩张血管通透性增加，血浆渗出
   D. 如血流缓慢、血液浓缩也可导致血栓形成
   E. 去除刺激后，充血的牙髓很少能恢复正常

2. 急性化脓性牙髓炎形成脓肿的过程不包括（　　）
   A. 成牙本质细胞变性坏死
   B. 局部微循环障碍，组织缺氧
   C. 血管通透性增加，大量中性粒细胞游出，并向炎症中心趋化
   D. 中性粒细胞受各种损伤因子作用而发生坏死、崩解，释放溶酶体酶，形成局限性小脓肿
   E. 继续发展，中性粒细胞广泛浸润整个牙髓，形成多数小脓肿，最终使整个牙髓组织迅速坏死液化

3. 下列属于急性化脓性牙髓炎病理表现的是（　　）
   A. 大量中性粒细胞浸润
   B. 水肿液集聚于微血管周围和结缔组织间
   C. 血管扩张充血，通透性增加
   D. 成束胶原纤维将炎症区和尚好的牙髓隔开
   E. 增生的炎性肉芽组织

4. 龋损下方牙髓血管充血，血管通透性增加，液体渗出，组织水肿，有纤维蛋白渗出，此时称为（　　）
   A. 急性浆液性牙髓炎　　B. 急性化脓性牙髓炎

C. 慢性闭锁性牙髓炎　　D. 慢性增生性牙髓炎
E. 慢性溃疡性牙髓炎

5. 关于急性牙髓炎的描述，以下哪一项正确（　　）
   A. 可分为闭锁性和溃疡性两类
   B. 有大量淋巴细胞和浆细胞浸润
   C. 如不及时治疗，炎症过程可迅速扩展至全部牙髓
   D. 常伴肉芽组织形成
   E. 可导致牙髓发生营养不良和退行性变

6. 中性粒细胞充满整个髓室时的病变一般为（　　）
   A. 急性化脓性牙髓炎　　B. 急性浆液性牙髓炎
   C. 慢性闭锁性牙髓炎　　D. 慢性溃疡性牙髓炎
   E. 慢性增生性牙髓炎

7. 有淋巴细胞、浆细胞浸润，成束的胶原纤维将炎症区和健康的牙髓隔开的病变见于（　　）
   A. 急性化脓性牙髓炎　　B. 急性浆液性牙髓炎
   C. 慢性闭锁性牙髓炎　　D. 慢性溃疡性牙髓炎
   E. 慢性增生性牙髓炎

8. 慢性牙髓炎的病变特点是（　　）
   A. 血管壁有中性粒细胞游出和纤维蛋白渗出
   B. 炎症细胞释放出大量的化学介质如组胺、白细胞介素
   C. 若得不到及时治疗，炎症迅速向周围扩散
   D. 有大量的淋巴细胞、浆细胞、巨噬细胞浸润
   E. 可分为闭锁性和溃疡性两类

9. 炎性增生的牙髓组织从穿髓孔穿出可见于（　　）
   A. 急性浆液性牙髓炎　　B. 急性化脓性牙髓炎

C. 慢性闭锁性牙髓炎　　D. 慢性增生性牙髓炎

E. 慢性溃疡性牙髓炎

10. 牙髓缓慢充血，髓角有脓肿形成，脓肿周围常有肉芽组织包绕，而其余牙髓组织正常，属于以下哪种牙髓炎（　　）

A. 急性浆液性牙髓炎　　B. 急性化脓性牙髓炎

C. 慢性闭锁性牙髓炎　　D. 慢性增生性牙髓炎

E. 慢性溃疡性牙髓炎

11. 慢性增生性牙髓炎易发生在龋洞内有大穿髓孔的（　　）

A. 乳尖牙　　　　　　　B. 乳切牙

C. 恒尖牙　　　　　　　D. 恒切牙

E. 乳磨牙

12. 关于慢性增生性牙髓炎牙髓息肉的描述，哪项是错误的（　　）

A. 呈红色或粉红色外观

B. 含神经纤维很少，对刺激不敏感

C. 早期多由新生毛细血管、成纤维细胞和散在的炎症细胞构成

D. 溃疡性牙髓息肉肉芽表面血管内皮细胞增生活跃，呈红色或暗红色，探之易出血

E. 上皮性牙髓息肉表面有复层扁平上皮覆盖，粉红色，探之也易出血

（徐广敏）

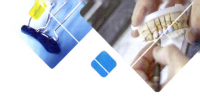

第11章
根尖周炎

根尖周炎是指发生在牙根尖部及其周围组织的炎性疾病。它多为牙髓病的继发病变，特别是牙髓炎未得到治疗或治疗不彻底，感染牙髓的细菌及其代谢产物经根尖孔扩散至根尖周组织，引起急性或慢性炎症反应。根尖周炎往往以牙周膜受累为主，也常波及根尖周围牙槽骨和牙骨质，导致其吸收、破坏。

根尖周炎的病因如下。

1. 细菌感染　是引起根尖周炎的主要致病因素。引起根尖周炎的细菌种类繁多，通常是以厌氧菌为主的混合感染。导致细菌感染根尖周组织的途径：①牙髓炎和牙髓坏死时，细菌及其毒素、脓性渗出物等可经根管通过根尖孔进入根尖周组织，这是最常见的感染途径；②牙周炎时细菌及其毒素可经深牙周袋扩散至根尖周组织；③当根尖周组织有创伤等情况下，细菌偶也可经血液循环进入根尖周组织。

细菌发挥致病作用的机制主要是通过菌体内毒素及其代谢产物，通过产生各种酶类和刺激机体产生细胞因子，尤其是白细胞介素、肿瘤坏死因子、前列腺素等，介导细胞外基质、激活破骨细胞，直接或间接破坏根尖周组织，引起根尖周结缔组织和牙槽骨组织降解、破坏和吸收。

2. 免疫因素　进入根尖周组织的细菌及其代谢产物既可作为感染源造成直接破坏，又可作为抗原物质诱发机体产生免疫反应，间接导致根尖周组织炎症。根尖周炎既是非特异性炎症反应，同时特异性的细胞免疫和体液免疫也参与了疾病的发生发展过程。在根尖周炎组织中浸润的细胞以T淋巴细胞为主，其中辅助性T淋巴细胞通过活化巨噬细胞，促进多种细胞因子分泌，如白细胞介素、前列腺素、血栓素等，导致局部骨吸收、胶原降解，使病变扩大。也有学者在根尖周肉芽肿和囊肿组织中检出以IgG为主的免疫球蛋白，认为体液免疫也促进了根尖周炎的发展。在体液免疫中，抗原抗体复合物在中和细菌及毒素的同时，激活补体，释放一系列致炎因子，使炎症加重。

3. 创伤　急剧的外力作用如跌倒、碰撞、突然咬硬物等，使根尖周组织受到猛烈创伤；根管治疗器械穿出根尖孔，不仅损伤根尖周组织，还有可能将细菌带入根尖周组织。各种因素引起的咬合创伤也可损伤根尖周组织。

4. 化学刺激　导致的根尖周炎多为医源性，常由于根管治疗时所使用的药物过量、刺激性过强或时间过长引起。如亚砷酸用量过多或封药时间过长，或根管内放置酚、醛等腐蚀性药物浸出根尖孔外，尤其多见于年轻恒牙或根尖孔较粗大的患者。某些药物可作为半抗原与牙髓蛋白相结合，增强其抗原性，引起免疫反应。

第1节　急性根尖周炎

急性根尖周炎多由牙髓炎或牙髓坏死直接发展而来，少数由咬合创伤或外伤引起，临床上最常见的是慢性根尖周炎急性发作。当根管内的感染进入根尖周组织时，若病原刺激毒力强，且机体抵抗力较弱时，病变就表现为急性炎症。按炎症的发展过程，急性根尖周炎一般可分为浆液性和化脓性两个阶段。

一、急性浆液性根尖周炎

1. **临床特点** 病变早期由于根尖周牙周膜内炎症渗出物增加，局部压力升高，使患牙稍高出牙槽窝，临床表现为患牙浮出发胀感，咬合时有早接触和不舒适感，可有轻度疼痛，此时咬紧患牙时疼痛可缓解。随着病情继续发展，根尖周局部炎性渗出增加使压力进一步升高，患牙伸长感或浮出感更加明显，出现持续性自发性痛，叩痛明显，咬合时疼痛加剧。疼痛不受温度变化的影响，且能准确定位。

2. **病理变化** 急性浆液性根尖周炎是根尖周炎的初期，主要表现为根尖部牙周膜组织血管扩张充血、血浆渗出、组织水肿，有少量中性粒细胞浸润。急性浆液性根尖周炎的病变过程往往很短，如果细菌毒力强，机体抵抗力弱，局部引流不畅，则很快发展为化脓性炎症；反之，如果细菌毒力弱，机体抵抗力强，炎症渗出得到引流但未彻底治疗，则可转为慢性根尖周炎。

二、急性化脓性根尖周炎

急性化脓性根尖周炎又称急性牙槽脓肿，常由急性浆液性根尖周炎发展而来，也可为慢性根尖周炎急性发作。后者可在X线检查中显示根尖周骨组织被破坏后的透射阴影。

1. **临床特点** 急性化脓性根尖周炎依其脓液集聚不同区域的发展过程，在临床上分别表现为以下3个阶段。

（1）根尖周脓肿 当脓液集聚在根尖周牙周膜中形成根尖周脓肿时，患牙浮出感明显，有自发性、持续性跳痛，咬合或叩击时疼痛加剧。

（2）骨膜下脓肿 当脓液穿破牙槽骨集聚在骨膜下形成骨膜下脓肿时，由于骨膜致密坚韧，张力大，疼痛最剧烈。患牙叩痛明显，牙龈红肿，根尖区肿胀明显，移行沟变平，有明显的压痛，扪诊深部有波动感。此时常伴有全身不适、发热、白细胞增多，引流区域淋巴结肿痛。

（3）黏膜下或皮下脓肿 一旦脓液穿破骨膜达黏膜下形成黏膜下脓肿时，疼痛缓解，但局部肿胀更加明显，根尖区常呈半球形隆起，扪诊时有明显波动感。如脓液不能及时引流，可向周围组织扩散引发广泛的化脓性炎症，面部相应部位出现弥漫性红肿、疼痛及张口受限。黏膜下脓肿破溃排脓后使急性炎症转为慢性，常有瘘管形成，当机体抵抗力下降时又可急性发作。当炎症波及皮下时可引起皮下脓肿，破溃时形成皮瘘。

X线表现：急性根尖周脓肿因病程进展快，尚不足以引起骨质吸收，仅见患牙根尖周间隙增宽，围绕根尖周的硬骨板不如正常清楚。

2. **病理变化** 随着炎症进一步发展，细菌及毒素作用使局部组织坏死，大量中性粒细胞在炎症介质趋化作用下，渗出并游走到病变根尖周牙周膜中。中性粒细胞在吞噬细菌及其产物的同时，崩解释放出蛋白溶解酶，使坏死组织液化，脓肿形成（图11-1）。脓肿中心为崩解液化的坏死组织和脓细胞，周围有中性粒细胞围绕，边缘区可见淋巴细胞、浆细胞、巨噬细胞等浸润。早期脓肿局限于根尖区牙周膜中，炎症继续发展，病变向周围牙槽骨扩散，形成局限性的牙槽突骨髓炎，此时在临床上称急性化脓性根尖周炎，也称急性牙槽脓肿。此时若脓液得不到及时引流，导致其向根尖周围更广泛的区域扩散，并从组织结构较薄弱之处排脓。常见的排脓途径有：①经黏膜下或皮下排脓，此为最常见的排脓途径。脓液穿破唇（颊）侧或舌（腭）侧骨组织首先到达骨膜下，形成骨膜下脓肿。

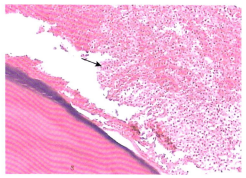

图11-1 急性根尖周炎
箭头所示为根尖部急性化脓性炎症，大量中性粒细胞浸润并伴有组织坏死

然后，脓液穿破骨膜到达黏膜下或皮下，形成黏膜下或皮下脓肿。最后，脓液穿破黏膜或皮肤排脓，形成牙龈或皮肤瘘管，病变逐渐转变为慢性。②经根管自龋洞排脓至口腔。因其对周围组织破坏较小，为最理想的排脓途径。③经牙周膜自龈沟或牙周袋排脓，多见于乳牙及有深牙周袋的牙。④极少数情况下，脓液可穿破上颌窦壁引起化脓性上颌窦炎。

第2节　慢性根尖周炎

慢性根尖周炎是由于根尖周急性炎症未能彻底治愈或根管内的感染或病原刺激物长期作用于根尖周组织形成的慢性炎症反应，常表现为炎性肉芽组织增生和牙槽骨的破坏，一般没有明显的疼痛症状。慢性根尖周炎常见的类型主要有根尖周肉芽肿、慢性根尖周脓肿和根尖周囊肿。本节只介绍前两类，根尖周囊肿在第16章中阐述。

一、根尖周肉芽肿

根尖周肉芽肿是慢性根尖周炎中主要的病变类型。常由于根尖周组织受病原微生物及其代谢产物长期缓慢刺激，导致正常组织结构破坏，逐渐被炎性肉芽组织所取代，极少数也可由急性化脓性根尖周炎转变而来。

1. 临床特点　临床一般无明显自觉症状，部分患者感觉牙齿有轻度伸长，咀嚼乏力或不适，偶有轻微疼痛，患牙多有深龋洞或由于牙髓坏死致牙冠变色和失去光泽。X线检查可见根尖区有边界清楚的圆形透射阴影，直径一般不超过1cm，周围骨质正常或稍致密。

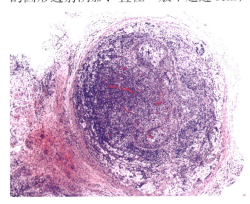

图11-2　根尖周肉芽肿（肉芽组织团块形成）

2. 病理变化　肉眼观可见患牙根尖部附有一团软组织，表现光滑有被膜，并与牙周膜相连，故而可随患牙一同拔出。镜下可见根尖区有增生的肉芽组织团块（图11-2），其主要成分有新生的毛细血管、成纤维细胞，及各种炎症细胞如中性粒细胞、淋巴细胞、浆细胞和巨噬细胞等散在浸润。炎性肉芽组织外周常有纤维组织包绕，以限制炎症向周围扩展。肉芽组织中还可见吞噬脂质的泡沫细胞呈灶性分布（图11-3），胆固醇晶体（图11-4）在制片过程中溶解后遗留针状裂隙，裂隙周围可见多核巨细胞反应。根尖区牙骨质和牙槽骨可发生吸收。

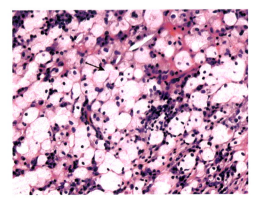

图11-3　根尖周肉芽肿（箭头示大量泡沫细胞）

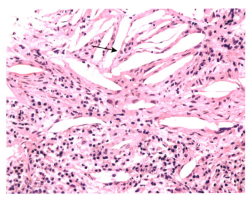

图11-4　根尖周肉芽肿（箭头示裂隙状胆固醇晶体）

根尖周肉芽肿内常可见增生的上皮团或上皮条索相互交织呈网状。这些上皮可能来源于：①牙周上皮剩余；②经瘘道口长入的口腔上皮；③牙周袋袋壁上皮；④呼吸道上皮，见于病变与上颌窦相通的患者。

3. 预后 根尖周肉芽肿病变可保持相对稳定状态，维持较长时间，但常随机体抵抗力、病原刺激强度的变化而改变（图11-5）。

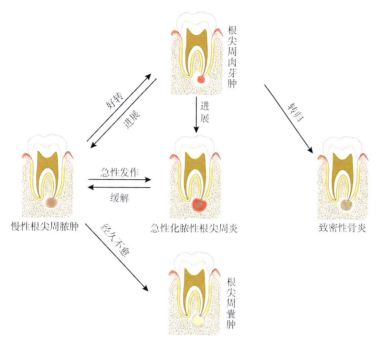

图11-5 根尖周脓肿的转归

（1）迁延不愈病变保持相对稳定状态 当身体抵抗力较强而病原刺激较弱时，肉芽组织内纤维成分增多，牙槽骨和根尖周牙骨质吸收暂停，或有修复性新骨和新牙骨质形成，使病变缩小；相反，当机体抵抗力下降而病原刺激增强时，则炎症加重，炎症细胞浸润增多，牙骨质及牙槽骨吸收活跃，病变范围增大。

（2）脓肿形成 根尖周肉芽肿体积增大时，其中心可因缺血而发生液化坏死，形成脓肿。当机体抵抗力下降而病原刺激增强时，则发展为急性化脓性根尖周炎，出现急性根尖周炎的症状；脓液自行穿破骨壁，并在相应根尖区牙龈上形成瘘管，引流后也可转为慢性根尖周脓肿。因此，临床上常有反复疼痛、肿胀的病史。

（3）囊肿形成 根尖周肉芽肿内上皮的炎性增生可通过以下方式转变为根尖周囊肿：①肉芽肿内增生的上皮团中央部分因营养障碍而发生变性、坏死、液化，渗透压增高，吸引周围组织液而发展为囊肿；②增生上皮包裹的炎性肉芽组织发生退变、坏死后形成囊肿；③增生的上皮被覆脓腔，待炎症缓解后转变成囊肿。由于囊腔内小分子物质使腔内渗透压增高，随着外周的组织液不断渗入囊腔，从而使囊肿不断增大。

（4）致密性骨炎形成 部分年轻患者在抵抗力强、感染轻微的情况下，炎症缓解，根尖周肉芽肿可呈现修复性反应。吸收的牙槽骨重新沉积，骨小梁增生变密，骨密度增大，骨髓腔缩小，髓腔中纤维组织增生。同时，吸收破坏的根尖牙骨质也出现增生修复，甚至过度沉积而增厚。X线检查可见根尖周局灶性阻射影，与周围正常骨分界不清，此称为致密性骨炎。

二、慢性根尖周脓肿

慢性根尖周脓肿又称慢性牙槽脓肿，常由于急性化脓性根尖周炎经应急处理或自行穿破引流后，未彻底治疗迁延转变而成。也可由根尖周肉芽肿发展而来。

1. 临床特点　患者多无明显自觉症状，部分患者有咀嚼不适或咀嚼痛。患牙多有龋坏并有牙髓炎病史。有瘘管形成者可见患牙相对应的皮肤或龈黏膜上有红色肉芽状外观的瘘管口，时有脓液排出。在机体抵抗力降低或瘘管口被阻塞时，可转变为急性脓肿。X线检查示根尖周呈现边界模糊不清的不规则透射区，其周围骨质较疏松而呈云雾状。

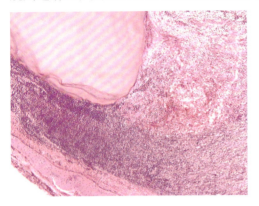

图11-6　根尖周脓肿
可见中性粒细胞浸润、组织坏死

2. 病理变化　肉眼观见拔下的患牙根尖区有污秽的脓性分泌物黏附，根尖粗糙不平。镜下可见根尖区牙周膜内脓肿形成，脓肿中央为脓细胞和坏死液化的组织，周围为炎性肉芽组织，其中散在炎症细胞浸润，并可见新生毛细血管（图11-6）。肉芽组织外周由纤维结缔组织包绕。根尖部牙槽骨和牙骨质呈现不同程度的吸收破坏。

当慢性根尖周脓肿的脓液穿破黏膜或皮肤时，可形成龈瘘或皮瘘。瘘管壁内衬复层扁平上皮，这些上皮可来自牙周膜中的牙周上皮剩余，也可由口腔黏膜上皮或皮肤上皮经瘘管口长入。

从龋病到根尖周炎可以是个连续发展的过程。机体抵抗力的强弱、细菌数量的多少及毒力大小、局部组织状况等则可影响牙髓病与根尖周病各种病变类型之间的相互转变。在急性炎症阶段，若治疗及时得当，机体抵抗力较强，则急性过程可以转变为慢性过程或痊愈；慢性炎症在全身健康状况较差、机体抵抗力降低时也可急性发作。根尖周病在机体抵抗力弱时还可发展为颌骨骨髓炎或颌间间隙感染。

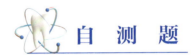

自 测 题

A 型题

1. 关于急性根尖周炎病理改变过程哪项是错误的（　　　）
   A. 根尖周牙周膜血管扩张充血，浆液渗出，组织水肿
   B. 大量中性粒细胞游出，局部组织坏死
   C. 中性粒细胞释放各种酶将坏死组织液化，形成脓肿
   D. 炎症向邻近骨髓腔扩展，产生局限性的骨膜下脓肿
   E. 聚集在根尖周的脓液若不及时引流，则常沿阻力小的部位排出

2. 根尖周脓肿最常见的排脓途径是（　　　）
   A. 经黏膜下或皮下　　　　B. 经根管
   C. 经牙周袋　　　　　　　D. 穿破上颌窦壁
   E. 自龋洞排脓

3. 根尖周脓肿最多见的排脓途径是（　　　）
   A. 唇颊侧牙龈　　　　　　B. 上颌窦
   C. 牙周袋　　　　　　　　D. 腭侧牙龈
   E. 龋洞

4. 关于根尖周炎的特点，哪项是正确的（　　　）
   A. 根尖周有丰富的血管网和侧支循环，炎症时易于清除炎性产物
   B. 根尖周没有牙本质包绕，所以急性炎症时疼痛不明显
   C. 牙周膜内有本体感受神经末梢，但由于受炎症的影响不易定位患牙
   D. 根尖周组织的淋巴循环比较单一，炎症时可引起固定的淋巴结肿大
   E. B+D

5. 根尖周肉芽肿内的上皮成分绝大多数来自（　　　）
   A. 口腔上皮　　　　　　　B. 缩余釉上皮
   C. 牙周上皮剩余　　　　　D. 牙板上皮
   E. 异位的腺上皮

6. 关于根尖周肉芽肿的发展变化，哪项是错误的（　　　）
   A. 机体抵抗力增强而病原刺激较弱时，肉芽组织纤维增加，牙槽骨既有吸收又有修复

B. 根尖周肉芽肿可急性发作，中心发生液化坏死，形成急性牙槽脓肿

C. 上皮性根尖周肉芽肿可转化为根尖周囊肿

D. 部分年轻患者，抵抗力强，在轻微低毒刺激下，吸收的牙槽骨可重新沉积，骨小梁增粗，出现致密性骨炎

E. 根尖周囊肿在一定的情况下可转为根尖周肉芽肿

7. 患者，男，45岁，自述后牙咬合无力，偶有疼痛。X线检查示左下颌第二磨牙根尖有边界清楚的透射区。镜下可见边界清楚的炎性团块，内有新生的毛细血管、成纤维细胞及各种炎症细胞。这是（　　　）

A. 慢性根尖周囊肿　　　　B. 慢性根尖周脓肿
C. 慢性根尖周肉芽肿　　　D. 慢性牙髓炎
E. 以上都不是

8. 患牙严重龋坏，拔除后见根尖区附着一团组织。镜下以淋巴细胞、浆细胞和巨噬细胞浸润，血管内皮细胞和成纤维细胞增生为特征，并见不规则上皮增殖岛和泡沫细胞。其病理诊断应为（　　　）

A. 急性根尖周炎　　　　B. 根尖周囊肿
C. 牙槽脓肿　　　　　　D. 根尖周肉芽肿
E. 慢性根尖周脓肿

（徐广敏）

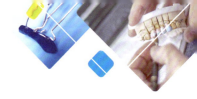

第12章
牙周组织病

牙周组织病是发生在牙支持组织（即牙龈、牙周膜、牙槽骨和牙骨质）的一类疾病，简称为牙周病。广义的牙周病主要包括牙龈病和牙周炎，以及发生在牙周组织的其他病理变化，如牙周变性、创伤和萎缩等。而狭义的牙周病特指由牙菌斑微生物引起的牙周组织的炎症性、破坏性疾病，即临床上所说的牙周炎，牙周炎的病变从牙龈波及牙周组织深部的牙周膜、牙骨质及牙槽骨，可导致牙齿松动、移位甚至脱落。牙龈病是指局限在牙龈组织的一组疾病，不侵犯深部牙周组织，以龈炎最多见，还可有牙龈增生、溃疡、坏死等病变。龈炎和牙周炎是人类口腔常见病、多发病，属于口腔两大主要固有疾病（牙周病与龋病）之一，WHO将牙周健康作为衡量人类健康的重要组成部分，本章将重点阐述牙龈病、牙周炎，以及简要概述发生在牙周组织的其他病理改变。

第1节 牙 龈 病

牙龈病包括牙菌斑性牙龈病和非牙菌斑性牙龈病两大类，其中最常见的为慢性龈炎，是由口腔中牙菌斑诱发的牙龈组织慢性非特异性炎症。

一、牙菌斑性牙龈病

1. 慢性龈炎　主要局限于牙龈组织的边缘部位，又称为边缘性龈炎。如炎症病变主要局限于龈乳头时，则称为龈乳头炎。

慢性龈炎可以长期单独存在，也有可能其中一部分进一步发展成为牙周炎，但龈炎和牙周炎两者并不一定存在因果关系。单纯性龈炎和即将发展为牙周炎的龈炎无论从临床表现、X线表现还是组织病理方面都很难区分。

（1）病因　主要为牙菌斑细菌及其毒性产物引发的牙龈组织的慢性非特异性炎症。此外口腔不洁导致的软垢、牙石、食物嵌塞及不良修复体等均可促进或加重炎症的发生、发展。

（2）临床特点　患者多存在口腔卫生状况不良，可分为两型。①炎症水肿型：主要表现为龈缘红肿、光亮、松软、易出血，尤其是受到机械刺激，如刷牙或咬硬物时常引起出血；②纤维增生型：又称为增生性龈炎，表现为龈缘呈炎症性增生，肿胀较明显，质坚实，病程较长。慢性龈炎无深部牙周组织破坏。

（3）病理变化　病变仅限于龈沟壁处的牙龈组织，无深部牙周膜和牙槽骨的明显变化。龈沟上皮下结缔组织中可见中性粒细胞和大量T淋巴细胞浸润，炎症细胞浸润区胶原纤维大多变性破坏甚至丧失（图12-1）。有时龈沟上皮可出现糜烂、溃疡，部分上皮增生呈条索状或网眼状。根据慢性龈炎的病理变化可分为两种类型。

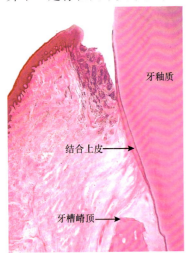

图 12-1　慢性龈炎
炎症浸润范围局限于龈沟处，牙周膜及牙槽骨尚未被侵及

牙釉质

结合上皮

牙槽嵴顶

1）炎症水肿型：纤维结缔组织明显水肿，毛细血管增生、扩张、充血，大量淋巴细胞、中性粒细胞浸润，还可见少量浆细胞。

2）纤维增生型：纤维结缔组织增生形成粗大的胶原纤维束，可伴有淋巴细胞及浆细胞浸润。炎症成分较少，毛细血管增生不明显。

2. 牙龈增生 为一组由多种原因引起的以牙龈纤维结缔组织增生为主的疾病，亦称增生性龈炎。

（1）病因 主要由局部牙菌斑感染和全身性因素（如内分泌因素、药物性因素等）引起，表现为牙龈的炎症性增生。青春期龈炎、妊娠期龈炎与内分泌因素有关，又称激素性龈炎；长期服用抗癫痫药如苯妥英钠或某些免疫抑制剂等引起的药物性龈炎；蛋白质、叶酸、维生素C及微量元素锌等缺乏及某些血液病等，也可引起牙龈增生。

（2）临床特点 牙龈增生时，牙龈体积增大可覆盖部分牙冠，形成龈袋（又称假性牙周袋）。与内分泌相关的牙龈增生，多与青春期、女性妊娠或经期等密切相关，一旦青春期过后、妊娠终止或月经结束，病变可逐渐恢复。苯妥英钠等药物性牙龈增生多发生在前牙唇侧，龈乳头肿大，牙龈表面可呈颗粒结节样改变，停药后亦可逆转。维生素C缺乏引起的牙龈增生，牙龈呈紫红色肿胀，质地柔软易出血。

（3）病理变化 牙龈增生时主要病理变化为纤维结缔组织增生，粗大的胶原纤维束形成瘢痕样结构（图12-2）；而内分泌障碍及维生素C缺乏引起的牙龈增生，则以胶原纤维水肿、变性，毛细血管增生、扩张、充血等为主要表现。炎症常同时出现慢性龈炎的一系列病理变化。

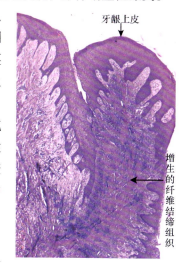

牙龈上皮

增生的纤维结缔组织

图12-2 牙龈增生
牙龈上皮呈乳头状增生，上皮下纤维结缔组织增生伴大量炎症细胞浸润

二、非牙菌斑性牙龈病

1. 急性坏死性溃疡性龈炎 现称为坏死性龈炎，属于坏死性牙周病，也称为急性坏死性龈炎、奋森龈炎、梭螺菌龈炎，由于曾在第一次世界大战前线战壕的恶劣环境下发病流行，故又名战壕口炎。现在并不常见。

（1）病因 主要病原菌为梭形杆菌与奋森螺旋体，它们广泛存在于龈沟或牙周袋深部，属于厌氧菌，一般不致病。但当机体抵抗力低下，如严重的传染病后或营养不良而极度虚弱时，加上口腔不洁等局部因素，细菌大量生长繁殖，毒性增强，从而引发疾病。

（2）临床特点 本病多发生于机体抵抗力低下且口腔卫生不洁的儿童和年轻人，常突然发病，有严重的腐败性口臭，患部易出血。典型临床特征为龈缘及龈乳头坏死，坏死的牙龈组织脱落，形成边缘呈虫食状的牙龈缺损，表面覆盖有灰白色假膜。病变局部有灼痛及木胀感，可伴有发热、下颌下淋巴结肿大等体征。严重时发展成走马疳，溃疡累及唇、颊黏膜，甚至导致严重的面颊部缺损，又称坏疽性口炎，是本病的重症型，病死率较高。

（3）病理变化 本病为非特异性炎症病变，龈缘及龈乳头上皮和固有层组织坏死，表面有纤维素性渗出物及坏死组织形成的假膜。纤维结缔组织水肿，血管扩张、充血，并有大量中性粒细胞浸润。病变的最表层为细菌和螺旋体。龈沟液涂片可见大量梭形杆菌及奋森螺旋体等微生物（图12-3）。

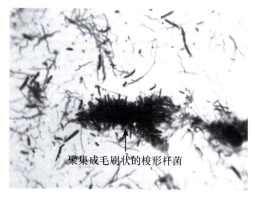

聚集成毛刷状的梭形杆菌

图12-3 坏死性龈炎龈沟液细菌涂片
龈沟液中可见大量奋森螺旋体及梭形杆菌聚集成毛刷状

2. 剥脱性龈炎　是局限于牙龈的发红及脱屑样病变。它是多种疾病在牙龈的表征，如类天疱疮、扁平苔藓、天疱疮、红斑狼疮或其他大疱性疾病，而并非一种独立性疾病。单纯的或特发性剥脱性龈炎甚为少见。

（1）临床特点　本病女性多见，特别是绝经期女性，男性发病较少见。主要表现为牙龈鲜红、光亮及上皮表层剥脱而呈表面粗糙状。有的上皮剥离后未脱落形成灰白色假膜。创面对各种刺激极为敏感，患者自觉烧灼感等不适，脱皮面积较大时，可出现剧烈疼痛。该病损一般病程较长，可自行缓解，也可慢性迁延、反复发作。

（2）病理变化　剥脱性龈炎镜下可分为疱型和苔藓型。疱型表现为上皮与结缔组织间形成基底下疱，结缔组织内有大量炎症细胞浸润，病变同良性黏膜类天疱疮；有时上皮中上皮内疱形成，病变同天疱疮。苔藓型表现为上皮萎缩、棘层变薄，基底细胞水肿、液化，常可见胶样小体。固有层有密集的淋巴细胞浸润，病变多与类天疱疮样扁平苔藓或萎缩型扁平苔藓类似。

第2节　牙　周　炎

牙周炎为发生在牙周组织上的感染性疾病，也就是狭义的牙周病，其发生、发展过程是细菌微生物与宿主之间相互作用的结果。病变常从牙龈的龈沟处开始，逐渐向深部发展、破坏牙周膜、牙骨质及牙槽骨，从而导致牙齿松动、脱落，丧失咀嚼功能。牙周炎是引起成人牙齿脱落的最主要疾病。目前，世界卫生组织已将牙周健康列为人类保健水平的一项重要指标。牙周炎是由牙菌斑微生物引起的牙周组织炎症性、破坏性疾病。

一、病因及发病机制

牙周炎是一种多因素参与的复杂疾病，牙菌斑常常作为始动因子诱发初期炎症，宿主易感性对牙周炎的发生、发展及其严重程度起到决定性作用，决定了牙周炎的发展和结局。

1. 牙菌斑　是牙周炎发病的始动因素。牙菌斑是口腔细菌黏聚在口腔软、硬组织上或其他修复体表面，且不能用水冲去或含漱掉的菌团。由于该菌团中细菌种类繁多且生态系统复杂多样，又叫牙菌斑生物膜。牙菌斑中的细菌及其毒性产物可直接侵入并破坏牙周组织，还可通过宿主的防御系统引发免疫反应，间接损害牙周组织，并抑制宿主的防御系统。与牙周炎关系最密切的致病菌为牙龈卟啉单胞菌、伴放线聚集杆菌（又称伴放线放线杆菌），此外又发现了新的可疑致病菌，如福赛坦氏菌、嗜麦芽糖密螺旋体、中间密螺旋体等。其中，福赛坦氏菌、牙龈卟啉单胞菌、伴放线聚集杆菌是大多数牙周炎的首要致病菌。然而各型牙周炎致病菌并不一致，往往不是由单一细菌引起的，有的可能是多种细菌微生物联合作用的结果。

🔗 **链接**　牙菌斑的致病性

　　牙菌斑的致病性主要有以下几点：①细胞膜成分：在细菌的菌膜上含有脂多糖，其是一种细菌内毒素，其主要作用是破坏细胞成分，还可激活破骨细胞，抑制成纤维细胞的生长繁殖，促进吞噬细胞释放溶酶体酶从而破坏组织，加重炎症反应。现已将脂多糖作为检测牙周炎病损中细菌作用的一项重要标志。②细菌酶：牙菌斑细菌可产生胶原酶、蛋白酶、透明质酸酶、硫酸软骨素酶等多种毒性很强的酶，可破坏上皮细胞间质，为细菌微生物及毒性产物的入侵开辟通道，还能降解破坏牙周组织，促进牙槽骨的吸收和牙周袋的加深。③代谢产物：细菌代谢过程中产生的氨、硫化氢、有机酸、吲哚、毒性胺等产物，对牙周组织具有细胞毒作用，可导致组织损伤。④细胞因子：细菌的抗原成分活化宿主免疫细胞，产生并释放多种细胞因子，引起牙周组织局部的免疫炎症反应。

2. 局部促进因素 牙菌斑细菌的致病作用受许多局部促进因素的影响，如软垢、牙石等有利于牙菌斑的形成或损伤牙周组织，使之易受细菌感染，还可促进原有牙周病变的发展。软垢主要由细菌、真菌、白细胞及脱落的口腔上皮以及黏液、食物残渣等组成，其中的细菌及其产物可引起龈炎、牙周炎。牙石是沉积在牙面或龈沟内矿化的牙菌斑及软垢，其致病作用与它吸附大量的细菌及毒素，对牙龈造成机械性刺激和损伤有关。其他局部促进因素还有错𬌗畸形、创伤性咬合、食物嵌塞、不良修复体、张口呼吸等。

3. 全身易感因素 宿主的易感性是牙周炎发生、发展和加重的决定性因素。宿主的遗传因素可增加牙周炎的易感性，如侵袭性牙周炎多与遗传因素有关，呈一定的家族聚集倾向。糖尿病、骨质疏松症、艾滋病等全身性疾病对牙周炎具有促进作用，糖尿病的控制情况与牙周炎的严重程度呈正相关，目前已公认糖尿病是牙周炎的危险因素之一。此外，内分泌紊乱、营养不良、过度劳累及精神压力等因素也可促进牙周炎的发展。吸烟可增加牙周附着丧失并加重牙槽骨的吸收和破坏，吸烟者牙周炎患病率明显增高，它是牙周炎发展和加重的另一高危因素。

二、临床特点及发展过程

（一）临床特点

牙周炎多发于成年人，儿童和青少年较为少见。其主要临床特征为牙周附着丧失。初期牙周炎的症状一般不明显，随着病情的进展可逐渐出现咀嚼无力、牙龈出血、牙周袋溢脓、口臭，牙齿松动、伸长、倾斜及移位等，严重时牙齿自行脱落。

X线表现为牙槽嵴顶被破坏，牙槽骨骨硬板有不同程度的吸收，牙周间隙增宽。严重时牙槽嵴部分或全部吸收、破坏、消失。

（二）发展过程

牙周炎的发展是一个连续的过程，可人为地按其组织学表现分为4期，即始发期、早期病变期、病损确立期及进展期，各时期既相互联系过渡，又各自相对独立。

1. 始发期 龈沟上皮及结合上皮周围出现短暂的急性渗出性炎症。毛细血管扩张充血，通透性增加。上皮及上皮下结缔组织内有大量中性粒细胞及少量淋巴细胞、巨噬细胞浸润。此期龈沟液渗出增多，一般持续2～4天。

2. 早期病变期 结合上皮下结缔组织中除了中性粒细胞增多外，开始出现大量T淋巴细胞和少量浆细胞、巨噬细胞的浸润，胶原纤维变性、破坏，结合上皮开始增殖，龈沟液渗出继续增多。此期出现典型急性龈炎的临床表现，可持续3周或更长时间。

3. 病损确立期 此期龈沟上皮及结合上皮下结缔组织中除了较多的中性粒细胞和T淋巴细胞浸润外，B淋巴细胞不断增加，并可见大量浆细胞，龈沟液内出现免疫球蛋白和补体等。结合上皮继续向根方增殖，形成浅牙周袋。这个阶段以慢性龈炎为主要表现，且病损大多处于静止态，炎症仅限于牙周软组织，牙槽骨尚无明显吸收破坏。此期是宿主免疫应答反应的综合活动期，也是治疗的关键时期，若治疗及时且宿主防御功能强，炎症可被控制或逆转；否则可持续进展至不可逆的阶段，即进展期。

4. 进展期 结合上皮向根方进一步增殖延伸，上皮附着与根面剥离，形成深牙周袋，牙周袋内炎

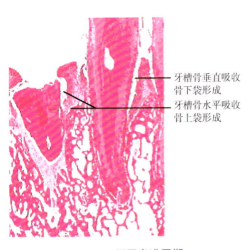

图 12-4　牙周炎进展期

性渗出物、抗体和补体增多。结缔组织基质及胶原广泛变性、溶解，大部分丧失。破骨细胞活跃，牙槽骨吸收明显，炎症向深部牙周组织浸润扩展。临床上出现牙周溢脓、牙齿松动等典型表现。此期若不能控制使其破坏，最终牙齿松动、脱落（图12-4）。

三、牙周炎的病理变化

牙周炎的病理变化是一个受牙菌斑微生物和宿主免疫炎症反应等多因素影响的动态演变过程。根据病变特点不同可分为活动期（进展期）牙周炎的病理变化和静止期（修复期）牙周炎的病理变化两种类型。活动期炎症重，组织明显破坏，静止期炎症轻，组织进行修复。

1. 活动期牙周炎的病理变化

（1）结合上皮向根方增殖并与根面剥离，形成深牙周袋，其周围有密集的炎症细胞浸润。

（2）沟内上皮糜烂或溃疡，部分上皮向结缔组织内增生呈条索状或网眼状，伴大量炎症细胞浸润。可见部分炎症细胞及渗出物移至牙周袋内。

（3）沟内上皮和结合上皮下结缔组织中胶原纤维变性、水肿、丧失，大部分被炎症细胞取代。

（4）牙周袋内有大量炎性渗出物及免疫球蛋白、补体成分等。

（5）深牙周袋导致根面牙骨质暴露，可见牙石与牙骨质牢固地附着。

（6）牙面可见不同程度的牙菌斑、软垢及牙石堆积（图12-5至图12-7）。

（7）牙槽骨可见骨吸收陷窝及活跃的破骨细胞，引起牙槽嵴顶及固有牙槽骨的吸收、破坏。

（8）牙周膜的基质与胶原变性、降解，牙槽骨吸收、破坏，牙周间隙增宽。

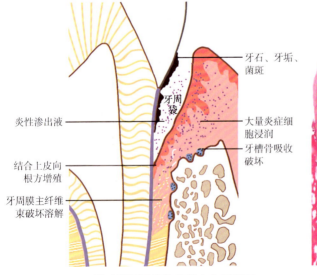

图 12-5　活动期牙周炎的病理变化示意图

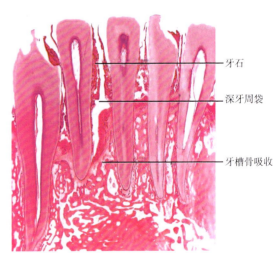

图 12-6　活动期牙周炎组织切片
牙面有大量牙石附着，深牙周袋形成，牙槽骨吸收明显

2. 静止期牙周炎的病理变化

（1）沟内上皮及结合上皮周围炎症明显减轻，可见大量新生的纤维结缔组织，或粗大的胶原纤维束增生，其间有新生的毛细血管和少量慢性炎症细胞浸润。

（2）牙槽骨吸收呈静止状态，一般看不到破骨细胞。原有吸收陷窝内或牙槽嵴吸收部位均可见类骨质或新骨形成（图12-8）。

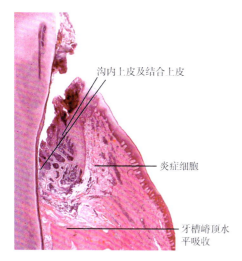

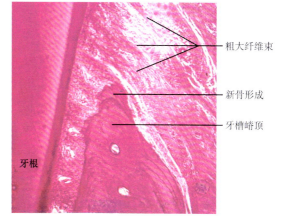

图12-7 牙周袋下方牙槽嵴顶水平吸收

图12-8 静止期牙周炎的病理变化

（3）牙根面被吸收的牙骨质也出现新生现象，可见类骨质和新的牙骨质形成。增生的粗大胶原纤维束附着在根面的牙骨质上。

（4）牙周袋的类型 临床病理上将牙周袋分为3种类型。

1）龈袋：又称假性牙周袋，牙槽骨尚无明显吸收，牙槽骨的高度并未丧失，仅仅是牙龈组织增生、肿胀、体积增大，导致龈缘覆盖牙冠而形成。

2）骨上袋：由于牙槽嵴呈水平吸收，其高度明显降低，牙周袋底在牙槽嵴顶的上方，导致骨上袋形成。

3）骨内袋：牙槽骨发生垂直吸收，牙周袋底在牙槽嵴顶的下方，位于牙根面与牙槽骨之间称为骨内袋，亦称骨下袋（图12-9）。

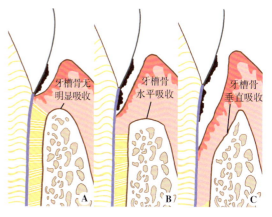

图12-9 牙周袋的类型
A. 龈袋；B. 骨上袋；C. 骨内袋

第3节 发生在牙周组织的其他病理改变

牙周组织病除了常见的牙龈病和牙周炎以外，还包括发生在牙周组织的变性、创伤和萎缩等其他病理改变。

一、牙周变性

牙周变性是指牙周组织的非炎症性、营养不良性、退行性变化，旧称牙周症。

牙周变性包括水样变性、黏液变性和玻璃样变性等，这些病变往往是全身系统性病变的一部分，并不是一种独立的疾病。牙周变性若合并局部牙菌斑感染，临床上除了症状与一般牙周炎相似外，常伴有全身疾病，并可促进和加重牙周炎的发展。

牙周变性的病理变化包括牙周膜主纤维束消失并发生水样变性、玻璃样变性，病理性钙化或局灶坏死等；牙周膜血管可发生增生、扩张，管壁增厚，管腔狭窄甚至闭塞等变化；牙骨质形成障碍可发生颗粒样钙化等病理性沉积；牙槽骨与颌骨形成障碍，发生广泛性骨吸收、骨的沉积线紊乱等病理性成骨（图12-10）。

二、牙 周 创 伤

牙周创伤是由咬合创伤、外科创伤、牙髓治疗创伤等引起的牙周组织发生的创伤性病理改变。其中咬合创伤是一种致伤性咬合关系导致的牙周组织发生病理性损伤，这种咬合关系称为创伤性咬合，如深覆𬌗、牙列紊乱、充填物过高、不良修复体等。

牙周创伤的病理变化为受压侧的牙周膜可见出血、变性、坏死及钙化，牙槽骨的骨硬板消失，骨小梁随受力方向而改建，牙根面亦可见吸收，牙周间隙先变窄，之后由于牙槽骨吸收而增宽。张力侧牙周膜纤维增生变粗，牙周间隙增宽，主纤维附着处的牙槽骨和牙骨质出现新生现象，可见受牵引的骨硬板成层增生（图12-11）。在组织学上一般侧方压力比垂直压力对牙周组织的损伤更严重。

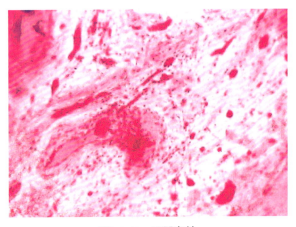

图12-10　牙周变性
牙周膜主纤维束消失，组织水肿疏松

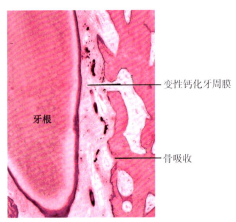

变性钙化牙周膜

牙根

骨吸收

图12-11　牙周创伤
受压侧牙槽骨吸收，牙周膜出血、变性及钙化

三、牙 周 萎 缩

牙龈和牙槽骨退缩，牙周组织体积缩小称牙周萎缩。一般先有牙槽骨退缩，后发生牙龈退缩。在临床上牙周萎缩主要是指牙龈退缩，其中最常见的是炎症消退后的组织萎缩。

除此之外增龄引起的牙周萎缩称为老年性萎缩，牙龈退缩致使牙颈部暴露，常发生牙颈部过敏或根面龋；发生于年轻人且病因不明的牙周萎缩称为早老性萎缩，可能因某些内分泌功能紊乱，影响了牙周组织的修复再生功能；局部因素如食物嵌塞、牙石较多、不良修复体及刷牙方法不当等也可引起局限性牙周萎缩。

牙周萎缩的病理变化并不明显，主要表现为牙周体积缩小，上皮各层次及结缔组织成分减少，上皮变薄可见毛细血管扩张，牙周膜变窄，主纤维束变细，骨小梁变细且排列稀疏。

自 测 题

A 型题

1. 纤维增生型慢性龈炎的病理变化不包括（　　）

    A. 上皮下纤维结缔组织增生成束

    B. 束间可见淋巴细胞和浆细胞浸润

    C. 炎症成分比炎症水肿型少

    D. 毛细血管增生不明显

    E. 牙龈的纤维结缔组织水肿明显

2. 慢性龈炎的病理变化主要有（　　）

    A. 牙龈上皮出血

    B. 牙龈上皮增生

    C. 牙龈上皮脓肿

    D. 龈沟壁处有炎症细胞浸润

    E. 龈沟上皮向根方增殖

3. 关于慢性龈炎和牙龈增生，以下哪项是错误的（　　）

    A. 慢性龈炎可长期单独存在而不发展为牙周炎

    B. 慢性龈炎病变仅限于牙龈组织

    C. 慢性龈炎病变区浸润的淋巴细胞以B淋巴细胞为主

    D. 激素性龈炎多见于年轻女性

    E. 长期服用苯妥英钠可引起牙龈增生

4. 关于牙周炎，以下哪项是错误的（　　）

    A. 是由牙菌斑微生物引起的牙周组织炎症性破坏性疾病

    B. 处于病损确立期的牙周炎不可发生逆转

    C. 早期病变期内胶原出现变性破坏

    D. 始发期为急性渗出性炎症

    E. 进展期为持续性炎性破坏过程

5. 在下列牙周炎各期中开始出现大量T淋巴细胞浸润的是（　　）

    A. 始发期　　　　　　 B. 早期病变期

    C. 病损确立期　　　　 D. 进展期

    E. 活动期

6. 在牙周炎始发期，上皮下结缔组织内的炎症细胞主要为（　　）

    A. T淋巴细胞　　　　　B. B淋巴细胞

    C. 巨噬细胞　　　　　 D. 中性粒细胞

    E. 浆细胞

7. 袋底位于牙槽嵴顶下方，牙槽骨为袋外壁，与牙槽骨垂直吸收有关者为（　　）

    A. 龈沟　　　　　　　 B. 骨上袋

    C. 骨内袋　　　　　　 D. 龈袋

    E. 假性牙周袋

8. 下列哪项不是活动期牙周炎的病理变化（　　）

    A. 牙周袋内有大量炎性渗出物

    B. 牙槽骨出现活跃破骨细胞

    C. 沟内上皮出现糜烂或溃疡

    D. 结合上皮向根方增殖

    E. 牙周间隙变窄

9. 关于静止期牙周炎的病理变化，以下哪项是错误的（　　）

    A. 根面被吸收的牙骨质可见新生现象

    B. 牙槽骨内常可见成骨细胞和破骨细胞

    C. 结合上皮周围炎症明显减轻

    D. 牙槽骨吸收处于静止状态

    E. 牙周袋与牙槽骨间有大量新生的纤维结缔组织

10. 假性牙周袋是指（　　）

    A. 牙周袋邻近牙龈的部分

    B. 龈沟

    C. 龈袋

    D. 由牙槽嵴水平吸收在牙龈和牙冠之间形成的沟袋

    E. 早期骨内袋

B 型题

（11～13题共用备选答案）

    A. 炎症水肿型慢性龈炎

    B. 牙龈增生

    C. 急性坏死性溃疡性龈炎

    D. 纤维增生型慢性龈炎

    E. 苔藓型剥脱性龈炎

11. 为非特异性炎症反应，病变表面有纤维素性渗出及组织变性坏死形成的假膜，结缔组织内有大量中性粒细胞浸润，病变的最表层为细菌和螺旋体，此类疾病为（　　）

12. 非炎症性的纤维结缔组织增生，粗大的胶原纤维束类似瘢痕组织结构，此类疾病为（　　）

13. 龈沟上皮下结缔组织内为密集的淋巴细胞、中性粒细胞浸润，毛细血管增生、扩张、充血，此类疾病为（　　）

（王　璐）

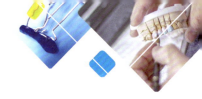

第13章
口腔黏膜病

第1节　口腔黏膜病基本病理变化

口腔黏膜由复层扁平上皮和固有层结缔组织构成，二者借基底膜相连。发生在口腔黏膜的疾病，主要表现为这两种组织的病理变化，有时也会累及深部的黏膜下层、小唾液腺、肌组织等。本节重点介绍口腔黏膜病常见的病理变化，作为认识黏膜病的基础。需要注意的是，同样的病理变化可出现于不同的疾病中，而同一种疾病又可在不同的病损或同一病损的不同阶段表现为多种病理变化，确定疾病的性质需要临床和病理相结合，进行综合的观察和分析。

（一）过度角化

过度角化是指黏膜上皮的角化层过度增厚，或正常时无角化的上皮表层出现角化。发生角化的细胞胞质内脱水，细胞器消失，充满交联的角蛋白，在常规切片中呈均质嗜酸性；细胞膜消失，被多种蛋白质交联构成的角化包膜所取代。过度角化可分为两种类型（图13-1）：①角化层细胞核完全消失，称过度正角化，组织学表现为上皮表面一层均匀红染物，细胞界限不清，下方常可见明显的颗粒层；②如角化层中细胞核固缩，未完全分解消失，则称过度不全角化，其下方的颗粒层不如正角化时明显。过度角化降低了上皮的透光性，使结缔组织中血管的红色较难显露，在临床上表现为黏膜发白，常见于口腔白斑、扁平苔藓等疾病。

（二）角化不良

角化不良也称错角化，是指上皮棘层或基底层内单个或一群细胞发生角化（图13-2）。角化不良是个别细胞的成熟前角化，即未迁移到上皮表层时就进入终末分化状态。角化不良可见于高度增生的上皮钉突中，也可见于原位癌及鳞状细胞癌。

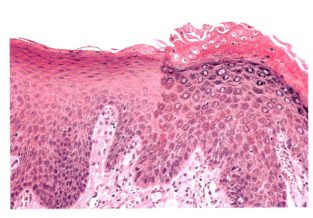

图13-1　过度角化

左侧为过度不全角化；右侧为过度正角化

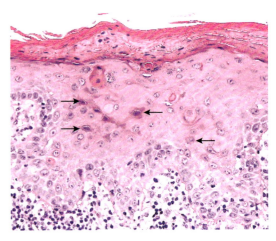

图13-2　角化不良

棘层内单个或一群细胞发生角化（箭头所示）

（三）棘层增生和上皮萎缩

棘层增生表现为棘层较正常肥厚，通常因棘层细胞数目增加、层数增多所致，也可由细胞体积增大引起，常伴有上皮钉突的延长或增宽（图13-3A）。此病变常见于白斑。

上皮萎缩主要指上皮棘层细胞数量减少，使上皮层变薄（图13-3B）。可见于盘状红斑狼疮及口腔黏膜下纤维性变等疾病。

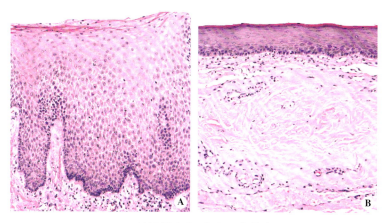

图13-3　棘层增生（A）和上皮萎缩（B）

（四）上皮异常增生

上皮异常增生是一个病理学诊断名词，指上皮因不断累加的遗传性改变而发生增殖和分化成熟过程的异常，伴随着癌变危险性的增高。在组织学上，上皮异常增生表现为一系列上皮细胞的形态异常，即非典型性，以及上皮结构的整体紊乱，具体表现见表13-1。需要注意的是，这些表现不一定同时出现。上皮异常增生一般从基底层开始，逐渐向上波及整个上皮层，可按严重程度分为轻度、中度、重度三级（图13-4）。若上皮全层结构紊乱，伴细胞非典型性改变，异常增生的上皮细胞在形态和生物学特性上与癌相同，但尚未穿破基底膜侵犯结缔组织，即未发生浸润，则可诊断为原位癌。

表13-1　上皮异常增生的组织学表现

上皮成熟过程异常及组织结构紊乱	上皮细胞形态的非典型性
上皮层次紊乱	细胞大小不一
基底细胞极性丧失	细胞形态异常
滴状钉突	细胞核大小不一
核分裂象增加	细胞核形态异常
浅层核分裂象	核深染
单个细胞成熟前角化（错角化）	核质比例增加
钉突内出现角化珠	异常核分裂象
细胞间黏附下降	核仁增大、数量增加

（五）基底细胞空泡变性及液化变性

上皮基底细胞被破坏而变性或死亡，较轻时细胞内水肿呈空泡状，称空泡变性；严重时细胞溶解破碎，称基底细胞液化变性（图13-5）。常见于扁平苔藓和红斑狼疮。

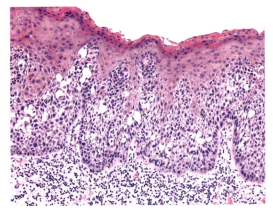

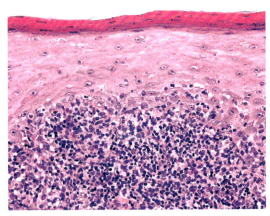

图13-4 上皮重度异常增生　　　　　　　　　　图13-5 基底细胞液化变性

（六）棘层松解

上皮细胞间的桥粒连接被破坏，棘层细胞相互分开，称为棘层松解。严重的棘层松解在上皮内形成裂隙或疱（图13-6），常见于天疱疮等。

（七）疱

黏膜局部液体蓄积而形成疱。疱的内容物可为浆液（水疱）、血液（血疱）及脓液（脓疱）。临床上一般将直径超过0.5cm者称大疱，小于0.5cm者称为小疱，多个聚集成簇的小水疱称疱疹。口腔黏膜的疱易因摩擦而破裂，继而形成糜烂或溃疡。根据疱形成的部位，在组织学上可分为以下几类。

1. 上皮内疱　也称为棘层内疱，位于上皮棘层内或基底层与棘层之间，多因棘层松解造成（图13-6）。见于天疱疮，也可见于单纯疱疹等病毒性水疱。

2. 上皮下疱　也称为基层下疱，位于上皮基底层与固有层之间，多因基底膜区的蛋白质被破坏或基底细胞变性，使上皮全层与结缔组织分离（图13-7）。见于类天疱疮、疱性扁平苔藓等。

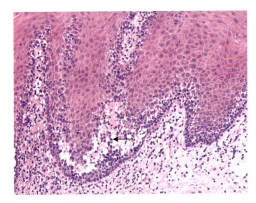

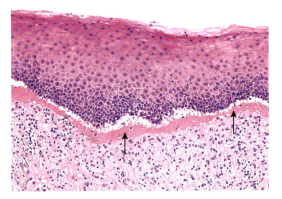

图13-6 棘层松解和上皮内疱（箭头所示）　　　　　图13-7 上皮下疱
　　　　　　　　　　　　　　　　　　　　　上皮全层与结缔组织分离，形成上皮下疱（箭头所示）

（八）糜烂和溃疡

黏膜上皮局部破坏脱落，如仅为上皮浅层的丧失，未累及基底层，称为糜烂（图13-8A），临床表现为鲜红湿润的糜烂面。糜烂常见于上皮内疱破裂后或黏膜发生创伤时；也可见于炎症性病变，如扁平苔藓，可因上皮明显萎缩变薄而形成糜烂。如破坏较深，上皮全层坏死脱落而形成明显的缺损和凹陷，则为溃疡（图13-8B）。较深的溃疡可波及固有层、黏膜下层甚至肌层。仅破坏上皮层的浅溃疡和糜烂愈合后不遗留瘢痕，波及黏膜下层的深溃疡会形成瘢痕。由于口腔内的环境湿润，在溃疡表面常有假膜形成，也称伪膜，呈黄白色，由坏死脱落的上皮细胞、炎症渗出的纤维蛋白和炎症细胞等聚集而成。唇红发生糜烂和溃疡时常在表面形成痂，其成分与假膜相似，但因环境干燥，易于脱水凝固而结痂。

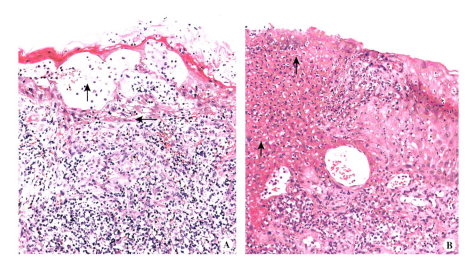

图 13-8 糜烂和溃疡

A. 上皮浅层破坏脱落（↑），形成糜烂，基底层（←）尚存在；B. 上皮全层坏死脱落，形成溃疡，缺损处有假膜（↑）覆盖

（九）斑

斑是指黏膜的颜色异常，范围较局限，一般不高出黏膜表面，不变厚，亦无硬结改变。红色斑常因固有层血管增生、扩张及充血或上皮萎缩而形成，黑色斑则可因黑色素沉积增加或外源性色素沉着而形成。

（十）丘疹

丘疹是黏膜上小的实性突起，直径一般小于1cm。丘疹的基底为圆形或椭圆形，顶端可为尖形、圆形或扁平。镜下可见上皮变厚，浆液渗出，炎症细胞浸润。口腔黏膜的丘疹常见于扁平苔藓，大量针头大小的丘疹排列成带状、斑块和环状。

第 2 节 口腔黏膜白色和红色病变

口腔黏膜一般呈粉红色，被覆黏膜比咀嚼黏膜稍红。上皮过度角化、棘层增生、上皮细胞内或细胞间水肿等组织学改变都会阻碍深部血管的颜色透过，使黏膜局部变白。固有层纤维化和血管减少也能造成白色改变。导致黏膜变红的组织学改变与白色病变相反，主要是上皮萎缩和固有层血管增生、扩张及充血等。本节所介绍的黏膜疾病，多为以上数种病理变化共存或交替发生，同一疾病既可以表现为白色病变，也可表现为红色病变，甚至红白混杂的病变。

本节包含的多数疾病属于口腔癌前病变。这一概念由世界卫生组织（WHO）提出，指存在口腔癌患病危险的临床表征，癌变既可以在明确的前驱病变基础上发生，也可以发生于临床表现正常的口腔黏膜。

一、口腔白斑

口腔白斑是指发生在口腔黏膜表面的有可疑癌变危险的白色斑块状损害，并且不能在临床或病理上诊断为其他任何疾病。白斑是一个临床名词，需排除其他疾病或明确原因造成的白色病变，即应为特发性白斑。白斑是最常见的口腔癌前病变。

1. 病因　口腔白斑病因不明，但与吸烟密切相关。其他可能的发病因素包括饮酒、嚼槟榔、白假丝酵母菌（白念珠菌）等微生物感染、营养不良、日晒等。

2. 临床特点　好发于50岁以上的中老年人，男性多见。最常见的部位为舌和颊黏膜，其他部位如唇红、牙龈、口底等均可发生。

临床表现多样，可分为均质型白斑和非均质型白斑两类。均质型白斑较为平坦，病变颜色和质地均匀一致，呈灰白色或白垩色，表面可以薄而光滑、粗糙呈皱纹纸状或有浅裂分隔，一般界限清楚。非均质型白斑表面不规则，可见外生性突起，呈疣状（称疣状白斑）或结节状，或混杂有红斑（称红白斑）、溃疡等。患者通常无明显症状，部分可有局部粗涩感，混杂有红斑或溃疡者可有刺痛感或进食热、辣食物时不适。

3. 病理变化　上皮过度角化，因而常呈白色，可以为不全角化或正角化，正角化时颗粒层明显。

除过度角化外，上皮可以表现为单纯增生或异常增生。上皮单纯增生主要为棘层增生，上皮钉突伸长变粗，但上皮细胞排列整齐，层次清晰，细胞形态无明显异常（图13-9）。上皮异常增生表现为上皮成熟过程和分层的紊乱，以及细胞的非典型性。一般从基底层开始，随异常增生严重程度的增加而逐渐向上波及整个上皮层（图13-10）。

病变区的黏膜固有层可见不同程度的慢性炎症细胞浸润。

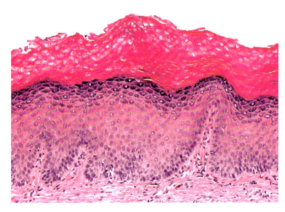 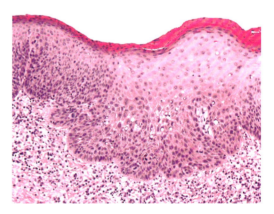

图13-9　口腔白斑，上皮单纯增生　　　　图13-10　口腔白斑，上皮异常增生

4. 预后　与临床正常的黏膜相比，白斑发展为鳞状细胞癌的危险性增高。在组织学上，是否存在上皮异常增生及异常增生的严重程度是评估白斑癌变危险的最重要指标。

二、口腔红斑

口腔红斑是指口腔黏膜出现的鲜红色、天鹅绒样斑块，在临床上及病理上不能诊断为其他疾病者。口腔红斑比白斑少见得多，常发生于中老年人的软腭、口底、颊等处。

红斑是高度危险的口腔癌前病变，必须尽早诊治。绝大多数红斑有上皮异常增生，40%为重度异常增生或原位癌（图13-11），50%已表现为早期浸润癌。病变区上皮常见萎缩，因细胞成熟过程异常而无角化或角化减少，又因固有层炎症造成血管增生和扩张，导致临床所见的红色改变。

三、口腔黏膜下纤维性变

口腔黏膜下纤维性变与嚼槟榔习惯密切相关，病变特征为口腔黏膜及下方软组织的渐进性萎缩和纤维化。本病呈慢性进展性和不可复性，停止嚼槟榔后，纤维化的病变很难消退。同时，患者发生口腔癌的危险性增高，被 WHO 列为癌前病变。

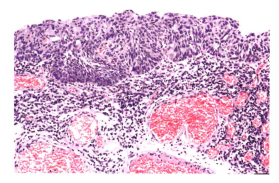

图 13-11　口腔红斑（原位癌）

1. **临床特点**　此病多见于 20～40 岁的年轻成人，常累及双侧颊黏膜、软腭和唇黏膜。病变早期，黏膜起疱、发红和脱皮，有灼痛感。随后，受损区因纤维化和血管减少而呈斑驳的苍白色，表面上皮薄而光滑。上皮下方发生纤维化，使组织失去弹性，质地坚韧呈革状，并可触及黏膜下硬条索。纤维化向深层进展，咀嚼肌受累后，出现张口受限。

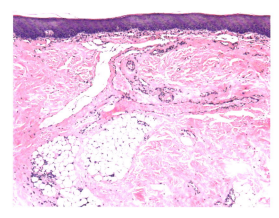

图 13-12　口腔黏膜下纤维性变
上皮萎缩、固有层和黏膜下层（可见脂肪组织）内为大片玻璃样变性的胶原纤维

2. **病理变化**　主要病理表现是上皮萎缩和上皮下纤维化（图 13-12）。上皮明显变薄，钉突消失；固有层和黏膜下层见大量玻璃样变性的胶原纤维，血管和成纤维细胞显著减少，有轻至中等程度的慢性炎症细胞浸润。晚期，深层的肌组织也被致密的胶原纤维所代替。部分患者的病灶中可见上皮异常增生。

四、扁平苔藓

扁平苔藓是一种常见的慢性皮肤黏膜病，属于免疫介导的炎症性疾病。发病部位包括皮肤、口腔黏膜和生殖器黏膜等。口腔病变常见，部分患者可以仅有口腔病变。

1. **病因**　尚不明，但一般认为其炎症过程由 T 淋巴细胞介导，始动因素可能包括牙科材料、精神压力、药物、感染等。始动因素诱发上皮基底细胞释放细胞因子，大量 T 淋巴细胞被趋化并滞留在上皮与结缔组织交界处，引发炎症，上皮细胞凋亡，基底层被破坏。

2. **临床特点**　患者平均年龄 55 岁，女性多见。口腔黏膜常多处受累，颊黏膜最多见，特别是颊黏膜后部；其次为舌，主要在舌侧缘。病变常双侧对称分布。

临床表现多样，可见多种损害并存或相互转变，可大体分为网状型和糜烂型。网状型最常见，早期可呈点状白色丘疹，以后融合成交错的白色网纹或环形，网纹之间及病变外周常见充血发红区；网纹不明显时，则形成白色斑块，常见于舌背。糜烂型较少见，但患者常因疼痛而就诊；临床可见黏膜萎缩而形成红色斑块（又称红斑型或萎缩型），病变中心常发生糜烂或溃疡，仔细检查可见病变边缘伴有白纹。糜烂型病变可造成上皮与结缔组织分离，形成疱型扁平苔藓，但少见。

患者的主观症状不一，一般网状型无症状，或仅有黏膜粗糙感和牵张感等。黏膜萎缩时有灼痛感及进食刺激性食物时疼痛，发生糜烂时疼痛较明显，甚至影响进食。

3. **病理变化**　最具特征性的病理改变是基底细胞液化变性和淋巴细胞在紧邻上皮的固有层呈带状浸润（图 13-13）。

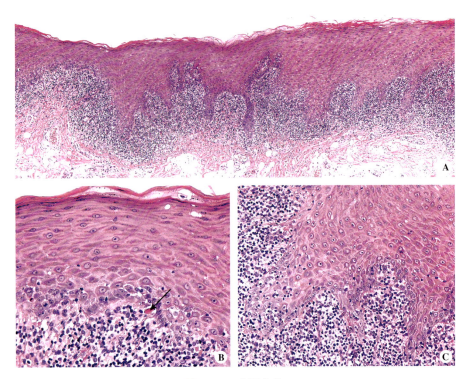

图 13-13 扁平苔藓

A.上皮形态不规则，棘层增生和萎缩并存，固有层可见淋巴细胞浸润带，局限于上皮下方；B.上皮过度角化，基底细胞液化变性，凋亡的上皮
细胞形成胶样小体（箭头所示）；C.上皮钉突顶端变尖，呈锯齿状

基底细胞发生空泡变性和液化变性，基底层和基底膜模糊不清，严重时上皮与结缔组织分离而形成上皮下疱。固有层可见密集的淋巴细胞浸润带，局限于上皮下方，一般不累及黏膜下层；另外，常可见淋巴细胞游走至上皮细胞间，这些细胞与基底细胞的破坏直接相关。基底细胞凋亡后，其细胞核固缩或碎裂消失，在基底层和固有层交界区形成散在或成簇的嗜酸性圆形小体，称胶样小体。

病变区上皮在长期慢性炎症的微环境中，可出现多种形态变化。一般炎症较轻时棘层增生、过度角化，炎症破坏较重时则出现上皮萎缩、糜烂和溃疡。上皮表面以不全角化多见；棘层可增生、萎缩或两者并存，以增生多见；上皮钉突可以消失，也可呈不规则延长，有时顶端变尖呈锯齿状。

4. 预后　扁平苔藓为慢性病变，一旦发生，常持续存在。病变的范围和严重程度常随时间而波动，但属于良性病变，可长期处于无症状而不需治疗的状态。目前多数学者认为其具有轻微的癌变危险性，被WHO列为癌前病变。

五、盘状红斑狼疮

红斑狼疮是一种典型的由免疫介导的结缔组织病，或称胶原血管病。临床上主要有系统性红斑狼疮和盘状红斑狼疮两型，均可见口腔病变。系统性红斑狼疮好发于年轻女性，是严重的多器官、多系统疾病。盘状红斑狼疮又称慢性红斑狼疮，主要累及皮肤和口腔黏膜，内脏器官不受累，预后较好。下文主要介绍盘状红斑狼疮。

1. 病因　目前多认为盘状红斑狼疮是一种自身免疫性疾病，发病因素包括免疫失调、紫外线、创伤、感染、药物等。

2. 临床特点　主要见于中年人，女性居多。一般无全身症状，部分患者可有关节疼痛，主要病变局限于皮肤及口腔黏膜。皮肤损害最常见于面部和头皮，有时形成面部蝴蝶斑。典型病变呈圆形红斑，表面干燥粗糙，有较多鳞屑。病变常此起彼伏。

　　口腔病变常见于唇红、颊黏膜和牙龈。特征性临床表现为萎缩或浅表糜烂的不规则红斑，中央微凹呈盘状，其边缘可见放射状排列的白色细短条纹。发生于唇红时，病变可扩展到皮肤，使唇红与皮肤的分界变模糊。牙龈损害可表现为剥脱性龈炎。黏膜萎缩和糜烂可造成患者疼痛，在进食刺激性食物时加重。

　　3. 病理变化　盘状红斑狼疮病变中，自身免疫反应的抗原主要位于上皮基底细胞，基底细胞液化变性是其特征性表现。基底层被破坏，基底膜不清晰，甚至形成上皮下疱。固有层密集的淋巴细胞浸润，常波及黏膜下层，并可混杂其他炎症细胞。上皮下结缔组织内水肿明显，胶原纤维水肿、断裂、变性，有时呈弱嗜碱性均质状，称嗜碱性变。毛细血管扩张，管腔不规则，血管周围见淋巴细胞浸润。慢性炎症过程导致上皮形态改变，表面过度角化，有时可见角质栓塞，以过度正角化多见，其下方见明显的颗粒层；棘层常明显萎缩，有时上皮萎缩及增生交替出现，低倍镜下显得极不规则（图13-14）。

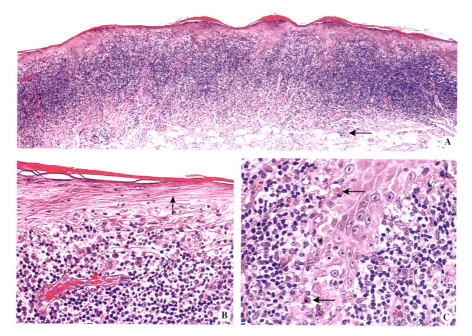

图13-14　盘状红斑狼疮

A.上皮形态不规则，固有层炎症细胞浸润，范围较深，累及黏膜下层脂肪组织（箭头所示）；B.上皮过度角化，棘层萎缩（黑色箭头所示），固有层毛细血管扩张（红色箭头所示）；C.基底细胞液化变性，可见胶样小体（箭头所示）

　　对皮肤和黏膜病变进行直接免疫荧光检查，可见免疫球蛋白、补体和纤维蛋白原在基底膜区呈颗粒状沉积，形成一条翠绿色的荧光带，称为狼疮带。

　　4. 预后　病变呈慢性，局限于皮肤及黏膜，进展为系统性红斑狼疮者少见。盘状红斑狼疮被认为是一种癌前病变，病变区口腔上皮可恶变为鳞状细胞癌，但很罕见。

六、口腔念珠菌病

　　1. 病因　口腔念珠菌病是一种常见的口腔机会性感染，主要由白念珠菌感染引起。白念珠菌为口腔常驻菌，其致病性较弱，只有当全身或局部存在易感因素时，才会引起疾病。易感因素包括机体的免疫功能低下（常见于免疫功能不成熟的婴儿、虚弱的老年人及获得性免疫缺陷、内分泌紊乱、糖尿病、激素治疗、恶性肿瘤患者等）和口腔环境引起的菌群失调（戴义齿、口干、吸烟、使用抗生素等）。

　　2. 临床特点　念珠菌感染一般较表浅，累及口腔黏膜或皮肤表面。临床表现多样，按病程可分为急性和慢性，按病变表现又可分为假膜型、红斑型（萎缩型）和增生型。急性假膜型念珠菌性口炎又称鹅口疮，黏膜表面见白色凝乳状斑片，可用纱布擦去，遗留充血糜烂且疼痛的基底部。慢性增生性念珠菌病又称念珠菌白斑，在充血的黏膜表面可见白色斑块，不能擦去，表面粗糙，呈乳头状、结节状或颗粒状。

3. 病理变化　病变区上皮增生，组织水肿，炎症细胞浸润。在角化层与棘层交界处，炎症渗出明显，浸润的中性粒细胞可聚集形成微小脓肿。固有层主要为淋巴细胞和浆细胞浸润。在慢性增生性念珠菌病中，表面呈过度角化，棘层增生明显，钉突钝圆或呈球状，但乳头层上方的上皮变薄。过碘酸希夫染色（PAS）使念珠菌细胞壁呈鲜艳的洋红色，可观察到菌丝呈一定角度侵入上皮角化层，并终止于与棘层交界处（图13-15）。

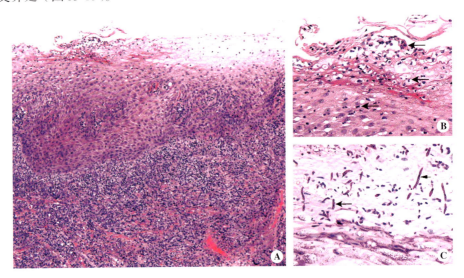

图13-15　慢性增生性念珠菌病
A. 上皮增生、水肿，固有层炎症细胞密集，毛细血管扩张、充血；B. 角化层与棘层交界处见中性粒细胞浸润（箭头所示）；C. PAS显示念珠菌菌丝（箭头所示）

4. 预后　口腔念珠菌病在感染和易感因素得到控制后，一般预后良好。慢性念珠菌病被认为是一种口腔癌前病变，应注意随诊。对于免疫功能低下的患者，还应警惕深部器官念珠菌病的发生，其可为播散性。

第3节　口腔黏膜疱性和溃疡性病变

一、寻常型天疱疮

天疱疮是一组少见而严重的皮肤黏膜自身免疫性疾病，自身抗原为上皮细胞桥粒蛋白，细胞间连接被破坏，形成上皮内疱。如果不经治疗，常导致患者死亡。天疱疮在临床上有多种类型，其中寻常型天疱疮最常见，多数患者有口腔黏膜受累，并常先于皮肤病变出现。

1. 病因　在寻常型天疱疮中，机体对构成上皮细胞桥粒的一种蛋白质，即桥粒黏蛋白3产生自身抗体，导致细胞间连接被破坏，上皮细胞间失去黏附而彼此分离。

2. 临床特点　患者年龄分布较广，但常见于40～60岁，女性稍多见。绝大多数患者都有口腔表现，而且口腔病变常先于皮肤病变出现，且常顽固难愈，被称为"早来晚走"。口腔病变可广泛发生，以颊、腭、牙龈黏膜最多见。初起时为薄壁水疱，但很快破裂，临床常见多处浅表的红斑样糜烂和溃疡，伴明显疼痛。轻轻推压糜烂区之间看似正常的黏膜，可造成上皮分离，形成新的水疱，称为尼科利斯基征（棘细胞松解征）。

3. 病理变化　最具特征的病理表现是棘层松解和上皮内疱。由于桥粒黏蛋白3主要在靠近基底层的棘层细胞中表达，疱常位于基底层与棘层之间，基底细胞仍附着在基底膜上，与固有层乳头相连（图13-16）。松解的棘层细胞单个或成簇漂浮在疱液中，因为失去与周围细胞的连接，在内部张力丝的作用下呈圆形，称为天疱疮细胞。有时因疱壁脱落，不能观察到棘层上皮，但仍可见一层基底细胞附着于疱底的结缔组织上方，呈绒毛状。固有层见轻度至中等程度的慢性炎症细胞浸润。使用直接免疫荧光染色技术，能检测到与自身抗原结合的抗体，在上皮棘层呈网状荧光图形。

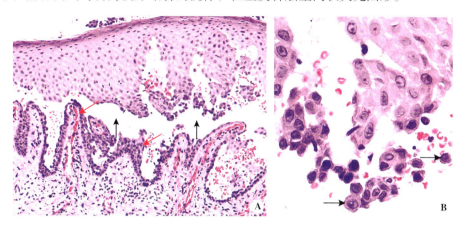

图13-16　寻常型天疱疮

A. 上皮内疱（黑色箭头所示）位于基底层与棘层之间，基底细胞附着于疱底的结缔组织上方，呈绒毛状（红色箭头所示）；B. 松解的棘层细胞（箭头所示）漂浮在疱液中

4. 预后　寻常型天疱疮在全身形成广泛而难以自愈的疱性及溃疡性病变，发展迅速，应及早诊治。在皮质激素治疗方法使用之前，患者常因疼痛、蛋白质及体液丧失、电解质失衡和继发感染而极其虚弱，病死率很高。目前寻常型天疱疮可治愈，但可能病情反复，部分患者因长期激素治疗引起的并发症而死亡。

二、黏膜类天疱疮

类天疱疮是一组临床表现相似的自身免疫性疾病，连接上皮与结缔组织的基底膜区蛋白质被破坏，形成上皮下疱。下文主要介绍黏膜类天疱疮，该病为慢性疱性疾病，好发于口腔、眼结膜等黏膜部位，较少累及皮肤。

1. 病因　目前发现的黏膜类天疱疮自身抗原包括层粘连蛋白332（基底膜的成分之一）和大疱性类天疱疮抗原180（一种半桥粒蛋白）等。

2. 临床特点　本病虽不常见，但发病率至少是寻常型天疱疮的2倍。多见于50岁以上的成年人，男女比例约为1：2。绝大多数患者有口腔黏膜受累，且常为首先发病的部位。病变常位于牙龈和软腭，初起为水疱，疱壁较薄而易破裂。临床检查见多处裸露的上皮下组织，形成浅表溃疡，呈不规则的红斑状，边缘常可见小片的疱壁上皮，有时可轻易地将上皮层整片掀起。病变局限于牙龈时，可呈剥脱性龈炎的表现。

3. 病理变化　上皮全层在基底膜处与结缔组织分离，形成上皮下裂隙或上皮下疱。剥脱的上皮层完整，无棘层松解，基底细胞与棘层相连。疱底的结缔组织表面平滑，无上皮细胞附着；固有层有炎症细胞浸润（图13-17）。

4. 预后　黏膜类天疱疮为慢性病变，一般进展缓慢，不危及患者生命。但黏膜损害可迁延不愈，此起彼伏，造成患者疼痛不适和身体虚弱。部分患者出现眼部损害，有明显的形成瘢痕的倾向，可能导致患者失明，需及早治疗。

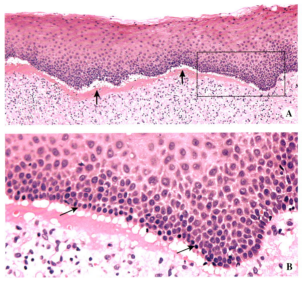

图13-17　黏膜类天疱疮

A. 上皮下疱（箭头所示）位于上皮与固有层之间；B. 图A中方框区的放大，基底细胞（箭头所示）与棘层相连

三、复发性阿弗他溃疡

复发性阿弗他溃疡又称复发性阿弗他口炎或复发性口腔溃疡，以反复发作的溃疡及疼痛为主要症状，是最常见的口腔黏膜病。病因尚不清楚，可能与局部免疫异常有关。

临床可分为三型：轻型、重型和疱疹样型。轻型最为常见，常为单个圆形或椭圆形溃疡，直径小于1cm，表面覆盖黄白色假膜，周围有清楚的红晕。初起3天较疼痛，7～14天愈合，无瘢痕形成。重型的单个溃疡大于1cm，破坏深，疼痛明显，持续时间长，常遗留瘢痕，曾被称为复发性坏死性黏膜腺周围炎。疱疹样型表现为数量众多的成簇的小溃疡，开始时如针尖大小，逐渐变大并融合成不规则溃疡。

复发性阿弗他溃疡具有特征性的临床表现，需要排除其他疾病时才进行活检。组织学表现为非特异性溃疡，表面见纤维蛋白渗出及中性粒细胞浸润形成的假膜，下方为炎性肉芽组织。

第4节　口腔黏膜其他疾病

一、口面部肉芽肿病

肉芽肿是由巨噬细胞及其衍生的细胞局限性浸润和增生所形成的结节状病灶，是一种特殊类型的慢性炎症。按病因可以分为感染性和免疫性两大类，前者如结核，后者包括口面部肉芽肿病和结节病等。

1. 病因　口面部肉芽肿病的病因不明，一般认为由免疫介导，可能为超敏反应，其起因多样，如某些食物或食品添加剂。

2. 临床特点　口腔和面部任何部位均可受累，以口周组织尤其以唇部最常见。只累及唇时称肉芽肿性唇炎，伴有沟纹舌和面神经麻痹时称梅-罗综合征。临床表现为软组织的慢性、无痛性肿胀，黏膜表面可呈铺路石样、皱褶或沟裂样等，可伴溃疡。

3. 病理变化　主要病理变化是结缔组织水肿、血管周围炎症细胞浸润和不典型的肉芽肿。黏膜固有层水肿，淋巴管扩张。淋巴细胞在血管周围呈灶性浸润，也可见浆细胞和肥大细胞。肉芽肿结节散在分布，多围绕血管。肉芽肿的形态不似结核中典型，由淋巴细胞和上皮样组织细胞组成，偶尔可见多核巨细胞；边缘不清，没有密集的淋巴细胞和纤维围绕（图13-18）。

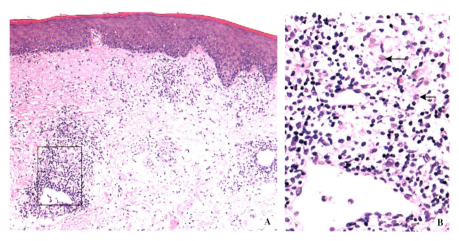

图13-18 口面部肉芽肿病

A.黏膜固有层水肿，炎症细胞在血管周围呈灶性浸润，形成肉芽肿结节；B.图A中方框区的放大，肉芽肿结节由淋巴细胞和上皮样组织细胞（箭头所示）组成

4. 预后 口面部肉芽肿病由组织学确诊后，应进一步排除克罗恩病和溃疡性结肠炎、结核、结节病、异物反应等病变。特发性口面部肉芽肿病的预后在不同患者有很大差别，有些自发缓解，也有些持续进展。

二、口腔黑斑

口腔黑斑是黏膜表面小而平坦的棕黑色斑块，属于获得性良性病变。多数为单发，呈圆形或椭圆形，界限清楚，颜色均匀。患者无症状，病变形态及颜色长期固定不变。

病变区上皮形态正常，但基底层及紧邻基底层的棘层细胞内黑色素沉积增加，一般无黑色素细胞数量的增加。固有层通常无明显炎症，有时可见吞噬黑色素的巨噬细胞（图13-19）。

口腔黑斑无恶变潜能，一般不需治疗。但是，恶性黑色素瘤的早期临床表现与黑斑相似，还有一些系统性疾病和遗传病可伴有口腔黑斑样改变，应注意排除。

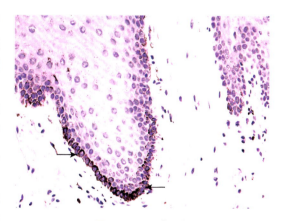

图13-19 口腔黑斑

基底细胞内黑色素沉积增加（箭头所示）

三、艾滋病的口腔表征

艾滋病（获得性免疫缺陷综合征）由人类免疫缺陷病毒（HIV）感染所致，病毒主要破坏T淋巴细胞，当外周血中CD4$^+$T细胞计数少于200个/μl时，机体免疫系统崩溃，易发生各种机会性感染和肿瘤。艾滋病的病死率极高，目前尚无治愈的方法。

与人类免疫缺陷病毒感染密切相关的口腔病变包括口腔毛状白斑、口腔卡波西肉瘤、口腔念珠菌病、口腔非霍奇金淋巴瘤和HIV相关牙周病。后3种疾病的病理表现与不伴HIV感染的相应疾病类似，下文主要介绍口腔毛状白斑和口腔卡波西肉瘤。

1. 口腔毛状白斑　为良性自限性病变，由EB病毒的机会感染引起，是HIV感染或免疫抑制的重要表现，免疫功能正常者发生本病罕见。病变通常位于舌侧缘，多为双侧发生，呈柔软的白色绒毛状，常形成栅栏样皱褶。镜下见病变区上皮增生，不全角化层非常厚，表面不平呈尖嵴状。角化层下方见棘层细胞气球样变带。上皮细胞被病毒感染后，细胞核变透明，细胞质内水肿，称为凹空细胞。上皮表层还常见念珠菌侵入，但固有层炎症反应不明显。

2. 口腔卡波西肉瘤　是最常见的与HIV感染相关的肿瘤，来自血管内皮细胞的肿瘤性增生。肿瘤进展快，具侵袭性和全身播散性，口腔及淋巴结多见，内脏也可受累，其预后差，是艾滋病进展的标志。口腔肿瘤常见于腭和牙龈，早期较平坦，以后增生呈结节状。肿瘤可呈红、蓝、紫、黑、棕等多种颜色，表面常发生溃疡、出血和坏死，伴疼痛。深层组织被破坏后，可导致骨吸收和牙松动。早期的病理变化类似肉芽组织，可见梭形细胞和裂隙样血管腔，有红细胞外溢；晚期病变中分裂象及异型性细胞增多。

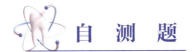

自 测 题

A 型题

1. 上皮钉突的形态改变中，可作为上皮异常增生诊断依据的是（　　　）
   A. 杵状　　　　　　　　B. 滴状
   C. 抱球状　　　　　　　D. 锯齿状
   E. 消失变平

2. 以下口腔黏膜病中，最可能发生上皮萎缩的是（　　　）
   A. 白斑　　　　　　　　B. 扁平苔藓
   C. 类天疱疮　　　　　　D. 盘状红斑狼疮
   E. 寻常型天疱疮

3. 以下发生于口腔黏膜的病理变化中，最可能导致黏膜发白的是（　　　）
   A. 错角化　　　　　　　B. 上皮萎缩
   C. 棘层增生　　　　　　D. 基底细胞液化变性
   E. 固有层毛细血管扩张

4. 口腔上皮基底细胞液化变性后，常可形成（　　　）
   A. 影细胞　　　　　　　B. 角化珠
   C. 透明小体　　　　　　D. 胶样小体
   E. 凹空细胞

5. 口腔上皮发生异常增生时，细胞的非典型性最早出现于（　　　）
   A. 棘细胞　　　　　　　B. 基底细胞

C. 角质细胞　　　　　　D. 颗粒细胞
E. 表层细胞

B 型题

（6～8题共用备选答案）
   A. 扁平苔藓
   B. 良性黏膜类天疱疮
   C. 盘状红斑狼疮
   D. 口面部肉芽肿病
   E. 白斑，上皮异常增生

6. 以上口腔黏膜病中，最可能发生癌变的是（　　　）

7. 病变中淋巴细胞浸润带局限于上皮下方，一般不累及黏膜下层的是（　　　）

8. 因基底膜区蛋白质被自身免疫反应破坏而导致上皮全层剥脱的口腔黏膜病是（　　　）

（9～11题共用备选答案）
   A. 错角化　　　　　　　B. 过度角化
   C. 棘层增生　　　　　　D. 上皮萎缩
   E. 棘层松解

9. 颊黏膜上皮的棘层出现个别细胞角化，称为（　　　）

10. 口底黏膜上皮表层呈均匀红染，细胞核固缩，称为（　　　）

11. 寻常型天疱疮的主要组织学表现是（　　　）

（罗海燕）

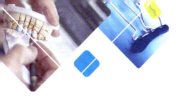

颌骨与颞下颌关节疾病

与全身其他部位骨骼相比，颌骨在结构和功能等方面均具特殊性。上、下颌骨均为不规则骨，均有牙槽突容纳牙齿；上颌骨内有上颌窦腔；下颌骨髁突与颞骨关节窝共同构成颞下颌关节，是完成咀嚼、吞咽、语言等生理功能的解剖基础。本章将着重介绍颌骨炎症性疾病、结构不良、非牙源性的颌骨肿瘤以及颞下颌关节相关病变，颌骨囊肿因具有独特临床特点及病理表现，将在第16章专门阐述。

第 1 节　颌骨疾病

一、颌骨骨髓炎

颌骨骨髓炎是指发生于颌骨骨质和骨髓的炎症，多数为化脓性炎症，常合并颌面部软组织炎症。临床上多为混合性细菌感染。最常见的病原菌是化脓性细菌，以金黄色葡萄球菌和溶血性链球菌为主。少数为结核杆菌、螺旋体和放线菌等引起的特异性炎症。

（一）化脓性颌骨骨髓炎

1. 病因　化脓性颌骨骨髓炎按病程可分为急性化脓性颌骨骨髓炎和慢性化脓性颌骨骨髓炎。急性化脓性颌骨骨髓炎常继发于牙源性感染，血源性感染目前已很少出现。婴幼儿患者的主要感染途径一般认为是在分娩过程中或哺乳时所致的黏膜外伤。慢性化脓性颌骨骨髓炎常因急性期治疗不当或细菌毒力较弱引起。

2. 临床特点　成人急性化脓性颌骨骨髓炎主要发生于下颌骨，病灶牙以第一磨牙最常见。婴幼儿的急性化脓性颌骨骨髓炎多发生于出生后 2～3 周，几乎均发生于上颌骨。急性化脓性颌骨骨髓炎起病急，局部和全身症状明显，患部剧烈疼痛，可出现多个牙松动，伴区域淋巴结反应性肿大和白细胞计数增高，伴发热等全身症状。累及下牙槽神经可出现下唇麻木，侵犯咀嚼肌时可引起张口受限。

慢性化脓性颌骨骨髓炎好发于下颌磨牙区，可表现为不同程度的疼痛和肿胀，与急性化脓性炎症相比程度较轻。可见瘘管形成和脓液流出，伴有不同程度的开口受限。反复的慢性炎症可导致颌骨坏死，死骨形成或病理性骨折。

3. 病理变化　急性化脓性颌骨骨髓炎的骨髓组织高度充血和炎症性水肿，并见大量的中性粒细胞浸润。随炎症的进展，骨组织出现溶解坏死，最终形成脓肿；病变区域骨表面的成骨活动减弱，破骨活动增强，最终形成死骨（图14-1）。死骨摘除后，纤维组织增生活跃，可见反应性新骨形成。慢性化脓性骨髓炎主要表现为伴有明显骨吸收和死骨形成的化脓性病灶，死骨周围有炎症性肉芽组织，病变周围有时可见成纤维细胞和毛细血管增生，伴不同程度的淋巴细胞、浆细胞、巨噬细胞和中性粒细胞浸润。

（二）慢性颌骨骨髓炎伴增生性骨膜炎

慢性颌骨骨髓炎伴增生性骨膜炎又称为加雷骨髓炎（Garré osteomyelitis）或慢性硬化性骨髓炎，

是一种伴有明显骨膜反应的慢性骨髓炎。多由于慢性炎症刺激持续存在，刺激骨膜导致骨膜下反应性新骨形成。常见于慢性根尖周炎、牙周炎或拔牙窝感染的患者。

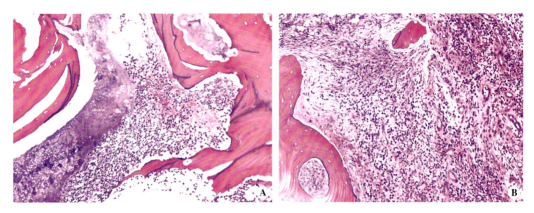

图14-1 急性（A）、慢性（B）化脓性颌骨骨髓炎

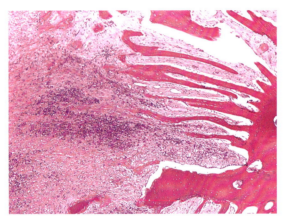

图14-2 慢性颌骨髓炎伴增生性骨髓炎

1. 临床特点　好发于青少年，下颌骨比上颌骨多见，下颌后份为典型的好发部位。表现为无痛性颌骨肿胀，质地坚硬，表面黏膜和皮肤色泽正常。病程发展缓慢。X线可见双层或多层骨皮质。

2. 病理变化　骨密质骨膜下反应性新骨形成是本病的典型表现，新生骨小梁与骨面垂直，周围可见成骨细胞环绕。骨小梁之间可见轻度慢性炎症表现和炎症细胞浸润（图14-2）。

（三）慢性局灶性硬化性骨髓炎

慢性局灶性硬化性骨髓炎又称为致密性骨炎，是慢性根尖周炎的转归方向之一，主要发生在抵抗力强、细菌毒力弱时，慢性炎症刺激局部骨组织出现防御性反应，形成反应性新骨包绕根尖周病变组织。偶有发生于无炎症的正常牙根尖，提示其与咬合创伤有关。致密性骨炎可视为一种防御性反应，与健康无害，无需治疗。

1. 临床特点　慢性局灶性硬化性骨髓炎可发生于任何年龄，但好发于青少年。一般无症状，多在常规X线检查中偶然发现。多见于下颌第一磨牙，少数见于下颌第二磨牙或前磨牙的根尖区。病变局限于一个或两个牙的根尖区，与牙根容易识别，这点可以与其他牙骨质增生性疾病相鉴别。

2. 病理变化　病变区骨小梁比周围正常骨组织致密，主要是由不规则的骨小梁构成，其中含有复杂的嗜碱性线，狭小的骨髓腔含疏松的纤维结缔组织，可见少量淋巴细胞浸润。

（四）结核性骨髓炎

结核性骨髓炎也称颌骨结核，较为少见，常为身体其他部位的结核病继发而来，通过血行播散侵犯颌骨。其次为牙龈等口腔黏膜的结核病灶直接侵犯颌骨。一般多见于儿童，上、下颌骨均可发生。

1. 临床特点　类似于化脓性骨髓炎，局部软组织可出现渐进性肿胀，局部骨组织可隆起，质地坚硬，表面皮肤无充血红肿。病变波及颌骨后可形成寒性脓肿（又称冷脓肿），可经由皮肤瘘管排出。

2. 病理变化　颌骨结核的基本病理变化是骨髓腔内形成结核性肉芽组织，由上皮样细胞、朗汉斯巨细胞以及散在炎症细胞聚集形成上皮样细胞结节。结节中心常见干酪样坏死，周围可见增生的纤维结缔组织伴死骨形成。若继发化脓性感染则出现中性粒细胞浸润、脓肿形成等化脓性感染的一般病理变化。

（五）放射性骨髓炎

放射性骨髓炎又称为放射性骨坏死，是头颈部放射治疗后的严重并发症。目前对放射性骨髓炎的定义及诊断标准尚未达成共识。2017年中国口腔颌面外科杂志发表的《下颌骨放射性骨坏死临床诊疗专家共识》中提出，放射性骨髓炎的临床诊断依据：①放射治疗史；②临床上有颌骨放射后相关症状，且病程持续＞3个月；③影像学存在骨质改变或破坏；④组织病理学呈现放射性骨髓炎的典型表现。临床诊断同时具备①、②，以及③和④中的任何一项即可诊断。

1. 病因　放射性骨髓炎的病因及发病机制主要有三种学说。①放射、创伤及感染学说：即放射线造成小动脉损害，使局部血液循环障碍，同时因创伤导致细菌侵入，引起骨感染、坏死；②骨损害学说：即放射线对骨细胞直接作用，引起骨坏死，而血管改变所导致的循环障碍加重和延长了骨细胞的病理损害；③三低学说：指放射后造成低氧、细胞和血管明显减少，使骨形成及代偿作用受到严重破坏。

2. 临床特点　放射性骨髓炎病程缓慢，多在放疗后0.5～3.0年内发病。常见表现为局部红肿疼痛、反复感染、进行性张口受限、面部软组织瘘管溢脓不愈及死骨暴露，严重者可发生颌面部多间隙感染及病理性骨折。全身症状可表现为消瘦、贫血等消耗性表现。X线示照射区骨密度普遍降低，并伴有不规则的破坏，呈斑点状或虫蚀样边缘。

3. 病理变化　主要病理变化是骨的变性和坏死，并可继发骨髓炎和细菌感染。骨皮质表现为层板骨纹理结构粗糙，骨陷窝空虚，成骨和破骨现象均不明显，随后形成死骨。骨松质可见骨小梁萎缩。骨髓组织有不同程度的纤维化和炎症细胞浸润。变性骨周围可见大量破骨细胞和成骨细胞。血管变化不突出，可见小动脉内膜、内弹力层消失、肌层纤维化、外膜增厚等。

🔗 链接　药物相关性颌骨坏死

双膦酸盐类药物是一种骨吸收抑制剂，主要应用于骨质疏松、佩吉特（Paget）病、多发性骨髓瘤的治疗以及乳腺癌、前列腺癌骨转移的治疗和预防。患者在接受此类药物治疗后，可能出现较为严重的颌骨骨髓炎，最终出现颌骨坏死。近年来逐渐发现一些抗血管新生或抗骨吸收药物（如地诺单抗）后，也可造成类似的颌骨坏死。2014年，美国口腔颌面外科医师协会将此类疾病称为药物相关性颌骨坏死。该疾病的诊断标准是：①曾经或正在接受抗骨吸收或抗血管生成治疗；②颌面部死骨暴露或能通过口内、口外的瘘管或窦道探查到死骨，并持续8周以上；③颌骨无放射性治疗史且不存在明显的肿瘤转移性疾病。

二、骨纤维结构不良

本病又称为骨纤维异常增殖症，是一种颌骨发育畸形。其特点是受累的骨组织逐渐被增生的纤维组织所替代，病变中含有数量不等的骨样组织或未成熟的骨小梁。可累及单骨或多骨。本病的病因和发病机制尚不清楚。

1. 临床特点　本病一般无明显症状，受累骨呈缓慢性增大，病程长，青春期后可停止生长，也可终生缓慢进展，上颌比下颌多见。典型的X线表现为病变骨区阻射性降低，呈特征性磨玻璃样改变，病变与周围正常骨的分界不明显。

根据受累骨骼的部位和数量，可分为单骨性和多骨性骨纤维结构不良。单骨性骨纤维结构不良较多见，约占80%常累及颌骨。多骨性骨纤维结构不良多见于年轻成人，女性多见，发病率是男性的2倍。损害同时伴有皮肤色素沉着（皮肤咖啡牛奶色斑）、性早熟和其他高功能内分泌异常，称为麦丘恩-奥尔布赖特（McCune-Albright）综合征，又称多发性骨纤维发育不良伴性早熟综合征。

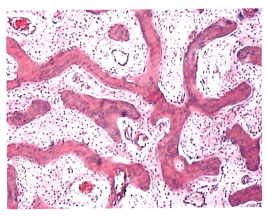

图 14-3　骨纤维结构不良

2. 病理变化　肉眼观，病变部位骨膨胀，剖面显示骨密质变薄，与骨松质之间无明显界限，骨髓腔被灰白色结缔组织或淡蓝色半透明的软骨替代。镜下观，疏松的细胞性纤维组织代替了正常骨组织，纤维组织背景下可见呈均匀分布、形态不一的编织状骨小梁。骨小梁之间的胶原纤维排列疏松或呈旋涡状，成纤维细胞大小一致，呈梭形或星形（图 14-3）。

三、骨化性纤维瘤

骨化性纤维瘤是一种骨组织中纤维-软骨来源的良性肿瘤。

1. 临床特点　本病多发生于青年人，常为单发性，以下颌骨为多见，女性多于男性。此瘤生长缓慢，早期无自觉症状；肿瘤逐渐增大后，可造成颌骨膨胀肿大，引起面部畸形和咬合紊乱。发生于上颌骨者，常波及颧骨，并可能波及上颌窦及腭部，使眼眶畸形、眼球移位，出现复视。

2. 病理变化　肉眼所见病损组织呈灰白或灰粉色，有沙粒感。由于纤维成分较多，其与纤维瘤近似。镜下见肿瘤由纤维组织和骨小梁构成。成纤维细胞和纤维细胞呈无定形排列，且形成胶原纤维，疏密不等的纤维结缔组织中均匀分布着骨小梁，骨小梁形状不规则，周围被成排的骨母细胞包绕，偶尔可见到破骨细胞，肿瘤的中央部常见编织骨，其外周逐渐向板状骨过渡，有的已成为板状骨（图 14-4）。

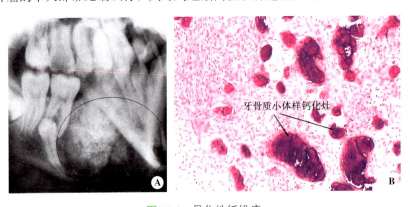

牙骨质小体样钙化灶

图 14-4　骨化性纤维瘤

A. X 线检查，圆圈内为骨化性纤维瘤病灶；B. 组织学表现，箭头所示为牙骨质小体样钙化灶

骨化性纤维瘤容易与骨纤维结构不良相混淆，可根据上述临床、病理表现予以鉴别（表 14-1）。

表 14-1　骨化性纤维瘤与骨纤维结构不良的鉴别

鉴别点	纤维结构不良	骨化性纤维瘤
性质	发育畸形	颌骨良性肿瘤
来源	增生的纤维成分	骨组织中的纤维-软骨成分
好发人群	儿童，无性别差异	青年，女性多见
好发部位	单发、多发均有	单发，下颌骨多见
合并其他异常	是	否
病理特征	增生纤维取代骨组织	纤维结缔组织中均匀分布骨小梁

四、骨 肉 瘤

骨肉瘤是以肿瘤细胞形成骨样基质为特征的肉瘤，起源于骨间质，在口腔颌面部的骨源性恶性肿瘤中最常见。

1. 临床特点 骨肉瘤可发生于任何颌面骨，多见于青年及儿童；病程较快。可触及包块是骨肉瘤的基本特征。发生于颌骨者，常表现为感觉异常、牙痛、牙松动、出血、鼻塞等症状。5%~10%的患者可发生病理性骨折。X线表现变异很大，大部分患者有溶骨与成骨的特征性表现，形成特征性的日光放射影，伴有骨皮质破坏及肿瘤扩展到软组织（图14-5）。软组织包块可以有不同程度的钙化，肿瘤与骨膜相互作用，继发骨膜抬起和骨膜反应性骨形成，导致多样的表现。

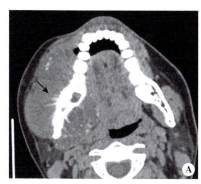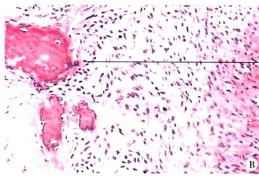

软骨样细胞骨样基质

图14-5 骨肉瘤影像学（A）和组织学（B）表现
A. 可见典型日光放射影（箭头所示）；B. 软骨样细胞骨样基质

2. 病理变化 肉眼观，骨肉瘤一般体积较大，呈鱼肉样或硬质地的肿瘤，有的有软骨。肿瘤常常破坏骨皮质并与软组织包块相互关联。普通型骨肉瘤根据组织成分不同，可分为成骨型、成软骨型和成纤维型。成骨型骨肉瘤可呈灰褐色和不规则的颗粒状，质地偏硬。成软骨型骨肉瘤往往呈灰白至黄褐色，有不同程度的钙化，切面呈鱼肉状外观或有丝状黏质。成纤维型切面色暗红，质软。

镜下观，普通型骨肉瘤为倾向于高度间变、多形性的肿瘤。肿瘤细胞形态多样，异型性明显，核分裂象多见，成软骨样细胞骨样基质为较重要的表现，呈现为致密、粉染、无规则形的细胞间物质。

第2节 颞下颌关节疾病

一、颞下颌关节紊乱综合征

颞下颌关节紊乱综合征是累及颞下颌关节和咬肌系统的、具有相关临床症状的一组疾病的总称，可以是结构性或功能性异常。本病可以分为咬肌紊乱疾病、结构紊乱疾病、炎性疾病和骨关节病等。颞下颌关节紊乱综合征的病因复杂，迄今尚不完全明确。目前认为多种因素的重叠作用与该疾病的发生有关，包括解剖因素、咬合因素、免疫学因素、关节负荷过重、解剖学因素。此外，精神心理因素也起到了重要的致病作用。

链接 颞下颌关节紊乱综合征诊断标准

2014年，国际牙科研究会（International Association for Dental Research，IADR）发布了基于症状问卷和临床检查的颞下颌关节紊乱综合征诊断标准（Diagnostic Criteria for Temporomandibular Disorders，DC/TMD）。该诊断标准包括躯体疾病评估轴（轴Ⅰ）、与疼痛相关的功能丧失和心理状态评估轴

（轴Ⅱ）两方面，对颞下颌关节紊乱综合征患者进行全面评估。

1. **临床特点** 以青壮年多见，女性比男性的发病率高。常见的临床特点：①颞下颌关节区和（或）相关咀嚼肌肌痛、头痛，表现为自发痛或开口痛，可伴有咀嚼痛；②关节弹响、破碎音、杂音或摩擦音，反映了不同的病理改变；③开口受限或其他相关下颌运动异常和功能障碍。此外，本病还伴有其他症状，如各种耳症、眼症、吞咽或言语困难等。

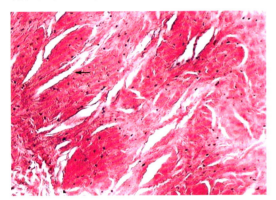

图14-6 颞下颌关节紊乱综合征
箭头示关节盘胶原纤维玻璃样变性、裂隙形成

2. **病理变化** 关节盘和髁突软骨表现为退行性病变。肉眼观察关节盘局部可变薄，多发生于后带；而双板区多发生穿孔。镜下观，病变部位的胶原纤维出现排列紊乱、变性（嗜碱性变）、溶解断裂以至形成裂隙等表现。前带和中带纤维主要表现为排列紊乱；中带及后带软骨细胞增多，细胞较大，成双或单个出现；且后带有新生的毛细血管长入；双板区纤维细胞增多，血管减少，出现纤维化，以及病理钙化等（图14-6）。病变较重时可累及髁突骨组织，骨细胞消失，骨小梁断裂，骨髓腔融合形成囊腔。局部可见崩解坏死的骨片。

二、骨关节炎

骨关节炎是骨关节软骨发生退行性变，继而邻近软骨、骨增生、骨化。发生在颞下颌关节的骨关节炎常继发于颞下颌关节紊乱病，多与关节负重过度有关。

1. **临床特点** 本病常见于40岁以上的成年人。女性稍多见，病程迁延。不伴全身症状。临床上主要表现为颞颌关节区疼痛，开、闭口及咀嚼时加重，颌骨运动受限，偶伴关节摩擦音。有骨质增生、骨赘以及伴有关节盘穿孔破裂者可闻及关节多声弹响、摩擦音或破碎音。慢性期可无明显关节痛。病损多发生于一侧关节。X线检查显示关节腔狭窄、关节变形和（或）髁突变扁平、骨赘形成、髁突前斜面唇状增生、软骨下骨硬化、囊性变等。

2. **病理变化** 肉眼观，关节面软骨损伤，暴露的软骨下骨可发生反应性增生，骨小梁增厚和表层致密骨形成并硬化。髁突前斜面可出现骨赘。残存的关节面软骨无光泽、粗糙呈绒毛状突起。髁突表面粗糙、骨质暴露或骨赘可导致关节盘穿孔。

镜下观，主要表现为关节软骨损伤和退行性变，以及关节软骨周围组织的修复和包括滑膜在内的增生性改变（图14-7）。肉眼观，软骨损伤表现为关节面软骨不规则变薄和纤维化，软骨细胞局灶性或广泛性死亡，纤维变性，形成软骨裂隙。下方骨质暴露，局部骨小梁微裂，破骨活跃，被纤维黏液样组织取代形成软骨下囊肿。骨组织修复表现为软骨下骨质增生和硬化，表层骨小梁增厚、关节面重建和骨赘形成以及软骨下囊肿周围骨质的反应性增生。滑膜细胞则呈乳头状增生，滑膜间质缺乏明显的炎症改变。

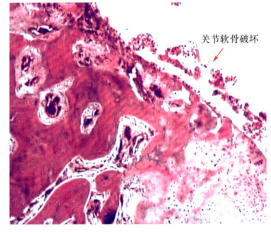

关节软骨破坏

图14-7 骨关节炎

三、类风湿关节炎

类风湿关节炎是一种非化脓性，以多关节受累为主伴有全身症状的自身免疫性疾病。本病病因尚未明确，目前认为是不同因素触发的一种自身免疫性疾病。

1. 临床特点 病变始于青壮年，女性居多，病变常双侧对称、多关节受累，以手足小关节受累最常见。患者除病变关节红、热及梭形肿大外，还可出现乏力、贫血、体重减轻、发热等症状。关节相关临床特点主要为反复发作的关节疼痛、肿胀和活动受累，有明显的晨僵现象，活动后关节僵硬逐渐减轻。类风湿关节炎患者中累及颞下颌关节者，表现为张口受限、关节僵硬、捻发音、牵涉痛和咬合痛。但严重张口受限而残疾者很少见。约10%的患者伴发干燥综合征（舍格伦综合征）。

2. 病理变化 类风湿关节炎以滑膜和关节软骨的病变最为典型，其主要特点为淋巴细胞和浆细胞浸润，血管炎和类风湿小结。①早期为滑膜炎症，表现为血管充血、水肿，炎症细胞浸润，关节腔内积液，滑膜表面纤维素样物质沉积。②慢性期以增生性病变为主，表现为滑膜细胞增生，绒毛肿大；滑膜内淋巴细胞增多或淋巴滤泡形成；富于血管的肉芽组织增生，形成一层血管翳，覆盖于软骨或骨表面。③晚期随着软骨表面肉芽组织的纤维化，关节软骨破坏，关节腔逐渐粘连消失，形成纤维性强直，最终发展为骨性强直。

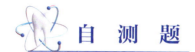 自 测 题

A型题

1. 镜下表现为骨髓腔内血管扩张充血、组织水肿，大量中性粒细胞渗出，形成脓肿的疾病是（ ）
   A. 急性颌骨骨髓炎
   B. 放射性骨坏死
   C. 慢性颌骨骨髓炎
   D. 慢性局灶性硬化性骨髓炎
   E. 成釉细胞瘤

2. 患者，女，18岁。上颌骨膨隆2年。颜面不对称，咬合关系尚可。X线显示病变区纤维成分较多，骨组织呈磨砂玻璃样变。镜下观，纤维组织代替了正常骨组织，骨小梁形态不一，粗细不等。排列紊乱，呈"C"形或"O"形。这是（ ）
   A. 颌骨骨髓炎
   B. 放射性骨坏死
   C. 骨纤维异常增殖症
   D. 骨肉瘤
   E. 成釉细胞瘤

3. 患者，男，14岁。下颌骨后份无痛性肿胀，进展缓慢。X线咬合片显示骨皮质骨膜下骨质增生。镜下观骨膜下骨密质反应性新骨形成，其中有少量淋巴细胞和浆细胞浸润，无化脓及死骨形成。最可能的疾病是（ ）

   A. 加雷骨髓炎
   B. 致密性骨炎
   C. 慢性化脓性颌骨骨髓炎
   D. 结核性骨髓炎
   E. 放射性骨髓炎

4. 患者，男，20岁。右下颌第一磨牙区轻微疼痛，X线见第一磨牙根尖有一圆形界限清楚的阻射区，镜下见骨小梁的厚度和数量增加，骨髓腔窄小，腔内有纤维组织及少量炎症细胞浸润。最可能的疾病是（ ）
   A. 加雷骨髓炎
   B. 致密性骨炎
   C. 慢性化脓性颌骨骨髓炎
   D. 结核性骨髓炎
   E. 放射性骨髓炎

5. 患者，男，57岁。下颌牙龈癌手术联合放疗后2年，术区间断性疼痛。开口受限，有死骨暴露，X线见骨密度降低。最可能的疾病是（ ）
   A. 化脓性颌骨骨髓炎
   B. 加雷骨髓炎
   C. 放射性骨坏死
   D. 进行性骨溶解症
   E. 骨质疏松症

（刘寅冬）

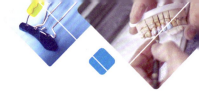

第15章
唾液腺疾病

第1节　唾液腺非肿瘤性疾病

唾液腺（又称涎腺）非肿瘤性疾病包括唾液腺发育异常和炎症性疾病。其中发育异常较少见，主要有腺体及导管的缺失、发育不全、结构及位置异常等，这些疾病多由遗传因素引起而较少有临床症状。唾液腺造影可发现异常改变。唾液腺炎可表现为局部肿胀疼痛，导管口红肿，有炎性分泌物流出。涎石病、干燥综合征（舍格伦综合征）等也都因腺泡和导管破坏，导致唾液腺分泌功能障碍，引起相应的临床症状。

一、唾液腺发育异常

（一）唾液腺先天缺失与发育不全

先天性唾液腺缺失极少见，任何唾液腺均可发生。单侧发生时，其余唾液腺可代偿性增大。多个腺体缺失可导致严重的口干，伴全口猖獗龋等疾病的发生。

唾液腺发育不全是一种综合征，除唾液腺腺体过小外，还常伴头颈部其他畸形，如小颌畸形、副耳等。患者往往没有症状，可在影像学检查时偶然发现。

该病因不清，可能与遗传因素有关，目前尚无有效治疗方法，临床上多对症处理。

（二）唾液腺导管发育异常

唾液腺导管发育异常以唾液腺导管扩张较常见。主导管扩张多见于下颌下腺，一般不造成病理改变。腮腺主导管扩张极罕见，其末梢导管扩张时，唾液腺造影常显示腺体轮廓正常，常伴有复发性唾液腺炎。先天性唾液腺导管异常，若无继发感染，一般不易发现，多在X线造影时偶然发现。镜下可见扩张的导管为单层或复层柱状上皮衬里，管腔内含嗜酸性、均质性的分泌物；继发感染者管壁和管周结缔组织中可存在炎症细胞。

导管异常还包括导管开口异常，下颌下腺导管开口可位于口底后部；腮腺导管开口可位于口角，副导管开口可位于颊、下颌下缘、上颌窦和颈部。可发生先天性涎腺瘘，涎腺瘘可为一个或多个，经常在瘘口流出唾液。涎腺导管先天性闭锁罕见，若导管闭锁，可形成潴留囊肿。

（三）异位涎腺与迷走唾液腺

异位涎腺是指腺体位置异常，单侧或双侧均可发生。下颌下腺常异位于扁桃体窝或舌下间隙，有时可与舌下腺融合。腮腺常异位于咬肌前缘或下缘。异位涎腺多无症状，局部隆起如肿块，进食时可有发胀感，一般不需治疗。偶可发生涎腺瘘，继发炎症、囊肿或肿瘤。

迷走唾液腺是指在正常唾液腺腺体附近或稍远处存在局灶性唾液腺组织，常见于颈侧、咽部、中耳、下颌骨及牙龈等处。迷走唾液腺无导管系统，因此进食时不参与唾液的分泌，但若形成涎腺瘘，进食时唾液可从瘘口排出。

当异位涎腺或迷走唾液腺组织继发涎腺瘘、炎症、囊肿和肿瘤时需手术治疗。

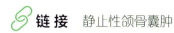 **链 接** 静止性颌骨囊肿

静止性颌骨囊肿为假性颌骨囊肿的一种类型，好发于下颌骨后份舌侧的解剖切迹，多见于中年以上男性，患者通常无自觉症状，多于X线检查时无意发现。X线表现为圆形或椭圆形、单房性密度减低区，有时见骨质硬化带环绕。其原因为发育过程中唾液腺迷走于下颌骨体内，又称发育性舌侧下颌唾液腺陷入或静止骨腔。

二、唾液腺炎

唾液腺炎主要发生在腮腺、下颌下腺及舌下腺，小唾液腺少见。如果炎症局限于导管部分，称为导管炎；如果腺体本身同时发炎，则称为唾液腺炎。主要由细菌或病毒感染所致，少数为变态反应引起。

（一）细菌性唾液腺炎

1. 急性唾液腺炎 该病多见于腮腺，又称为急性化脓性腮腺炎，多在外伤、全身感染性疾病、代谢性疾病、恶性肿瘤以及大手术术后发生。由于身体虚弱，免疫力降低，腮腺分泌减少，口腔卫生不良，口腔内致病菌经唾液腺导管进入腮腺，发生逆行感染。唾液腺结石或异物等使导管阻塞也是本病的发病因素之一。血源性感染者较少见，与败血症或脓毒血症有关，多见于新生儿。病原菌主要是金黄色葡萄球菌、草绿色链球菌及溶血性链球菌。

（1）临床特点 常发生于腮腺，多为单侧，双侧同时发病者较少见。老年人多见。早期表现为腮腺区的局部肿胀、疼痛，腮腺导管口红肿，唾液分泌减少，并可见脓性分泌物自导管口溢出。病变发展至脓肿形成时，疼痛加剧，呈持续性跳痛，腮腺区肿胀更为明显。患者多有发热，外周血白细胞计数增多，唾液涂片可见中性粒细胞及细菌。

（2）病理变化 急性化脓性腮腺炎根据临床表现及化验结果即可诊断，一般不做病理检查。镜下观，炎症早期腮腺导管的上皮细胞肿胀，管腔狭窄，管腔内有大量中性粒细胞及唾液潴留，导管周围及腺体间质中有密集的中性粒细胞浸润（图15-1）。后期唾液腺导管扩张，导管上皮破坏，腺泡消失，唾液腺组织坏死，形成多个化脓灶，急性炎症消退后，唾液腺组织纤维化。

2. 慢性唾液腺炎 以慢性化脓性唾液腺炎多见，常发生于下颌下腺及腮腺，舌下腺较少见。多由结石、异物、瘢痕挛缩或肿瘤压迫等导致导管狭窄或堵塞，继发感染而发病；也可由急性唾液腺炎转变而来。口腔内长期压力增高如吹乐器等，亦可发生逆行感染导致慢性唾液腺炎。

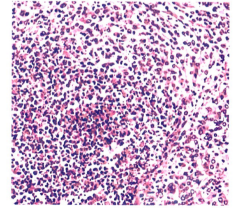

图15-1 急性唾液腺炎
腺体间质中有密集的中性粒细胞浸润

（1）临床特点 常单侧受累，表现为腺体局部肿大，酸胀感，进食时加重。挤压患侧腺体，导管口有少量浑浊、带咸味的黏稠液体流出。唾液腺造影表现为主导管呈腊肠样改变，末梢导管呈点球状扩张。

（2）病理变化 唾液腺导管扩张，管腔内有炎症细胞；导管周围及纤维间质中可见淋巴细胞和浆细胞浸润，有时可形成淋巴滤泡；腺泡萎缩、消失，被增生的纤维组织取代（图15-2）；小叶内导管上皮增生并可出现鳞状上皮化生。

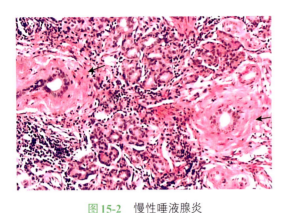

图15-2 慢性唾液腺炎

导管周围纤维化及淋巴细胞、浆细胞浸润（箭头所示）

3. 慢性复发性腮腺炎 曾称慢性化脓性腮腺炎，是腮腺的慢性炎症性疾病。病因尚不清楚，与自身免疫有关。先天性、广泛性导管扩张可为本病的发病诱因。儿童和成人慢性复发性腮腺炎只是发病年龄不同，后者为前者的延续，其病理变化大致相同。

（1）临床特点 儿童以3～6岁多见，无性别差异；成人以中年女性多见。表现为单侧或双侧腮腺反复肿胀，伴不适，唾液浑浊黏稠，挤压腺体可见导管口有脓液或胶冻状液体溢出。发生于儿童者青春期后可逐渐自愈，少数延至成人期痊愈。唾液腺造影可见末梢导管呈点状或斑片状扩张。

（2）病理变化 小叶内导管囊状扩张，导管上皮增生，囊壁为一至数层扁平上皮。囊腔可融合；附近导管周围有淋巴细胞浸润或形成淋巴滤泡；腺泡细胞萎缩。

（二）病毒性唾液腺炎

病毒性唾液腺炎最常见流行性腮腺炎。流行性腮腺炎是病毒感染引起的一种急性传染性疾病。常见于儿童，成年人亦可发病，病后可获得终生免疫。本病病毒是一种副黏液病毒，由唾液飞沫经呼吸道传播。病毒侵入机体后，在口腔黏膜和鼻腔黏膜内大量繁殖，进入血液而发生病毒血症，再经血液到达腮腺和其他器官。也有人认为病原体经腮腺导管口直达腮腺，而后侵入血液。

1. 临床特点 起病时多表现为发热、头痛、呕吐等全身症状。局部症状为腮腺肿胀、疼痛，咀嚼和进食时疼痛加剧，腮腺导管口常红肿。多为双侧腮腺同时发病，单侧发病少见、少数患者下颌下腺及舌下腺可同时被侵犯。全身其他脏器也可同时受累，如男性引起睾丸炎，女性引起卵巢炎。

2. 病理变化 受累腮腺为非化脓性渗出性炎症，下颌下腺及其他腺体也可同时受累。腺泡细胞内含空泡，可见包涵体，部分腺泡细胞坏死。导管上皮水肿，管腔内充满坏死细胞和渗出物。腺体被膜充血，间质水肿；淋巴细胞、浆细胞和巨噬细胞浸润。由于主导管被渗出物堵塞，使唾液中淀粉酶不能排出，而经淋巴进入血液，从尿中排出，故患者的血液及尿中的淀粉酶升高，有助于早期诊断或鉴别诊断。

三、涎　石　病

涎石病又名唾液腺导管结石，以下颌下腺居多，主要可能与其分泌黏液、导管长而不规则、导管开口于口底，异物容易进入等因素有关。其次好发于腮腺、舌下腺和小唾液腺，小唾液腺主要见于上唇和颊黏膜。

1. 临床特点 结石可发生于导管内或腺体内，其主要发生于导管内，是以脱落的上皮细胞、细菌、异物或细菌分解产物为核心，钙盐沉积于核心周围而形成。某些患者身体其他器官也同时发生结石，可能与全身代谢有关。男性稍多见。结石可无症状；若发生阻塞，进食时腺体出现肿胀、疼痛，进食后不久逐渐消失。挤压时可见脓液自导管口排出。X线表现为唾液腺腺体或排泄管内相当于结石部位呈现不透光区。

2. 病理变化 结石为单个或多个，呈圆形、椭圆形或长柱形，直径为0.1～2.0cm不等，或坚硬，或松软呈泥沙样。颜色为浅黄色或褐色，剖面呈同心圆层板状。结石所在部位的导管增生扩张，或出现鳞状化生，导管表面上皮脱落形成糜烂或溃疡。导管周围形成炎性肉芽组织，腺体其他部位导管扩张，管腔内含有黏液和炎症细胞。腺泡变性、萎缩、消失，代之以纤维结缔组织增生和慢性炎症细胞浸润（图15-3）。

四、IgG4 相关唾液腺炎

IgG4相关唾液腺炎属于系统性自身免疫性疾病的一种，该类疾病包括自身免疫性胰腺炎、硬化性胆管炎、腹膜后纤维化、硬化性唾液腺炎、假性肿瘤等。IgG4相关唾液腺炎属于自身免疫性疾病，其确切的发病机制尚不清楚。

（1）临床特点　IgG4相关唾液腺炎多见于中老年人，无明显性别差异。病期长短不一。主要表现为双侧大唾液腺肿大，以下颌下腺肿大为常见。常有颌下或颈部淋巴结肿大。除腺体肿大外，患者无明显自觉症状。多个腺体受累时可有程度不等的口干。触诊腺体明显增大，质地较硬，界限清楚，表面光滑或呈结节状。

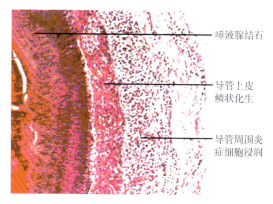

唾液腺结石

导管上皮鳞状化生

导管周围炎症细胞浸润

图15-3　涎石病

（2）病理变化　腺体剖面为淡黄色实质性。镜下观，腺体结构存在，腺泡萎缩，间质明显纤维化，致密的淋巴细胞、浆细胞浸润，常形成淋巴滤泡，可见胶原鞘和闭塞性静脉炎。小叶间结缔组织显著增生，并有玻璃样变性；导管扩张，腺泡萎缩消失，而为大量淋巴细胞、嗜酸性粒细胞和浆细胞取代。浸润的淋巴细胞以T细胞为主，尤其是CD8$^+$ T细胞，并见大量的IgG4阳性浆细胞，有的形成反应性淋巴滤泡，但是导管上皮内很少有淋巴细胞浸润，一般无上皮-肌上皮岛形成。唾液腺实质萎缩，但是小叶结构尚存。免疫组化显示IgG4阳性的浆细胞浸润，IgG4/IgG比例增高。

五、干燥综合征

干燥综合征（舍格伦综合征）是一种以慢性淋巴上皮性唾液腺炎、干燥性角膜炎和口干症为主要临床表现，病因不明的自身免疫性疾病，常合并系统性红斑狼疮与类风湿关节炎等系统性自身免疫性疾病。临床上可分为：①原发性舍格伦综合征，只表现为干燥综合征，即唾液腺、泪腺等外分泌腺功能障碍；②继发性舍格伦综合征，除干燥综合征外尚合并其他自身免疫性疾病。

1. 临床特点　本病40岁以上中年女性多见，为男性的4～5倍。主要特点：①口腔表现：因唾液分泌减少，致严重口渴和龋齿增多，并影响咀嚼、吞咽和语言功能。口腔检查可见黏膜干燥、舌乳头萎缩、表面光滑呈"镜面舌"。唇、颊、舌黏膜可出现裂纹以至溃疡而产生疼痛或烧灼感。②眼部表现：由于泪液分泌减少导致干燥性角膜、结膜炎，眼干有异物感、视物疲劳、畏光、少泪或无泪。③唾液腺或泪腺肿大：以腮腺多见，多为双侧，腮腺呈弥漫性肿大，边界不清，挤压腺体，导管口分泌物少或无，继发感染时可有脓液自导管口溢出。④结缔组织病：大多数患者同时伴有类风湿关节炎，偶尔出现系统性红斑狼疮、硬皮病、多发性肌炎等自身免疫性疾病。

2. 病理变化　肉眼观，腺体弥漫性肿大或呈结节状包块，剖面呈灰白色，腺小叶境界尚可分辨。镜下观，主要有三方面特点，即腺实质萎缩、淋巴细胞浸润、上皮-肌上皮岛形成。早期，淋巴细胞浸润于腺泡之间，将腺泡分离，随之腺泡破坏、消失，为淋巴细胞所取代，形成滤泡。小叶内导管上皮增生，形成大小不一的实性上皮团块，即上皮-肌上皮岛（图15-4）。

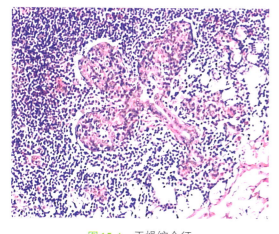

图15-4　干燥综合征

腺小叶内淋巴细胞密集浸润，腺泡破坏消失、导管上皮增生形成实性的上皮-肌上皮岛

唇腺的基本病变同大唾液腺，因此临床多取唇腺组织做活检。唇腺活检的定度标准各国不尽相同，一般依据小叶内导管周围局灶性淋巴细胞浸润的程度为评价标准：在4个腺小叶的区域内（4mm²），以50个以上淋巴细胞作为1个浸润灶，将淋巴细胞浸润程度分为4度（表15-1）。一般认为，存在1灶/4mm以上的淋巴细胞浸润对诊断干燥综合征有意义，故干燥综合征多表现为3～4度。

表15-1 唇腺活检不同度数对应的每4mm²浸润淋巴细胞数

分度	每4mm²浸润淋巴细胞数
0	无淋巴细胞浸润
1	轻度浸润
2	中度浸润
3	一个灶
4	一个以上的灶

第2节 唾液腺肿瘤性疾病

一、概　述

（一）唾液腺肿瘤的组织学分类

唾液腺肿瘤是口腔颌面部常见肿瘤，发病率较高，我国数据显示其占全身肿瘤的2.3%左右。唾液腺肿瘤最常发生于腮腺；肿瘤多为上皮源性，间叶性肿瘤少见。唾液腺肿瘤临床表现多种多样，结构复杂、形态多变，生物学行为差异大，2017年WHO关于唾液腺肿瘤的组织学分类见表15-2。

表15-2 WHO唾液腺肿瘤的组织学分类

1.恶性上皮性肿瘤	低分化癌	导管乳头状瘤
黏液表皮样癌	淋巴上皮癌	内翻性导管乳头状瘤
腺样囊性癌	鳞状细胞癌	导管内乳头状瘤
腺泡细胞癌	嗜酸性腺癌	皮脂腺腺瘤
多形性腺瘤	成涎细胞瘤	小管状腺瘤及其他导管腺瘤
透明细胞癌	2.良性上皮性肿瘤	3.非肿瘤性上皮病损
基底细胞腺癌	多形性腺瘤	硬化型多囊性腺病
导管内癌	肌上皮瘤	结节性嗜酸细胞增生
非特异性腺癌	基底细胞腺瘤	淋巴上皮性唾液腺炎
涎腺导管癌	沃辛（Warthin）瘤	闰管增生
肌上皮癌	嗜酸性腺瘤	4.良性软组织肿瘤
上皮-肌上皮癌	淋巴腺瘤	血管瘤
多形性腺瘤癌变	皮脂腺型	脂肪瘤/唾液腺脂肪瘤
分泌癌	非皮脂腺型	结节性筋膜炎
皮脂腺癌	囊腺瘤	5.淋巴造血系统肿瘤
癌肉瘤	乳头状唾液腺瘤	黏膜相关淋巴组织结外边缘区淋巴瘤

（二）唾液腺肿瘤的组织发生学

肿瘤细胞来源于正常细胞，虽然有不同程度的异型性，但仍有模仿组织来源的特性。唾液腺肿瘤的组织发生比较复杂，早期提出的关于唾液腺肿瘤发生的假说有基底细胞储备理论、多能单储备细胞理论、半多能双储备细胞理论和多细胞理论。其中得到广泛认可的是半多能双储备细胞理论。该理论认为闰管细胞和排泄管的基底细胞是唾液腺的干细胞或储备细胞。闰管的储备细胞是腺样囊性癌、基底细胞腺癌、腺泡细胞癌、多形性腺瘤的细胞来源，而唾液腺的导管癌、黏液表皮样癌等来源于排泄管的基底细胞（图15-5）。

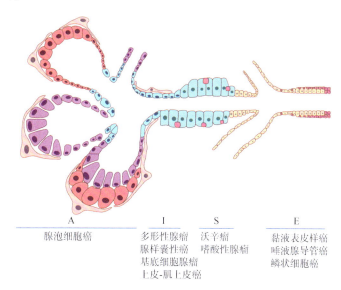

A	I	S	E
腺泡细胞癌	多形性腺瘤 腺样囊性癌 基底细胞腺癌 上皮-肌上皮癌	沃辛瘤 嗜酸性腺瘤	黏液表皮样癌 唾液腺导管癌 鳞状细胞癌

图15-5　唾液腺肿瘤与唾液腺上皮形态学相类似的模式图
A：腺泡；I：闰管；S：纹管；E：排泄管

二、常见的唾液腺肿瘤

（一）多形性腺瘤

多形性腺瘤是一种包膜情况不一、镜下以结构多形性而不是细胞多形性为特征的肿瘤。通常上皮和变异肌上皮成分与黏液、黏液样组织或软骨样组织混合存在。曾认为黏液软骨样组织来自间叶组织，故又称为混合瘤，是唾液腺肿瘤中最常见的类型。

1. 临床特点　多形性腺瘤是最常见的唾液腺肿瘤，根据国内12所口腔医学院统计，多形性腺瘤占唾液腺上皮性肿瘤的45.5%，占其良性肿瘤的71.6%。可发生于任何年龄，以20～50岁最多见，平均就诊年龄是45岁。女性：男性为2：1。约80%发生于腮腺，其次为下颌下腺，舌下腺罕见。小唾液腺以腭部最多见，上唇、磨牙后区、颊腺和舌等均可发生。临床上通常表现为生长缓慢的肿块，多数直径在2～5cm，肿瘤呈不规则形，表面有结节。由于结构不同，触之软硬不一，可活动，发生于腭部和多次复发者一般不活动，腭部肿物较大时黏膜表面可形成创伤性溃疡。当生长加快并伴有疼痛时应考虑恶变。

2. 病理变化　肉眼观，肿瘤呈不规则结节状，与正常腺体界限清楚，常有包膜，但薄厚不一。发生于小唾液腺者包膜通常不完整或无包膜。大的肿瘤表面常有隆起。剖面实性，灰白色或黄色，可见囊腔，内含透明黏液。有时可见淡蓝色半透明胶冻状软骨样区和黏液样区。复发的肿瘤常为多灶性，分布广泛。

镜下观，肿瘤表现为结构的多形性和混合性特征，主要由肿瘤性上皮、黏液样组织和软骨样组织构成。肿瘤性上皮包括腺上皮、肌上皮，可排列成腺管状、片状、条索状或弥漫分布，呈多样性。①腺管样结构：呈双层细胞排列，内层为立方或矮柱状细胞，外层为梭形的肌上皮细胞或柱状基底细胞，管腔内含均质红染的上皮性黏液（图15-6A）；②肌上皮结构：肿瘤性肌上皮细胞是多形性腺瘤的常见成分，有时成为主要成分，可分为浆细胞样、梭形、上皮样和透明肌上皮细胞四种形态，其中以浆细胞样肌上皮细胞多见，在腺管样结构周围形成片块、条索或弥漫散在分布。约25%的肌上皮结构中可见巢状鳞状上皮化生，细胞间桥明显，中心有角化珠（图15-6B）；③黏液样组织和软骨样组织：黏液样组织呈淡蓝色或淡红色，其中散在分布着星形或梭形的肌上皮细胞。软骨样组织似透明软骨，与黏液样组织移行，软骨细胞呈空泡状，可位于软骨样陷窝中（图15-6C）。

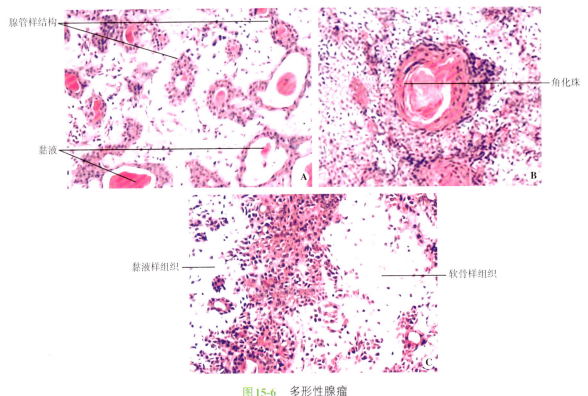

图15-6　多形性腺瘤

A.腺管样结构；B.角化珠；C.黏液样和软骨样组织

　　肿瘤间质较少，常见玻璃样变性，偶见钙化或骨化。肿瘤包膜大都完整，有时可见瘤细胞侵入。

　　3. 预后　　多形性腺瘤为良性肿瘤，由于包膜内常有瘤细胞侵入，近黏液样成分包膜薄、不完整或无包膜，术后容易复发。病期长的多形性腺瘤可发生恶性转化，尤其是细胞成分越丰富，发生恶性转化的危险性就越高。病期在5～10年及以上、直径超过4cm的多形性腺瘤，需仔细观察是否存在局灶性恶变和包膜外浸润。

（二）腺样囊性癌

　　腺样囊性癌是一种基底细胞样肿瘤，它由上皮细胞和肌上皮细胞排列成管状、筛状和实性巢等不同的形态结构。尽管生长缓慢，但是由于浸润性生长，常危及患者生命。腺样囊性癌又称为圆柱瘤。

　　1. 临床特点　　好发于40～60岁的中老年人，无明显性别差异。较常累及腮腺和腭部，舌下腺发生的肿瘤应首先考虑此癌。腺样囊性癌生长缓慢，病程较长，早期侵犯神经出现疼痛、神经麻痹等症状，导致相应的功能障碍，甚至成为患者就医的主要症状。肿物不活动，中等硬度，发生于腭部者常形成黏膜溃疡或穿孔。

　　2. 病理变化　　肉眼观，肿瘤呈圆形或结节状，平均直径3cm，无包膜，与周围组织界限不清。切面实性，灰白色或浅褐色，可见透明条索、出血和囊性变。

　　镜下观，肿瘤由导管衬里上皮细胞和肌上皮细胞构成，按细胞类型和排列方式不同可分为三种类型。

（1）腺样（筛状）型 瘤细胞排列成团块状，其中含有许多大小不等的囊腔，呈筛状，是腺样囊性癌最常见的特征性结构。筛孔内含嗜酸或嗜碱黏液样物质，有的囊腔含粉染的玻璃样变性间质（图15-7A）。

（2）管状型 由2～3层瘤细胞排列成管状结构，内层为导管上皮细胞，外层为肌上皮细胞，腔内含强嗜酸性黏液物质（图15-7B）。

（3）实性型 瘤细胞排列成实性团块，中心可出现变性坏死（图15-7C）。

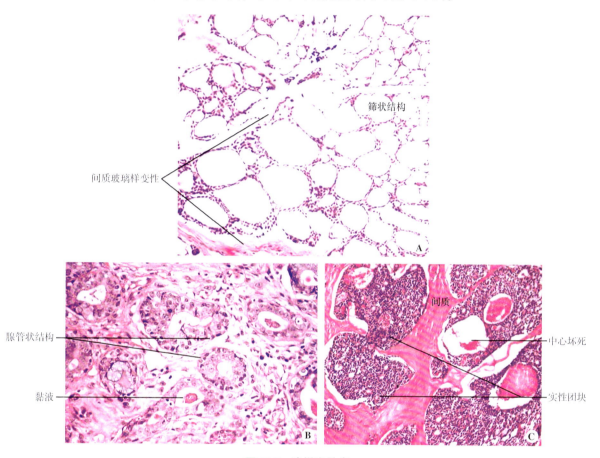

图15-7 腺样囊性癌

A.腺样（筛状）型；B.管状型；C.实性型

3. 生物学行为 腺样囊性癌无包膜，侵袭力极强，术中应扩大手术范围，术后加放疗，否则极易复发。肿瘤易沿神经生长，因此早期可出现神经受累症状，侵入血管可经血道转移至肺、肝、骨和脑等处，但淋巴转移少见。预后与组织学类型有关，腺样（筛状）型预后好，实性型更易复发和早期转移，预后较差。

（三）黏液表皮样癌

黏液表皮样癌是由黏液细胞、中间细胞和表皮样细胞构成的恶性唾液腺上皮性肿瘤，是常见的唾液腺恶性肿瘤。

1. 临床特点 患者年龄分布广，多见于中年及以上，也可见于儿童，女性约占2/3。最常累及腮腺和腭部。临床表现与其分化程度相关，高分化者与多形性腺瘤相似，为缓慢生长的无痛性肿块，病史较长，肿物较小，质地中等，活动度差，可有囊性感。发生于口内小唾液腺者位置表浅时可呈淡蓝色，似黏液囊肿。低分化者生长迅速，体积大，界限不清，固定，常伴有疼痛、溃疡及面瘫。

2. 病理变化

肉眼观，肿瘤大小不等，常无包膜。高分化者与多形性腺瘤相似，切面呈灰白或粉红色，可见小囊腔，内含透明黏液；低分化者与周围组织界限不清，切面灰白实性，常见出血坏死。

镜下观，肿瘤实质由黏液细胞、表皮样细胞和中间细胞组成。黏液细胞较大，呈柱状或杯状，能分泌黏液；表皮样细胞似鳞状上皮细胞；中间细胞似上皮基底细胞。按三种细胞比例、排列方式和分化程度不同，黏液表皮样癌可分为三种类型。

（1）高分化（低度恶性）型 以黏液细胞和表皮样细胞为主，占50%以上，中间细胞少，细胞分化良好，无明显异型性和核分裂象。肿瘤细胞形成大小不等的囊腔，内衬黏液细胞，外周为表皮样细胞和中间细胞，腔内含有黏液，量多时可使囊腔扩张甚至破裂，黏液外溢形成黏液湖（图15-8A）。

（2）低分化（高度恶性）型 黏液细胞不足10%，以表皮样细胞和中间细胞为主，且瘤细胞多呈实性团块，缺乏囊腔样结构，呈浸润性生长，异型性明显，核分裂象多见，黏液湖较少（图15-8B）。

（3）中分化（中度恶性）型 介于以上两型之间，黏液细胞多于10%，表皮样细胞和中间细胞常排列成实性团块，囊腔少，偶见异型性和核分裂象。

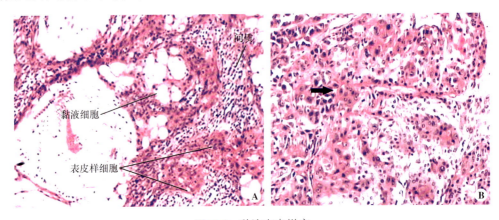

图 15-8 黏液表皮样癌

A. 高分化型，以黏液细胞和表皮样细胞为主；B. 低分化型，以表皮样细胞和中间细胞为主

3. 生物学行为

组织学分型对预后有重要意义，高分化者手术切除后预后好，低分化者手术切除后常复发和转移，预后较差。

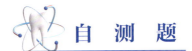

自 测 题

1. 有关唾液腺发育异常的描述，错误的是（ ）

  A. 唾液腺先天性缺失可发生于任何唾液腺

  B. 唾液腺先天性缺失不影响咀嚼、吞咽及发音

  C. 唾液腺发育不全常伴有头颈部其他畸形

  D. 异位唾液腺多无症状，一般不需治疗

  E. 导管发育异常以唾液腺导管扩张常见

2. 临床上为确诊干燥综合征，常取哪个腺体的组织做活检（ ）

  A. 唇腺   B. 腮腺

  C. 下颌下腺   D. 腭腺

  E. 颊腺

3. 下列对于急性化脓性腮腺炎的病理表现描述，错误的是

（ ）

  A. 腮腺导管扩张

  B. 导管周围及间质中可见淋巴细胞和浆细胞浸润，有时可形成淋巴滤泡

  C. 导管周围及腺实质中有密集的中性粒细胞浸润

  D. 唾液腺组织广泛性破坏及坏死

  E. 可形成多个化脓灶

4. 含黏液样和软骨样组织的是以下哪种肿瘤（ ）

  A. 腺淋巴瘤   B. 多形性腺瘤

  C. 腺样囊性癌   D. 黏液表皮样癌

  E. 腺泡细胞癌

5. 黏液表皮样癌好发部位是（ ）

A. 舌下腺   B. 下颌下腺

C. 腮腺   D. 腭腺

E. 唇腺

6. 易导致面瘫的肿瘤主要是（　　）

  A. 多形性腺瘤   B. 黏液表皮样癌

  C. 腺泡细胞癌   D. 腺样囊性癌

  E. 沃辛瘤

7. 腺样囊性癌的细胞成分主要为（　　）

  A. 腺上皮细胞和肌上皮细胞

  B. 鳞状细胞和肌上皮细胞

  C. 肌上皮细胞和纤维细胞

  D. 黏液细胞和导管衬里上皮细胞

  E. 黏液细胞和软骨样细胞

8. 多形性腺瘤在小唾液腺多见于（　　）

  A. 唇部   B. 颊部

  C. 舌部   D. 腭部

  E. 牙龈

9. 黏液表皮样癌的细胞组成是（　　）

  A. 表皮样细胞、腺上皮和黏液细胞

  B. 表皮样细胞、软骨样细胞和中间细胞

  C. 腺上皮细胞、黏液细胞和中间细胞

  D. 表皮样细胞、黏液细胞和中间细胞

  E. 黏液细胞、软骨样细胞和中间细胞

10. 容易早期发生肺部转移的口腔颌面部肿瘤是（　　）

  A. 多形性腺瘤   B. 黏液表皮样癌

  C. 腺泡细胞癌   D. 腺样囊性癌

  E. 多形性低度恶性腺癌

11. 多形性腺瘤中可见下列结构，除了（　　）

  A. 导管样结构   B. 肌上皮团块

  C. 角化珠   D. 鳞状上皮化生

  E. 筛状结构

12. 关于高度恶性黏液表皮样癌，以下说法正确的是（　　）

  A. 表皮样细胞少于10%

  B. 黏液细胞少于10%

  C. 中间细胞少于10%

  D. 黏液细胞和中间细胞均少于10%

  E. 表皮样细胞和中间细胞均少于10%

（马　超）

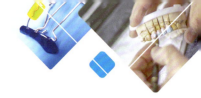

第16章
口腔颌面部及颈部囊肿

囊肿是一种非脓肿性病理性囊腔，内含囊液、半流体物质或气体，通常由纤维结缔组织囊壁包绕，绝大多数囊肿的囊壁有上皮衬里，少数无上皮衬里者又称为假性囊肿。口腔颌面部好发囊肿，其中颌骨为人类骨骼中最好发囊肿的部位。在2017年WHO对牙源性肿瘤的新分类中，将上一版更名的牙源性角化囊性瘤和牙源性钙化囊性瘤分别恢复为牙源性角化囊肿和牙源性钙化囊肿。

发生在口腔颌面及颈部的囊肿按照发生部位可以分为颌骨囊肿以及软组织囊肿，按照来源可以分为牙源性囊肿和非牙源性囊肿，按照病理过程可以分为发育性囊肿和炎症性囊肿，按照是否衬里上皮可以分为真性囊肿和假性囊肿。

国际上口腔颌面部囊肿分类有很多种，本版教材参考WHO牙源性肿瘤分类第4版（2017）、Meryn Shear 和 Paul Speight 主编的《口腔颌面部囊肿（第4版）》、《口腔组织病理学（第8版）》（人民卫生出版社）以及上一版教材，将口腔颌面及颈部囊肿分类归纳如下（表16-1）。

表16-1　口腔颌面部及颈部囊肿分类

1. 颌骨牙源性囊肿	2. 颌骨非牙源性囊肿
（1）牙源性发育性囊肿	（1）非牙源性发育性颌骨囊肿
①含牙囊肿	①鼻腭管（切牙管）囊肿
②牙源性角化囊肿	②鼻唇（鼻牙槽）囊肿
③婴儿牙龈囊肿	（2）颌骨假性囊肿（无上皮囊肿）
④成人牙龈囊肿	①动脉瘤性骨囊肿
⑤发育性根侧囊肿（葡萄状牙源性囊肿）	②单纯性（外伤性）骨囊肿
⑥萌出囊肿	3. 口腔颌面部及颈部软组织囊肿
⑦涎腺牙源性囊肿	①皮样或表皮样囊肿
⑧牙源性钙化囊肿	②鳃裂囊肿
⑨正角化牙源性囊肿	③甲状舌管囊肿
（2）牙源性炎症性囊肿	④黏液囊肿
①根尖周囊肿	⑤舌下囊肿
②炎症性根侧囊肿	⑥畸胎样囊肿

第1节　颌骨牙源性囊肿

牙源性囊肿是指牙齿形成器官的上皮或上皮剩余所发生的一组囊肿，一般发生在颌骨内，是具有上皮结构的真性囊肿。牙源性上皮有成釉器、缩余釉上皮、牙板上皮、牙周上皮剩余和口腔上皮，这些上皮可直接发育成囊肿（如含牙囊肿），也可以在慢性炎症刺激下形成囊肿（如根尖周囊肿）。

🔗 **链接**

一般认为牙源性囊肿的衬里上皮来源于牙源性上皮剩余,而不同囊肿可能来源于不同的上皮剩余,①口腔上皮可参与牙源性角化囊肿、牙龈囊肿的形成；②牙板上皮剩余可参与牙源性角化囊肿、发育性根侧囊肿和牙龈囊肿的发生；③缩余釉上皮可能参与含牙囊肿、萌出囊肿、发育性根侧囊肿、炎症性根侧囊肿、腺牙源性囊肿的发生；④牙周上皮剩余参与根尖周囊肿、残余囊肿和发育性根侧囊肿以及炎症性根侧囊肿的发生。

一、牙源性发育性囊肿

（一）含牙囊肿

含牙囊肿又称滤泡囊肿，是指囊壁包含一个未萌出的牙冠并附着于该牙牙颈部的囊肿。

1. 临床特点 好发于中青年男性，发生部位以下颌第三磨牙区最常见，多累及恒牙。生长极慢，常在行X线检查时偶然被发现。囊肿较大时可引起颌骨膨隆或面部不对称、牙齿移位及邻近牙的牙根吸收。X线表现为一个圆形透射区，边界清楚，囊腔内含未萌的牙冠（图16-1）。

2. 病理变化 肉眼观，囊壁较薄，囊腔内含有牙冠，囊壁附着于牙颈部，囊液多呈黄色。镜下观，①内衬较薄的复层扁平上皮（图16-2），由2～5列扁平细胞或矮立方细胞构成，无角化、无上皮钉突；②纤维囊壁内炎症不明显，囊肿继发感染时，上皮可增生，上皮钉突明显，纤维囊壁内见大量炎症细胞浸润；③约40%囊肿的衬里上皮可发生黏液化生，含产黏液细胞或纤毛柱状细胞；④纤维囊壁中有时可见牙源性上皮岛。

3. 预后 含牙囊肿手术治疗后很少复发，预后较好。

4. 组织来源 缩余釉上皮。

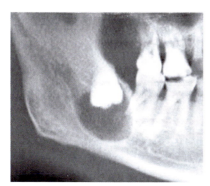

图16-1　含牙囊肿X线检查表现

类圆形透影区内含有埋伏智齿牙冠部分

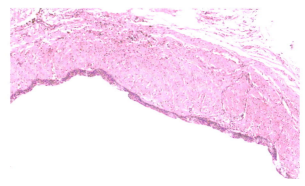

图16-2　含牙囊肿病理变化

内衬较薄复层扁平上皮

（二）牙源性角化囊肿

牙源性角化囊肿是一种内衬不全角化复层扁平上皮，具有潜在侵袭性的牙源性囊肿，有时可与痣样基底细胞癌综合征并发。

🔗 **链接** 痣样基底细胞癌综合征

痣样基底细胞癌综合征又称为颌骨囊肿-基底细胞痣肋骨分叉综合征、多发性基底细胞综合征、戈林（Gorlin）综合征，主要表现为：①多发性皮肤基底细胞癌；②颌骨多发性牙源性角化囊肿；③骨异常如肋骨分叉和脊椎骨异常等；④额部和颞顶部隆起，眶距过宽和轻度下颌前突构成特征性面部表现；⑤钙、磷代谢异常，表现为脑膜钙化和服用甲状旁腺激素之后缺乏磷酸盐尿的排出。

1. 临床特点 好发于中青年男性，病变多累及下颌骨，可单发或多发。病变主要沿颌骨

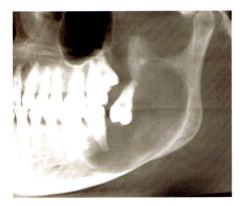

图16-3　角化囊肿的X线表现
左侧下颌骨体及升支部单房透射区，内含阻生牙

前后方向生长，一般不引起明显的颌骨膨大，多在常规X线检查时偶然发现。病变较大时也可出现颌骨膨隆，继发感染时可出现疼痛、肿胀，伴瘘管形成时有脓或液体流出，有时甚至引起病理性骨折或神经麻木等症状。X线表现为单房或多房性透射区，边缘呈扇形切迹（图16-3），表现多样，缺乏特异性，因此对其诊断应基于病变的组织病理学特点。

2.病理变化　肉眼观，囊肿壁较薄，囊腔内常含有黄白色发亮的片状物或干酪样物质，有时囊液较稀薄，呈淡黄色或血性液体。镜下观，①衬里上皮为较薄的厚度一致的复层扁平上皮，常由5～8层细胞组成，一般无上皮钉突，上皮-纤维组织界面平坦，衬里上皮常与其下方的结缔组织囊壁分离，形成上皮下裂隙（图16-4A）；②上皮表面呈波浪状或皱褶状，表层角化层多为不全角化；③棘细胞层较薄，与表面角化层的移行过渡较突然，棘细胞常呈细胞内水肿；④基底细胞层界限清楚，由柱状或立方状细胞组成，胞核着色深且远离基底膜，呈栅栏状排列；⑤纤维性囊壁较薄，一般无炎症，但合并感染时，增厚的囊壁内有大量炎症细胞浸润，上皮可发生不规则增生，出现上皮钉突，角化消失；⑥纤维组织囊壁内有时可见微小的子囊和（或）上皮岛（图16-4B）。

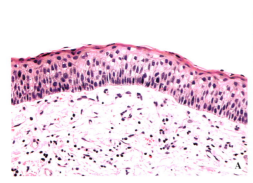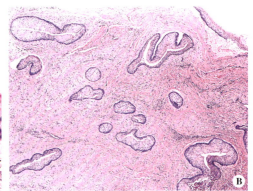

图16-4　牙源性角化囊肿
A.衬里上皮为厚度一致的复层扁平上皮；B.纤维组织囊壁内可见多个微小子囊

3.预后　牙源性角化囊肿具有较高的术后复发倾向，复发原因可能是其囊壁薄、易破碎，或囊壁内含有微小子囊或卫星囊（特别是伴发痣样基底细胞癌综合征的病变）而导致手术难以完整摘除，而残留囊壁的上皮具有高度增殖能力，因而易引起复发。

4.组织来源　多数人认为其来自牙板上皮剩余，也有人认为其可能来自口腔黏膜特别是下颌磨牙升支区邻近的黏膜上皮。

（三）其他牙源性发育性囊肿

其他牙源性发育性囊肿见表16-2。

表16-2　其他牙源性发育性囊肿

名称	临床特点	病理变化	预后
婴儿牙龈囊肿	上颌多见，牙槽黏膜的多个白色或浅黄色结节，又称为博恩（Bohn）结节，似粟米大小，多少不等	位于紧贴上皮下方固有层内，衬里上皮为薄层角化鳞状上皮，基底细胞扁平。囊腔内充满脱落的角化物，偶见炎症细胞。有的囊肿与表面黏膜上皮粘连	可自行消失，不需治疗

续表

名称	临床特点	病理变化	预后
成人牙龈囊肿	下颌多见，多发生于唇颊侧，以尖牙和前磨牙区最常见；生长缓慢、无痛性圆形肿大，有波动感、颜色与正常牙龈相同或呈淡蓝色；X线检查常无异常，当囊肿较大时可导致其表面侵蚀性吸收	衬里上皮厚薄不一，较薄的区域仅由1～2层扁平或立方细胞组成，较厚者为复层扁平上皮，无钉突，无角化；可见局灶性上皮增厚形成上皮斑，细胞呈水样透明状	局部切除后无复发
发育性根侧囊肿	下颌多见，以尖牙和前磨牙区最多见，发生于活髓牙根侧或牙根之间。X线检查见圆形或卵圆形边界清楚的透射区，一般有硬化的边缘。有时表现为多房性，手术标本呈葡萄状，又称为葡萄状牙源性囊肿	衬里上皮为较薄无角化的鳞状或立方状上皮，由1～5层细胞组成，胞核较小，呈固缩状；局灶性上皮增厚常形成上皮斑，主要由梭形或卵圆形透明细胞组成，囊壁的结缔组织为成熟的胶原纤维，炎症不明显，有时可见牙源性上皮条索或上皮岛	手术摘除后一般无复发倾向
萌出囊肿	乳牙、恒牙均可受累，好发于前牙到第一前磨牙区，是发生于骨外软组织内的含牙囊肿，正在萌出的牙齿上方有淡蓝色或粉红色、表面光滑的肿物，质地柔软且有波动感，X线检查常无骨异常表现或仅见压迫形成的陷窝	囊肿上方有牙龈黏膜覆盖，囊壁衬里上皮具有缩余釉上皮特征；继发炎症时，上皮增生，结缔组织囊壁内有慢性炎症细胞浸润	袋型手术，或咬破后自愈
涎腺牙源性囊肿	涎腺牙源性囊肿又称腺性牙源性囊肿、牙源性产黏液囊肿或唾液腺牙源性囊肿，多表现为颌骨局部膨大，无痛。X线表现为边界清楚的单囊或多囊性透射区	衬里上皮部分为复层扁平上皮，表层为嗜酸立方或柱状细胞，常形成不规则的乳头状突起，含数量不等的纤毛细胞和产黏液细胞；衬里上皮可发生局灶性增厚，形成上皮斑结构。衬里上皮内常可形成囊性小腔隙，形成黏液池；纤维囊壁内无明显炎症细胞浸润	术后有复发倾向
牙源性钙化囊肿	好发颌骨前份，伴发牙瘤者常累及上颌骨前部。病变较局限，也可发生于颌骨外的软组织内。X线表现为界限清楚的放射透光区，单房或多房，有时伴发牙瘤	衬里上皮的基底细胞呈立方状或柱状，胞核远离基底膜，浅层由疏松的星形细胞构成。上皮和纤维囊壁内可见影细胞灶，不同程度钙化。邻近上皮基底层下方可见带状发育不良牙本质	摘除术后较少复发
正角化牙源性囊肿	好发于下颌骨，也可双侧多发。无痛性膨隆，常因X线检查时偶然发现，单房性透射影，边缘硬化，有时也可多房，一半伴阻生牙	衬里上皮由5～8层细胞组成的复层扁平上皮，纤维囊壁无炎症，上皮钉突不明显，上皮表层呈正角化，呈较厚的分层状，下方可见颗粒层，基底层细胞扁平或立方状	刮治术后较少复发

二、牙源性炎症性囊肿

（一）根尖周囊肿

根尖周囊肿是颌骨内最常见的牙源性囊肿，一般经历了牙龋坏、牙髓炎症和坏死、根尖周组织的炎症和免疫反应。相关牙拔除后，若其根尖炎症未作适当处理而继发囊肿，则称为残余囊肿。

1. 临床特点　好发于中青年男性，常发生在上颌，以上颌切牙和尖牙为好发部位。常与末期龋、残根或变色的死髓牙相伴随。较大的囊肿可导致颌骨膨胀，常引起唇颊侧骨壁吸收变薄，扪诊时有乒乓球样感。X线检查显示根尖区有一圆形或卵圆形透射区，边缘整齐，界限清晰（图16-5）。

2. 病理变化　肉眼见囊肿大小和囊壁厚薄不一，镜下特征：①内衬无角化的复层扁平上皮，薄厚不一；炎症反应明显：上皮钉突增生、伸长，相互融合呈网状，细胞间水肿，有以中性粒细胞为主的炎症细胞浸润，可导致上皮的连续性中断；②纤维组织囊壁的浸润炎症细胞主要为淋巴细胞、浆细胞，也混杂有中性粒细胞以及泡沫状吞噬细胞；③囊壁内可见含铁血黄素、胆固醇晶体沉积及多核巨细胞反应，晶体也可通过衬里上皮进入囊腔；④有时衬里上皮和纤维囊壁内可见透明小体，为弓形线状或环状的均质状小体，呈嗜伊红染色（图16-6）。

3. 预后　该囊肿一般可以随病灶牙一并完整摘除，一般不易复发。

4. 组织来源　牙周上皮剩余。

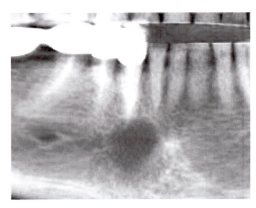

图16-5 根尖周囊肿的X线表现
根尖周围一圆形透射区

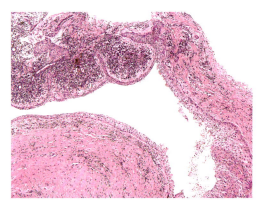

图16-6 根尖周囊肿的病理表现
炎症性纤维囊壁内衬不规则复层扁平上皮

（二）炎症性根侧囊肿

炎症性根侧囊肿是指发生于部分萌出或刚刚萌出牙根颊侧的炎症性囊肿，与冠周组织反复炎症相关。中青年好发，男性多见，主要发生于下颌。常见两种类型：①发生于下颌第三磨牙颊侧或远中颊侧的牙旁囊肿；②发生于下颌第一或第二磨牙颊侧的下颌颊侧根分叉囊肿。牙旁囊肿常有冠周炎反复发作史，伴疼痛、肿胀，患牙为活髓。下颌颊侧根分叉囊肿常为无痛性肿胀，受累牙常向颊侧倾斜，有较深牙周袋。X线显示受累磨牙颊侧或远中颊侧有边界清楚的透射区，有时病变可延伸至根尖部。镜下特征：①囊壁内衬无角化的复层扁平上皮，厚薄不一；②结缔组织囊壁内有大量炎症细胞浸润；③部分囊壁可见胆固醇结晶和多核巨细胞反应。组织来源可能为缩余釉上皮及牙周上皮剩余。

第2节 颌骨非牙源性囊肿

非牙源性囊肿是指病变发生与牙源性上皮细胞无关的颌骨囊肿，一般只包括非牙源性发育性囊肿；为了便于学习，本教材将无上皮结构的颌骨假性囊肿也归入本节内容。

一、非牙源性发育性颌骨囊肿

（一）鼻腭管（切牙管）囊肿

1. **临床特点** 可发生于任何年龄，男性多见。囊肿较大时，上颌中切牙常有移位，腭中线前部肿胀，可有波动感，触诊有弹性；当继发感染时，常伴有肿胀、疼痛，在腭乳头附近可有瘘管形成。X线检查可见囊肿位于上颌中切牙之间，呈界限清楚的卵圆形放射透射区（图16-7）。

2. **病理变化** 鼻腭管囊肿的衬里上皮变异较大，可为复层扁平上皮、含黏液细胞的假复层纤毛柱状上皮、立方上皮或柱状上皮。结缔组织囊壁中含有较大的血管和神经束，为鼻腭管内穿行的鼻腭神经和血管，有时可见小灶性黏液腺和散在的慢性炎症细胞浸润（图16-8）。

3. **预后** 手术摘除后一般无复发。

4. **组织来源** 来源于鼻腭管内的鼻腭导管上皮剩余。

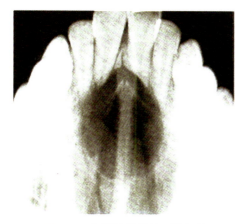

图16-7 鼻腭管囊肿的X线表现
可见硬腭前部中线部位规则的卵圆形放射透射区

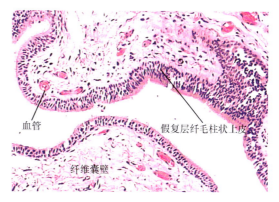

图16-8 鼻腭管囊肿的病理表现
鼻腭管囊肿衬里上皮为复层扁平上皮或假复层纤毛柱状上皮

（二）鼻唇（鼻牙槽）囊肿

以中青年女性稍多见，发生于牙槽突表面近鼻孔基部软组织内，可双侧发生。鼻前庭肿胀可致鼻唇沟消失，鼻翼抬高，鼻孔变形。X线检查不易发现，有时可见上颌骨表面的浅表性骨吸收。镜下观，囊壁内衬无纤毛假复层柱状上皮，含黏液细胞、杯状细胞，也可见立方上皮及复层扁平上皮。手术摘除后一般无复发。可能来源于胚胎性鼻泪管剩余或成熟管的下前部结构。

二、颌骨假性囊肿

（一）动脉瘤性骨囊肿

1. 临床特点 青少年好发，性别差异不大，下颌多见，多累及颌骨后份（如下颌角、升支磨牙区等），上颌骨病变易扩展至上颌窦内。临床上表现为颌骨膨隆，局部可有自发痛或压痛，囊腔内充满新鲜血液。病变发展较快，可引起面部不对称。X线表现为囊性透射区，大多呈蜂窝状或肥皂泡样改变（图16-9）。

2. 病理变化 肉眼可见多数大小不等的囊腔，腔内充有血液。镜下见囊肿由许多充满红细胞的、大小不一的血窦或血腔构成，囊腔面无衬里上皮或内皮细胞，腔内可有血栓形成和机化。囊壁为纤维结缔组织，含毛细血管和大量成纤维细胞，在出血灶附近有多核巨细胞，囊壁中常伴有类骨质或反应性新生骨。有时在囊性病变的周围可见骨纤维异常增殖症、骨化纤维瘤或巨细胞肉芽肿等病变，这些病变可能是引起动脉瘤性骨囊肿发生的原发病损。

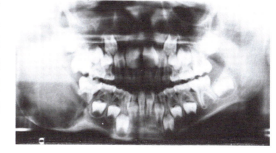

图16-9 动脉瘤性骨囊肿的X线表现
呈蜂窝状或肥皂泡样的透射区

（二）单纯性（外伤性）骨囊肿

1. 临床特点 好发于长骨，颌骨少见，多发生于青少年男性。颌面部多发于下颌骨的前磨牙和磨牙区，上颌极为少见。大多数囊肿为单发，也可发生于颌骨双侧。临床上多无症状，常在X线检查时偶然发现，有时可表现为颌骨膨胀及疼痛，邻近牙是活髓

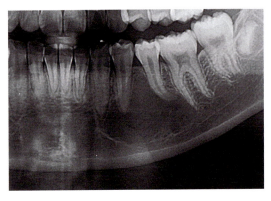

图16-10 单纯性骨囊肿的X线表现
界限清楚的单房透射区

牙。X线表现为界限较清楚的单房性透射区，边缘较薄的硬化带。牙根吸收和牙移位少见，病变区牙周膜和骨硬板完整（图16-10）。

2. 病理变化　肉眼观，囊肿为卵圆形或不规则，囊腔内有少量液体，呈淡黄色或棕色，囊壁很薄。镜下观，囊壁由纤维结缔组织构成，厚薄不一，无上皮衬里。囊腔内含凝血性物质和肉芽组织。骨髓内出血、骨髓内血肿未发生机化血块变性、降解，骨内也可形成空腔。

第3节　口腔颌面部及颈部软组织囊肿

一、皮样或表皮样囊肿

1. 临床特点　皮样或表皮样囊肿多见于儿童和青年，口底为口内最常见部位，其次为舌。囊肿表面光滑，为圆形或卵圆形无痛性包块，生长缓慢，界限清楚，表面光滑，触之柔韧有生面团感，压迫之后可出现凹陷。

2. 病理变化　肉眼观，囊壁较薄，囊腔内有灰白色豆腐渣样物质。镜下观，囊腔内衬角化的复层扁平上皮，结缔组织囊壁内没有皮肤附属器者称为表皮样囊肿，若含有皮肤附属器，如毛发、毛囊皮脂腺、汗腺者称为皮样囊肿（图16-11）。

3. 组织来源　多数人认为囊肿发生于胚胎发育性上

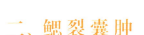

图16-11 表皮样囊肿病理表现
纤维囊壁内无皮肤附属器

皮剩余，也可能是外伤植入上皮所致。发生于口底者可能为第一和第二鳃弓融合时的残留上皮所致。

二、鳃裂囊肿

1. 临床特点　鳃裂囊肿又称颈部淋巴上皮囊肿，绝大多数来源于第二鳃裂，好发于年轻患者，常位于颈上部近下颌角处，胸锁乳突肌上1/3前缘。肿物柔软，界限清楚，可活动，无明显症状，如继发感染，可伴有疼痛。好发于单侧颈部，少数情况下，双侧颈部可同时发生囊肿。

2. 病理变化　肉眼观，囊肿内容物为黄绿色、棕色清亮液体或黏液样物质。镜下观，囊壁内衬复层扁平上皮，部分囊肿可内衬假复层柱状上皮，纤维囊壁内含有大量淋巴样组织并可形成淋巴滤泡（图16-12）。

3. 预后　手术摘除后几乎无复发。但文献中偶有鳃裂囊肿上皮癌变的报道。

4. 组织来源　一般认为是来自鳃裂或咽囊的上皮剩余，但也有人认为是胚胎时期陷入颈淋巴结内的唾液腺上皮囊性变而成。

三、甲状舌管囊肿

1. 临床特点　可发生于任何年龄，但以青少年男性多见。该囊肿可发生于颈部中线、舌盲孔与甲状腺之间甲状舌导管经过的任何部位，以甲状舌骨区最多见。囊肿表面光滑、边界清、触之有波动感，可随吞咽上下活动。

2. 病理变化　肉眼观，内容物为清亮黏液样物质，继发感染时可呈脓性或黏液脓性。镜下观，近口腔处上皮衬里多为复层扁平上皮，位置靠下方者多为纤毛柱状上皮衬里（图16-13）。纤维囊壁内偶见甲状腺和黏液腺组织。

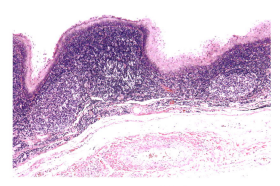

图16-12　鳃裂囊肿

囊壁内衬复层扁平上皮，纤维囊壁内含有大量淋巴样组织并形成淋巴滤泡

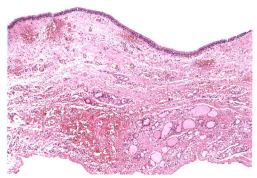

图16-13　甲状舌管囊肿

囊壁内衬较薄的复层扁平上皮和纤毛柱状上皮

3. 组织来源　甲状舌管囊肿是由甲状舌管残余上皮发生的囊肿。

4. 预后　应彻底切除病变组织，否则易复发。偶有癌变的报道。

四、黏液囊肿

1. 临床特点　黏液囊肿是由小唾液腺导管阻塞或破裂引起的分泌物潴留或外渗形成的囊肿，可分为外渗性和潴留性两种类型，黏液囊肿常发生于下唇黏膜，其次为颊、口底、舌部和腭部。囊肿大小不等，表浅者为淡蓝色，透明易破裂，深在者与周围口腔黏膜颜色一致。囊肿可自行溃破，不久再次肿胀，反复发作，浅在型更易复发。潴留性黏液囊肿相对较少，多见于老年患者。

2. 病理变化　镜下观，外渗性黏液囊肿通常无上皮衬里，黏液池被炎性肉芽组织和结缔组织包绕，囊腔内表现为非特异性慢性炎症（图16-14A）。潴留性黏液囊肿唾液潴留致导管扩张形成囊性病变，囊壁衬以假复层、双层柱状或立方状上皮细胞，囊腔内含有黏液，部分潴留性黏液囊肿的衬里中可见嗜酸上皮细胞（图16-14B）。

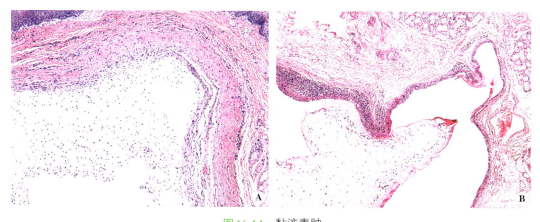

图16-14　黏液囊肿

A. 外渗性黏液囊肿，无衬里上皮；B. 潴留性黏液囊肿，有衬里上皮

3. 预后　若手术不彻底，易复发。

五、舌下囊肿

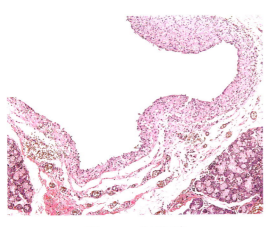

图 16-15　舌下囊肿
舌下腺黏液外渗，被炎性肉芽组织包绕

1. 临床特点　特指发生于口底的黏液囊肿，与舌下腺和下颌下腺有关，又称蛤蟆肿。多见于青少年，男性稍多于女性。患者无自觉症状，囊肿生长缓慢。浅在的囊肿较大时表面黏膜变薄，呈淡蓝色透明状；深在的囊肿在颌下或颏下，表现为柔软、无痛性肿物，伴或不伴有口底肿物。

2. 病理变化　舌下囊肿可以是潴留性黏液囊肿，但大多数为外渗性黏液囊肿。因此囊肿多无上皮衬里，由纤维组织或肉芽组织形成囊壁，囊壁结缔组织中有慢性炎症细胞浸润。少数潴留性黏液囊肿可内衬立方状、柱状、假复层柱状或复层扁平上皮（图 16-15）。

3. 预后　若手术不彻底，易复发。

六、畸胎样囊肿

　　畸胎样囊肿又称为异位口腔胃肠囊肿，是一种罕见的发育性囊肿。多发于婴儿和少年，最常见于舌体部，其次是口底部，颈部少见。临床上无特殊症状，与表皮样囊肿或皮样囊肿不易区别。囊肿大小不一，生长缓慢，囊肿较大时可引起语言及吞咽困难。组织学上，囊肿衬里上皮主要为复层扁平上皮，部分上皮为胃肠道黏膜上皮，可类似于胃体和胃底黏膜，含壁细胞、主细胞、胃腺和肌膜等，有时囊肿衬里还可含肠黏膜或阑尾黏膜上皮。口腔畸胎样囊肿的发病机制尚不清楚，一般认为其组织来源为异位的原始胃胚胎残余。口腔畸胎样囊肿为良性病损，手术切除后预后良好。

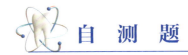

自 测 题

A 型题

1. 鼻腭管囊肿结缔组织壁内特征性的表现（　　）
   A. 可见牙源性上皮岛　　　　B. 有皮脂细胞
   C. 含有较大的血管和神经　　D. 有微小的子囊
   E. 含有淋巴滤泡
2. 符合含牙囊肿描述的是（　　）
   A. 包含一个牙冠并附着于牙颈部的囊肿
   B. 包含一个牙冠并附着于牙根部的囊肿
   C. 包含一个牙冠的囊肿
   D. 包含一个牙体的囊肿
   E. 包含一个牙根的囊肿
3. 鳃裂囊肿的纤维囊壁中含有（　　）
   A. 神经束　　　B. 血管丛　　　C. 子囊
   D. 淋巴滤泡　　E. 上皮团块
4. 关于牙源性囊肿描述哪一项是错误的（　　）
   A. 牙齿形成器官的上皮或上皮剩余发生的一组囊肿
   B. 可以是炎症性的

C. 可以是创伤性的
D. 可以是发育性的
E. 衬里上皮可能来源于牙齿形成器官的上皮剩余

B 型题

（5～8 题共用备选答案）
　　A. 在缩余釉上皮和发育成熟的牙釉质表面之间或缩余釉上皮之间液体聚集而成的囊肿
　　B. 囊肿衬里上皮变异较大，且结缔组织囊壁内特征性地含有较大的血管和神经束的囊肿
　　C. 位于牙槽突表面近鼻孔基部软组织内，来源于胚胎性鼻泪管剩余的下前部
　　D. 一般认为其来源于鳃裂或咽囊的上皮剩余，也有学者认为是胚胎时期陷入颈淋巴结内的唾液腺上皮囊变而成
5. 含牙囊肿的是（　　）
6. 含鼻腭管囊肿的是（　　）
7. 含鳃裂囊肿的是（　　）
8. 含鼻唇囊肿的是（　　）

（周　炼　侯樱子）

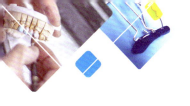

第17章
牙源性肿瘤

　　牙源性肿瘤是指由成牙组织，即牙源性上皮和牙源性间充质单独发生或牙源性上皮和间充质共同发生的一组肿瘤。牙源性肿瘤主要发生于颌骨内，也可见发生于颌骨外如牙龈组织内，此时称为外周性肿瘤。牙源性肿瘤的组织学表现与其所来源的正常细胞或组织有程度不同的相似之处。因此，牙源性肿瘤中既可见类似于成釉器或牙髓的软组织，也可见类似于牙釉质、牙本质、牙骨质，或其混合结构的钙化沉积物等硬组织。这一组病变中包含发育异常、良性肿瘤和恶性肿瘤，生物学行为各异。随着人们对肿瘤的组织来源、上皮-间充质组织诱导特征和生物学行为等特点认知的加深，牙源性肿瘤的分类逐步发生变化。WHO统一分类标准经历了1971年、1992年和2005年三版的应用和研究成果的积累，在此基础上，WHO于2017年进行了新的分类（表17-1）。本章中依据这一分类介绍良性牙源性肿瘤和恶性牙源性肿瘤。良性牙源性肿瘤亚分类中包含根据其组织来源分类的良性牙源性上皮性肿瘤、良性牙源性间充质肿瘤、良性牙源性上皮和间充质混合性肿瘤。

表17-1　牙源性肿瘤的组织学分类

分类	分类名称	分类	分类名称
恶性牙源性肿瘤	牙源性癌	良性牙源性肿瘤	牙骨质骨化纤维瘤
	成釉细胞癌		良性牙源性上皮和间充质混合性肿瘤
	非特异性原发性骨内癌		成釉细胞纤维瘤
	牙源性硬化性癌		牙源性始基瘤
	牙源性透明细胞癌		牙瘤
	牙源性影细胞癌		组合性牙瘤
	牙源性癌肉瘤		混合性牙瘤
	牙源性肉瘤		牙本质源性影细胞瘤
良性牙源性肿瘤	良性牙源性上皮性肿瘤		纤维-骨性和骨软骨瘤性病变
	成釉细胞瘤		骨化纤维瘤
	骨内型成釉细胞瘤		家族性巨大牙骨质瘤
	单囊型成釉细胞瘤		纤维异常增殖症
	骨外/外周性成釉细胞瘤		牙骨质-骨异常增殖症
	转移性成釉细胞瘤		骨软骨瘤
	牙源性鳞状细胞瘤		巨细胞病变和骨囊肿
	牙源性钙化上皮瘤		中心性巨细胞肉芽肿
	牙源性腺样瘤		外周型巨细胞肉芽肿
	良性牙源性间充质肿瘤		巨颌症
	牙源性纤维瘤		动脉瘤性骨囊肿
	牙源性黏液瘤/黏液纤维瘤		单纯性骨囊肿
	成牙骨质细胞瘤		

第1节　良性牙源性肿瘤

一、成釉细胞瘤

成釉细胞瘤是一种较为常见的牙源性上皮性肿瘤，占比超过牙源性肿瘤的60%。肿瘤内主要含成釉器样结构，但无牙釉质或其他牙体硬组织形成。大部分发生于颌骨内。按照2017年WHO分类，成釉细胞瘤特指实性/多囊型或经典的骨内型成釉细胞瘤，而单囊型、骨外/外周型和转移性成釉细胞瘤三种类型因为预后和临床处置不同而被单独列出。局部侵袭性是实性型成釉细胞瘤最显著的特点，术后复发率较其他良性肿瘤高，也可见恶变、远处转移的病例报告。

（一）实性/多囊型或经典的骨内型成釉细胞瘤

1. 临床特点　常见于30~49岁，无性别差异。下颌骨好发，下颌磨牙区及升支部最常见。发生在上颌的成釉细胞瘤，以磨牙区多见。肿瘤生长缓慢，表现为无痛性、渐进性颌骨膨大，膨大的方向多向唇颊侧发展，骨质受压后变薄，压之有乒乓球样感。肿瘤区可出现牙松动、移位或脱落。肿瘤较大时可导致面部变形。X线表现：单房或多房性透射影，边界清楚，可见硬化带，肿瘤累及区域可见牙移位和牙根吸收。伴埋伏牙者X线表现类似于含牙囊肿。

2. 病理变化　肉眼见肿瘤的大小不一，剖面观可见有囊性和实性两种成分，在实性肿瘤背景下，可有多处囊性区域，此为多囊型命名之由来。囊腔内含黄色或褐色液体。实性区呈白色或灰白色。组织学上，典型的成釉细胞瘤的上皮岛或条索由两类细胞成分构成，一种为瘤巢周边的立方或柱状细胞，核呈栅栏状排列并远离基底膜，类似于成釉细胞或前成釉细胞；另一种位于瘤巢中央，排列疏松，呈多角形或星形，类似于星网状层细胞。但成釉细胞瘤的组织结构和细胞形态变异较大，可有多种表现，组织学分型如下。

（1）滤泡型　肿瘤形成孤立性上皮岛，上皮岛中心部由多边形或多角形细胞组成（图17-1）。

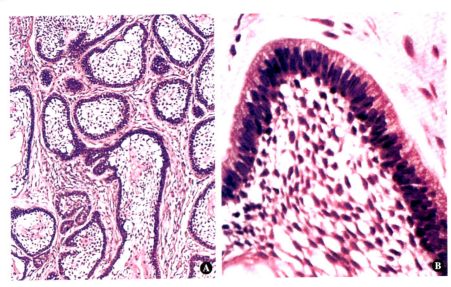

图17-1　成釉细胞瘤（滤泡型）

（2）丛状型　肿瘤上皮增殖为呈网状连接的上皮条索，其周边部位是一层立方或柱状细胞，被周边细胞包围的中心部类似于星网状层细胞，但含量较少。囊性变的部位在间质内，而不在上皮内（图17-2）。

（3）棘皮瘤型　肿瘤上皮岛内呈现广泛的鳞状化生，可见角化珠（图17-3）。

（4）颗粒细胞型　肿瘤上皮细胞可见颗粒样变性（图17-4）。

（5）基底细胞型 肿瘤上皮密集成团，也有呈树枝状。细胞小而一致，缺乏星网状层细胞分化（图17-5）。

（6）角化成釉细胞瘤 较为罕见。肿瘤内广泛角化。可见很多充满角化物的微小囊腔，其衬里上皮不全角化。

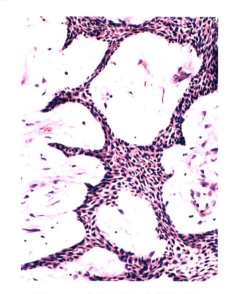

图17-2 成釉细胞瘤（丛状型）

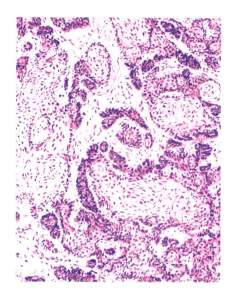

图17-3 成釉细胞瘤（棘皮瘤型）

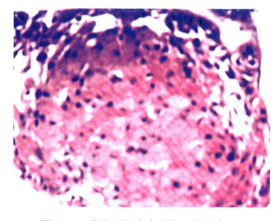

图17-4 成釉细胞瘤（颗粒细胞型）

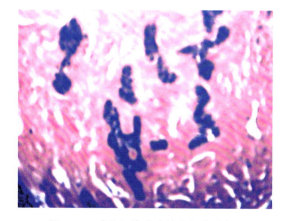

图17-5 成釉细胞瘤（基底细胞型）

3. 预后 外科扩大切除是常见的治疗方案。成釉细胞瘤具有局部侵袭性的生长特点，故刮治术后易复发。长期随访非常重要。

（二）单囊型成釉细胞瘤

单囊型成釉细胞瘤多见于年轻人，好发于下颌磨牙区。组织学检查见囊腔衬里上皮表现成釉细胞瘤样改变，增生的肿瘤结节可突入囊腔内和（或）浸润纤维组织囊壁（图17-6）。根据肿瘤的组成成分不同和结构不同，可将单囊型成釉细胞瘤分为3种组织学亚型：Ⅰ型为单纯囊性型，上皮衬里的柱状基底细胞呈栅栏状排列，核深染且远离基底膜，其上方为多层排列松散呈星网状的细胞。Ⅱ型伴囊腔内瘤结节增殖，瘤结常呈丛状型成釉细胞瘤的表现。Ⅲ型纤维囊壁内见肿瘤浸润岛。囊壁衬里上皮局部区域可为无特征性的非角化上皮。Ⅰ型和Ⅱ型的生物学行为与发育性牙源性囊肿类似，单纯手术刮治后复发较少。Ⅲ型具有局部侵袭性，刮治术后易复发，此型需长期随访。

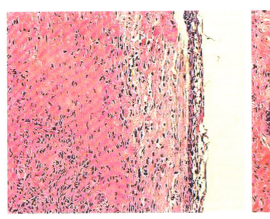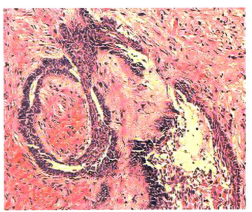

图 17-6　单囊型成釉细胞瘤
衬里上皮与成釉细胞瘤表现相似

（三）骨外/外周性成釉细胞瘤

骨外/外周性成釉细胞瘤指发生于牙龈或牙槽黏膜软组织内的成釉细胞瘤亚型。肿瘤可完全位于结缔组织内，与上皮不相连。骨外/外周性成釉细胞瘤生长局限，通常可早期发现、早期治疗，手术切除后罕见复发。

（四）转移性成釉细胞瘤

转移性成釉细胞瘤大部分转移灶发生于肺部，原发灶多位于下颌，实性或多囊型多见。诊断为转移性成釉细胞瘤的标准要求原发灶和转移灶病变均为良性成釉细胞瘤的组织学表现。镜下观，若见细胞异型性，则考虑转移的肿瘤为成釉细胞癌。

二、牙源性腺样瘤

牙源性腺样瘤曾经被认为是成釉细胞瘤的一种类型，但其临床、病理和生物学行为皆与成釉细胞瘤相异，现在的分类已将牙源性腺样瘤作为一种独立的牙源性肿瘤。

1. **临床特点**　牙源性腺样瘤好发年龄在 10～19 岁，女性比男性多见，好发于上颌，尤其是上颌尖牙区。肿瘤的范围较小，直径 1～3cm，多发生于骨内，也可发生于牙龈（外周型）。生长缓慢，一般无典型的临床症状。影像学检查：X 线提示边界清楚的、单房型透射影，常常包绕阻生牙牙冠。

2. **病理变化**　一般来说，牙源性腺样瘤的瘤体较小，包膜完整。剖面呈囊性或实性，腔内可含牙。镜下可见肿瘤上皮形成多种不同结构：结节状实性细胞巢，形成玫瑰花样结构；腺管样结构，胞核远离腔面；梁状或筛状结构，见于肿瘤的周边或实性巢之间；偶可见类似于牙源性钙化上皮瘤的小结节样结构（图 17-7）。

3. **预后**　牙源性腺样瘤的包膜完整，生长局限，刮治后一般不复发。

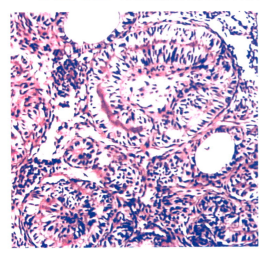

图 17-7　牙源性腺样瘤

三、成牙骨质细胞瘤

成牙骨质细胞瘤也称为真性牙骨质瘤，它的主要特征是形成类牙骨质样组织，常常与受累牙的牙根相连。

1. 临床特点 好发于前磨牙或磨牙区，下颌较为常见，好发年龄为10～29岁。X线检查显示肿物为界限清楚的致密钙化团块，周围有带状放射透光区环绕。受累牙的牙根常被吸收变短，并与肿瘤形成的硬组织融合。

2. 病理表现 肿瘤由牙骨质样组织组成，嗜碱性反折线为其常见的表现，肿瘤周围有包膜（图17-8）。该肿瘤为良性，手术基本可以摘除干净，术后复发率较低。

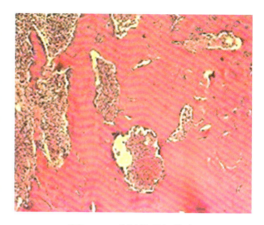

图17-8 成牙骨质细胞瘤

四、牙 瘤

牙瘤是指成牙组织的错构瘤或发育畸形，并非真性肿瘤。肿瘤内含有成熟的牙釉质、牙本质、牙骨质和牙髓组织。根据肿瘤内牙釉质、牙本质、牙骨质和牙髓组织排列结构的不同，分为组合性牙瘤或混合性牙瘤。

1. 组合性牙瘤 发病年龄较小，多位于上颌切牙至尖牙区。X线显示牙瘤由多个类牙状结构组成。镜下见这些牙样结构的外形不同于正常牙，但牙体组织的排列方式与正常牙相同（图17-9）。

2. 混合性牙瘤 多发生于儿童和青年，上颌和下颌均可见，多位于下颌前磨牙区和磨牙区。生长活跃期可造成颌骨膨大。X线检查显示放射透光区，边界清楚，可见X线阻射的结节状钙化物。镜下观，牙体组织排列紊乱，无明显顺序和典型的牙结构。正处于发育期的混合性牙瘤的病理表现与成釉细胞瘤、成釉细胞纤维瘤难以区分（图17-10）。

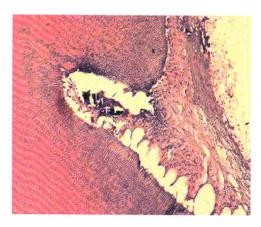

图17-9 组合性牙瘤

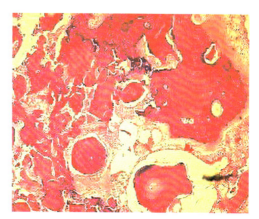

图17-10 混合性牙瘤

牙瘤的形成过程与牙发育过程类似，牙瘤完全钙化后，其生长发育即停止。牙瘤的治疗方式为手术刮治。肿瘤生长具有自限性，手术切除干净后较少复发，预后较好。

五、牙源性钙化上皮瘤

牙源性钙化上皮瘤曾被认为是成釉细胞瘤或牙瘤的一型，又由于其组织学表现的特殊性易被误诊为低分化癌。1956年Pindborg详细地描述了此瘤的组织学特点，故而又称为Pindborg瘤。

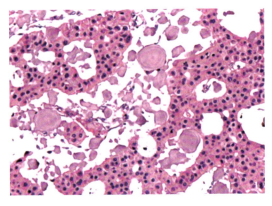

图 17-11　牙源性钙化上皮瘤

1. **临床特点**　年龄分布广，下颌前磨牙和磨牙区多见。外周型多发生于前牙区。患者无自觉症状，颌骨渐膨隆。影像学检查可见阻射性团块，病变透射区则与周围骨分界清晰，未见明显骨硬化带。

2. **病理变化**　肉眼观，颌骨膨隆，瘤体实性，剖面呈灰白或灰黄色。镜下观，多边形上皮细胞，可见清晰的细胞间桥。核多形性明显，但罕见核分裂象。特征性的表现为淀粉样物质沉积于细胞间。其亚型包含无钙化型、透明细胞型、朗格汉斯细胞型、色素型及恶性型（图 17-11）。

3. **生物学行为**　牙源性钙化上皮瘤虽然属于良性肿瘤，但具有局部浸润性的生长特点。术后可复发。关于其来源，可能来自埋伏牙的缩余釉上皮，或成釉器的中间层细胞。

六、成釉细胞纤维瘤

成釉细胞纤维瘤是一种混合性的牙源性肿瘤。特征性的表现为牙源性上皮和间叶组织同时增殖，但不形成牙本质和牙釉质。

1. **临床特点**　多见于儿童和青年人，常见于下颌磨牙区。患者无自觉症状，多表现为颌骨渐膨隆。影像学检查可见界限清楚的透射区。

2. **病理变化**　肉眼观，肿瘤于颌骨内膨胀性生长，可见包膜，不浸润周围组织。剖面呈灰白色。镜下观，同时可见上皮和间充质两种成分。上皮条索周边的细胞呈柱状或立方状，中心区域类似星网状层。间充质成分为较幼稚的结缔组织，和牙乳头相似（图 17-12）。

3. **生物学行为**　手术治疗后，复发少见，故而预后较好。

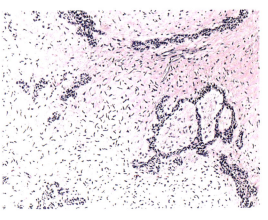

图 17-12　成釉细胞纤维瘤

七、牙源性始基瘤

2017 年新版的头颈部肿瘤分类中，新增加了牙源性始基瘤这一良性牙源性上皮和间充质组织混合性肿瘤。

1. **临床特点**　较为少见，主要发生于儿童和青年人。发生于下颌骨者明显多于上颌骨。影像学表现为透射影，界限清楚，且常伴发于未萌牙，可见邻牙移位和牙根吸收。患者多无自觉症状。

2. **病理变化**　镜下观，主要是类似于成釉器内釉上皮的立方或柱状上皮环绕纤维组织形成，此纤维组织类似于牙乳头，细胞数量不一，排列疏松（图 17-13）。

3. **预后**　已报道的病例中未见复发，局部切除后可治愈。

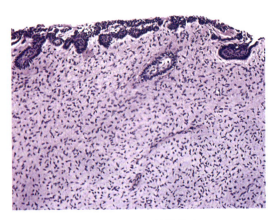

图 17-13　牙源性始基瘤

第 2 节 恶性牙源性肿瘤

一、牙源性癌

牙源性癌是原发于颌骨的上皮性恶性肿瘤，发病率低，临床上较少见。部分肿瘤于发生时即为恶性，也可由成釉细胞瘤或其他牙源性良性肿瘤恶变而来，还可由牙源性囊肿衬里上皮恶变形成。该类肿瘤包括成釉细胞癌、牙源性影细胞癌、牙源性透明细胞癌、牙源性硬化性癌和非特异性原发性骨内癌。

（一）成釉细胞癌

成釉细胞癌是一种原发性牙源性恶性肿瘤，肿瘤细胞不仅表现出成釉细胞瘤的一些组织学特征，而且表现出分化不良、细胞异型性和核分裂象增加。大部分发生于下颌，最常见于下颌前部。影像学检查为透射影，或边界不清，或边缘不齐，侵犯骨皮质的有时可造成穿孔。肿瘤在整体上表现为成釉细胞瘤的组织学特点，同时，细胞具有很多典型的恶性肿瘤的特点，如细胞多形性、核深染、核分裂象增多、坏死灶、浸润神经等（图17-14）。位于上颌的成釉细胞癌，超过 1/3 出现与肿瘤相关的死亡或肺转移；位于下颌的成釉细胞癌则在转移前常出现局部复发。大部分成釉细胞癌为原发性恶性肿瘤，部分患者由良性成釉细胞瘤恶变形成。

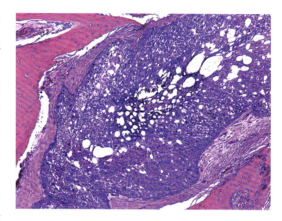

图 17-14 成釉细胞癌
可见成釉细胞瘤组织学特征、伴细胞非典型表现、核深染、分裂象多见

（二）牙源性影细胞癌

牙源性影细胞癌是指不仅具有牙本质生成性影细胞瘤特征，也具有恶性细胞学特征和呈浸润性生长的恶性肿瘤。既可表现为原发性恶性肿瘤，也可由良性肿瘤恶变而来。好发于上颌骨。临床表现多见颌骨膨大，位于上颌的肿瘤常侵犯上颌窦和鼻腔。影像学检查表现为界限不清的透射影，但可见阻射物质，可见骨质破坏。镜下观，可见肿瘤上皮岛具有排列规则的基底细胞层，同时含有数量不等的影细胞和中央的星网状细胞。肿瘤的生物学特性为浸润性生长，术后易复发或转移（图17-15）。

（三）牙源性透明细胞癌

牙源性透明细胞癌是一种少见的由空泡状或透明细胞为主组成的牙源性恶性肿瘤。临床患者数较少，以下颌角区或下颌前牙区多见。病程可为数月至数年不等。患者就诊的原因常见为颌骨膨隆，牙松动，少数可见拔牙后肿物长出。影像学检查显示广泛的颌骨骨质破坏影像。大体标本见肿瘤无被膜，切面实性、色灰白、可浸润骨组织。镜下可见肿瘤由片状、岛状或条索状排列的上皮细胞构成，呈浸润性生长。肿瘤中无腺样结构，无钙化物沉积（图17-16）。牙源性透明细胞癌来自牙板残余或牙周上皮剩余。牙源性透明细胞癌属于低度或中度恶性肿瘤，常可见局部淋巴结转移。

（四）牙源性硬化性癌

牙源性硬化性癌是原发于颌骨内的癌，显著硬化的间质内见有上皮条索呈浸润性生长（图17-17）。临床患者数较少。多发生于下颌骨，以前磨牙和磨牙区多见。主要表现为颌骨膨隆，有时有神经症状。

影像学检查表现为界限不清的透射影，多见皮质骨破坏及牙根吸收。

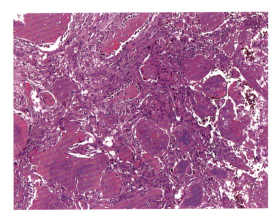

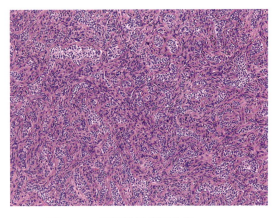

图17-15 牙源性影细胞癌　　　　　　图17-16 牙源性透明细胞癌

已报道的患者中切除术后很少复发，未见有转移的报道。目前认为牙源性硬化性癌为低度恶性的肿瘤。

（五）非特异性原发性骨内癌

非特异性原发性骨内癌指原发于颌骨内、不能归类为其他组织学类型的癌。肿瘤与口腔黏膜无原始联系，可能原发于牙源性上皮，也可能来自牙源性囊肿或其他牙源性良性肿瘤的恶变。

临床上患者较为少见。各个年龄组均可发生，中老年人多见。患者常因颌骨膨隆、疼痛、牙齿移位而就诊。影像学检查可见颌骨透射影，类似于其他恶性肿瘤。镜下观，常为角化不显著的鳞状细胞癌，癌细胞排列呈团块或丛状癌巢（图17-18）。原发性骨内癌预后差，应与颌骨中心性黏液表皮样癌或者其他牙源性恶性肿瘤相鉴别。

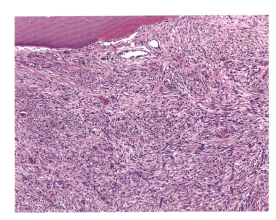

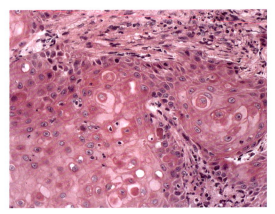

图17-17 牙源性硬化性癌　　　　　　图17-18 原发性骨内癌

表现为鳞状细胞癌的特点、癌细胞排列呈团块或丛状癌巢

二、牙源性癌肉瘤

目前关于牙源性癌肉瘤的资料较少。牙源性癌肉瘤临床上极为罕见。表现为恶性混合性牙源性肿瘤。组织学表现与成釉细胞纤维瘤类似，其上皮及间叶组织均呈恶性的组织学表现。

三、牙源性肉瘤

　　牙源性肉瘤是另外一种混合性牙源性恶性肿瘤。最常见的为成釉细胞纤维肉瘤，上皮部分表现为良性，而间叶成分表现肉瘤的恶性特征。还有两种更为少见的牙源性肉瘤，即成釉细胞纤维牙本质肉瘤和成釉细胞纤维牙肉瘤。成釉细胞纤维肉瘤好发于中青年人，下颌多见。肿瘤生长速度较快，常以疼痛为首发症状。影像学检查可见颌骨内边界不清的透射影，伴骨组织破坏。镜下观，肿瘤无包膜，上皮成分少，但分化较好，间质成分表现为细胞密集，呈多形性，瘤细胞大小不一，可见核浓染、异型性、核分裂象，可见瘤巨细胞（图17-19）。肿瘤具有混合性来源，即成釉上皮和牙乳头或牙囊。有一部分

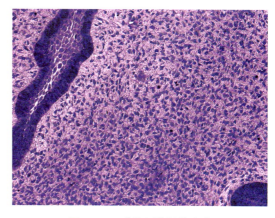

图 17-19　成釉细胞纤维肉瘤

患者由成釉细胞纤维瘤的间质成分恶变而来。成釉细胞纤维肉瘤呈局部高度浸润性生长，但较少发生远处转移。

自　测　题

A 型题

1. 成釉细胞瘤的组织学类型不包括（　　　）
　　A. 滤泡型　　　　　　　　B. 丛状型
　　C. 棘皮瘤型　　　　　　　D. 颗粒细胞型
　　E. 嗜酸细胞型
2. 成釉细胞瘤的好发部位是（　　　）
　　A. 上颌磨牙区　　　　　　B. 上颌后牙区
　　C. 下颌磨牙区　　　　　　D. 下颌前牙区
　　E. 上颌前牙区
3. 成釉细胞瘤的病理变化不包括（　　　）
　　A. 上皮团块中出现纤维化
　　B. 上皮团块中出现囊性变
　　C. 上皮团块中出现颗粒性变
　　D. 出现鳞状化生
　　E. 出现角化珠
4. 下列具有侵袭性生长特性的良性肿瘤是（　　　）
　　A. 牙源性癌肉瘤　　　　B. 牙源性硬化性癌
　　C. 成釉细胞癌　　　　　D. 成釉细胞瘤
　　E. 成釉细胞纤维瘤

B 型题

（5～8题共用备选答案）
　　A. 肿瘤上皮岛内出现广泛的鳞状化生，有时见角化珠形成
　　B. 肿瘤内结缔组织显著增生，胶原丰富，排列成扭曲的束状，肿瘤性上皮岛或条束位于纤维束之间
　　C. 肿瘤上皮增殖呈网状连接，周边为一层立方或柱状细胞，中心部细胞也类似星网状层细胞，但含量少，间质区可变性成囊腔
　　D. 肿瘤上皮形成孤立性上皮岛，中心由多边形或多角形细胞疏松连接类似成釉器星网状层，常发生囊性变，上皮岛周边细胞核极性倒置
　　E. 肿瘤细胞以基底样细胞为主，诊断时应与颌骨内腺样囊性癌相鉴别
5. 丛状型成釉细胞瘤的病理变化是（　　　）
6. 棘皮瘤型成釉细胞瘤的病理变化是（　　　）
7. 滤泡型成釉细胞瘤的病理变化是（　　　）
8. 基底细胞型成釉细胞瘤的病理变化是（　　　）

（钦传奇）

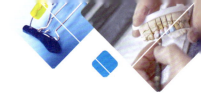

第18章
口腔颌面部其他组织来源的肿瘤和瘤样病变

除牙源性肿瘤和唾液腺肿瘤以外，口腔颌面部还可以发生来源于其他多种组织的肿瘤。本章节重点介绍临床较为常见的肿瘤和瘤样病变，通过内容学习，可从临床和病理学的角度认识良、恶性肿瘤的特征。

第1节　良性肿瘤和瘤样病变

一、牙 龈 瘤

牙龈瘤是指牙龈局限性慢性炎性增生形成的包块，常位于牙间。龈下牙结菌斑和牙石刺激是主要诱因，女性多见，大部分发生于前牙区，术后可复发。牙龈瘤可分为如下几型。

（一）纤维性牙龈瘤

颜色与附近牙龈相近，炎症时较红，溃疡形成时则可见渗出物。镜下观，由肉芽组织和胶原纤维束组成，可见浆细胞浸润。偶有伴发钙化及骨化（图18-1）。

炎症细胞
血管
胶原纤维束

图18-1　纤维性牙龈瘤
成熟的胶原纤维束交织排列及以浆细胞为主的炎症细胞浸润

（二）血管性牙龈瘤

血管性牙龈瘤可为化脓性肉芽肿或妊娠性牙龈瘤，为伴出血或溃疡的红色质软包块。妊娠性牙龈瘤常在妊娠期前3个月出现。随着生产可渐消退，或体积逐渐缩小成为纤维性牙龈瘤。镜下观，大量毛细血管增生，内皮细胞也可增生呈实性团片或条絮，间质水肿（图18-2）。

（三）巨细胞性牙龈瘤

巨细胞性牙龈瘤呈暗红色，好发于上颌前牙区，可见溃疡形成。镜下观，间质内富含血管和细胞，多核破骨细胞样细胞聚集。灶内可见骨小梁或骨样组织（图18-3）。

二、血管瘤和血管畸形

良性脉管病变分为血管肿瘤和血管畸形两大类。口腔颌面部血管肿瘤和血管畸形常见，好发于唇、舌、颊等部位。表现为多发性，大多数无包膜，若切除不干净则易复发。

（一）血管瘤

血管瘤可分为婴儿血管瘤（先天性）和分叶状毛细血管瘤（获得性）。

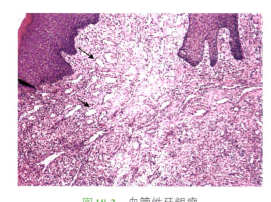

图18-2 血管性牙龈瘤

弥散的薄壁小血管（箭头所示），间质水肿与炎症细胞浸润

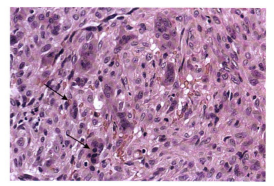

图18-3 巨细胞性牙龈瘤

多核破骨细胞样细胞（箭头所示）呈灶性聚集

1. 婴儿血管瘤

（1）临床特点 占婴儿肿瘤总数的5%～10%，女性多见，头颈部为最常见部位。大部分单发，也可见多发。出生时皮肤即有浅色斑块，继而快速生长，速率超过婴儿生长，随后速度减慢，并开始消退，9岁时大约90%的病变消退。病变表浅时呈亮红色，深在时呈蓝色，消退时呈暗紫色，压之不褪色。增生时质地较硬，消退时质地变软。

（2）病理变化 镜下观，血管增生，内皮细胞增多，形成无包膜的小叶，可见周细胞。细胞团中央形成含红细胞的小腔隙。血管内皮性管道由周细胞包绕，可见过碘酸希夫染色（PAS）阳性基底膜。葡萄糖转运体1（GLUT1）在婴儿血管瘤中呈均一阳性，在其他发育性血管瘤和发育异常中呈阴性表达。

2. 分叶状毛细血管瘤

（1）临床特点 为一种生长迅速的外生性病变。常发生于皮肤或口腔黏膜，牙龈、口唇、面部多见。呈息肉状，有蒂部，表面有溃疡。

（2）病理变化 组织学特点与婴儿血管瘤类似，由增生的内皮细胞构成小叶，小叶内含血管腔隙，分布不均。内皮细胞呈多边形或短梭形，细胞间界限不清。核深染，可见核分裂象。病变至晚期则血管成分减少，纤维组织增加，纤维间质增宽，毛细血管小叶变小，直至最终发展成为纤维瘤（图18-4）。

（二）血管畸形

血管畸形为血管结构异常所致，无内皮细胞的增生，为先天性且终生存在。常根据血管类型（毛细血管、动静脉）和血流动力学（流量高或低）分为不同的亚型。

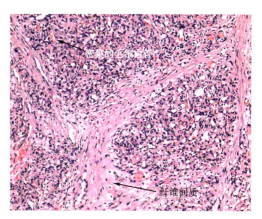

图18-4 分叶状毛细血管瘤

1. 静脉畸形
由生长缓慢、血流量低的畸形血管组成。典型者呈蓝色，柔软，受压变形，无清晰界限。可随年龄增加而增大。镜下观，病变由很多薄壁血管构成，血管腔大小不一，形状不规则，相互吻合且充满血液。管壁由一层内皮细胞衬里，壁外无平滑肌纤维（图18-5）。血管内可见继发性血栓和静脉石。

2. 动静脉畸形
病变中动脉和静脉直接连通，故而血流量高。出生时即存在，随年龄渐显。头颈部常见。触诊可及搏动，听诊时可闻及血管杂音。造影可显示动静脉分流。镜下观，病变主要由厚壁血管构成，被覆单层内皮细胞。厚壁血管间还可见黏液和薄壁扩张血管。

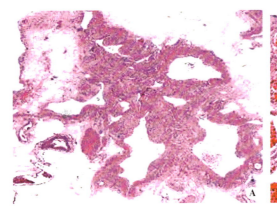
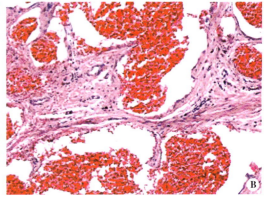

图18-5 静脉畸形

A.血管管腔大小悬殊，形态不规则；B.管壁薄，覆以单层内皮细胞，腔内为红细胞

三、淋巴管瘤

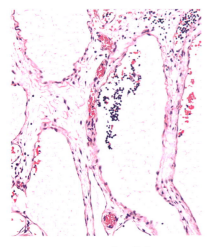

图18-6 淋巴管瘤

扩张的淋巴管管腔内含蛋白样液体和少量淋巴细胞

淋巴管瘤是指淋巴管错构瘤样肿瘤，常用名称为淋巴管畸形，因为淋巴管瘤类似于发育畸形，淋巴管与正常淋巴系统相隔离，不连通。淋巴管瘤分为三种类型：单纯性淋巴管瘤或毛细淋巴管瘤，海绵状淋巴管瘤，囊性淋巴管瘤或囊性水瘤。

1. 临床特点　淋巴管瘤大部分发生于头颈部。约一半患者出生时即见，绝大部分进展至2岁。颈部的淋巴管瘤最为常见，一般位于颈后三角区。口腔淋巴管瘤则常位于舌前2/3区域，巨舌是典型的临床特点。

2. 病理变化　肉眼观，切面多囊腔，可见清亮淡黄色液体。囊性水瘤则可见大囊腔形成。镜下观，病变无包膜，由大量淋巴管组成，壁薄，管腔大小不等，内衬单层内皮细胞，腔内可含淋巴液或少量淋巴细胞（图18-6）。

3. 预后　淋巴管瘤手术切除不彻底会导致复发。

四、乳头状瘤

乳头状瘤是一组局部上皮呈外生性和息肉样增生的病变，常见的有鳞状细胞乳头状瘤、寻常疣、尖锐湿疣等。

（一）鳞状细胞乳头状瘤

鳞状细胞乳头状瘤是一种复层扁平上皮良性增生性病变，形成乳头状或疣状肿物。该病变可能由人乳头状瘤病毒（HPV）诱发。潜伏期为3～12个月。可发于任何年龄。青少年发生乳头状瘤最常见的危险因素是其母亲曾患有生殖器疣。口腔内常见的部位是腭、唇、舌和牙龈黏膜。乳头状瘤质软，带蒂，呈丛状的指状突起。病变为外生性，镜下观可见复层扁平上皮指状突起。上皮表层为不全角化或正角化（图18-7）。

（二）寻常疣

寻常疣为病毒诱发的良性病变，主要特征是复层扁平上皮增生，具有一定的传染性。可通过自体接种传播到自身其他部位的皮肤或黏膜。儿童为该病好发人群。相对来说，发生于口腔黏膜的患者较为少见，多位于唇红缘、唇黏膜或舌体前部。寻常疣起初较小，受到刺激后可增大。病理表现为复层扁平上皮增生，上皮钉突伸长。表面过度角化，颗粒层增厚，棘层浅面可见大量空泡细胞（图18-8）。

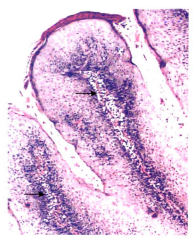

图18-7 鳞状细胞乳头状瘤

（三）尖锐湿疣

通常情况下，尖锐湿疣被认为是性传播疾病，其典型特点为多发生于创伤部位或性接触区域。发生于婴幼儿的尖锐湿疣，可能与母亲感染引起的垂直传播相关。发生于儿童的尖锐湿疣，可认为与性侵犯相关。尖锐湿疣常出现于生殖器、口腔及咽部的复层扁平上皮。其疾病的潜伏期常为性行为后1～3个月。出现临床可见的病变后，可自体接种至身体其他部位的黏膜。口腔病变多首发于前部的唇黏膜、舌体和腭部。典型病变呈圆形外生性结节状，通常无痛。病理变化与鳞状细胞乳头状瘤相似，但其上皮增生呈短钝的叶状，长度一致，表面光滑、扁平，呈结节状或圆形。角化程度不如寻常疣。上皮钉突呈球根样，较短，长度均等。棘层常见空泡细胞，这是其显著的特征性变化（图18-9）。

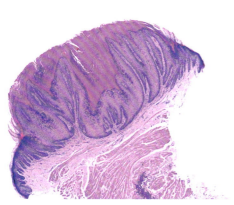
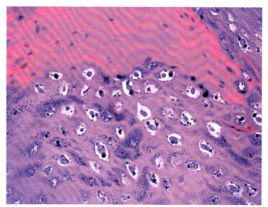

图18-8 寻常疣

鳞状上皮过度角化，颗粒细胞层增厚，可见空泡细胞

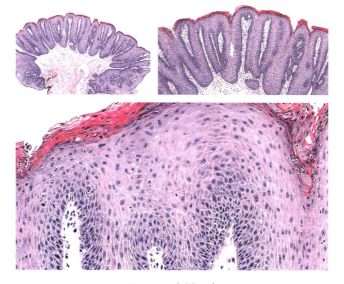

图18-9 尖锐湿疣

短钝的叶状增生，可见空泡细胞

五、口腔黏膜色素痣

1.临床特点　色素痣是痣细胞（一种黑色素细胞）的肿瘤性增生，性质为良性。主要发生于皮肤，发生于口腔黏膜的少见。痣细胞是神经嵴细胞向黏膜上皮和表皮迁移和分化而形成，或来源于变异的黑色素细胞。色素痣多为单发，以牙龈最为多见。口腔黏膜色素痣按发生比例从黏膜内痣、普通蓝痣、复合痣和交界痣递减，较少恶变。因其临床特点类似于黑色素瘤，故应切除活检以确诊。

2.病理变化　口腔黏膜色素痣镜下观可见痣细胞呈圆形或多角形，常见巢状分布，多位于上皮和结缔组织内。根据痣细胞的部位可分为交界痣、黏膜内痣（图18-10）、复合痣。交界痣局限于上皮基底层；黏膜内痣则完全位于固有层结缔组织内；复合痣的痣细胞巢同时位于上皮和结缔组织中。此疾病应与外源性色素沉积及恶性黑色素瘤鉴别。

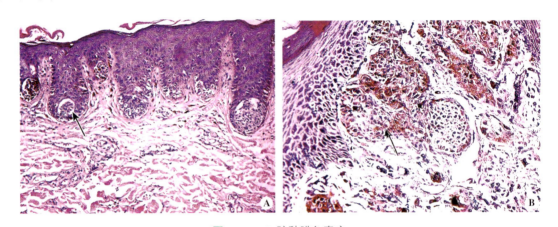

图18-10　口腔黏膜色素痣

A.交界痣：痣细胞局限于上皮和结缔组织交界处；B.黏膜内痣：痣细胞位于上皮下结缔组织内

第2节　恶性肿瘤

一、口　腔　癌

口腔癌是指发生于口腔黏膜的鳞状细胞癌，是具有不同程度鳞状分化的上皮性侵袭性肿瘤，有早期广泛淋巴结转移倾向。口腔癌在口腔恶性肿瘤中占比最高，超过90%。其病因并不十分明确，吸烟、酗酒、嚼槟榔等习惯都是口腔癌发生的高危因素。口腔癌可以发生于口腔黏膜的任何部位，好发部位依次为舌、口底、牙龈、颊部等。根据组织学特点，口腔癌可分为经典的鳞状细胞癌、疣状癌、基底细胞样鳞状细胞癌、乳头状鳞状细胞癌、梭形细胞鳞状细胞癌和腺鳞癌。

（一）鳞状细胞癌

此分类为口腔癌发生率最高的亚型。临床表现不一，通常可见菜花状、溃疡状病变。切面呈灰白色，侵犯深部结缔组织，且呈浸润性生长，边界不清。镜下观，癌细胞呈鳞状分化，侵犯周围正常组织。细胞排列可呈巢状、条索状或岛状结构。高分化的鳞状细胞癌癌巢中可见周边细胞呈基底细胞样，内部为棘细胞样。可见癌巢中央出现角化珠（或称癌珠）。根据细胞分化程度、细胞和细胞核的多形性和细胞分裂的活性等，可对鳞状细胞癌进行组织学分级，分别为高分化鳞状细胞癌、中分化鳞状细胞癌和低分化鳞状细胞癌，其分化程度越低，恶性程度越高。低分化鳞状细胞癌主要为不成熟细胞，可见大量核分裂象，角化少，几乎不见细胞间桥。中分化鳞状细胞癌细胞核多形性和核分裂象较为显著，包含非典型核分裂，角化少见，细胞间桥不明显。高分化鳞状细胞癌则与正常鳞状上皮较为类似，可见数量不等的基底细胞和含有细胞间桥的鳞状细胞，角化特征明显，核分裂象少见，非典型核分裂象和多核细胞极少，胞核和细胞多型性不明显（图18-11～图8-13）。

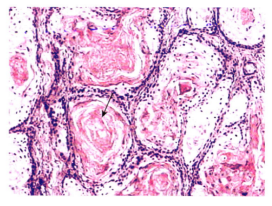

图18-11　高分化鳞状细胞癌
可见角化珠形成

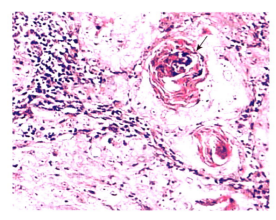

图18-12　中分化鳞状细胞癌
细胞核多形性和核分裂象可见

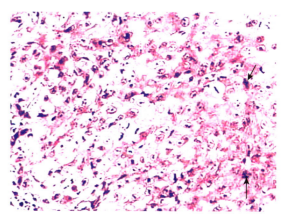

图18-13　低分化鳞状细胞癌
异常核分裂象

（二）疣状癌

疣状癌为高分化鳞状细胞癌，特征性为外生性、缓慢生长和边缘推进式破坏等。吸烟史是其主要病因学因素。以老年男性多见。疣状癌的基底较宽，无蒂，多无症状，溃疡和出血少见。镜下观，可见分化良好的鳞状上皮形成外生性棒状乳头，深部则呈推进式生长，侵犯间质，但无明显浸润性癌巢。癌周上皮下陷为其特征性改变。临床上取深部活检时，应选择此部位进行。

（三）基底细胞样鳞状细胞癌

基底细胞样鳞状细胞癌为高侵袭性鳞状细胞癌亚型，吸烟史为其发病危险因素。男女均可发病，常见于60～80岁男性。镜下观，肿瘤主要由基底样细胞构成，并伴有鳞状上皮分化，有时可见梭形细胞成分。

（四）乳头状鳞状细胞癌

乳头状鳞状细胞癌为鳞状细胞癌的一个独特亚型，呈外生性乳头状生长，预后好于经典的鳞状细胞癌。临床表现为柔软、质脆的外生性、息肉状肿物。镜下观，乳头中央为纤细的纤维血管轴心，表面覆盖肿瘤性上皮，其全层由幼稚的基底样细胞构成，可伴有鳞状分化。肿瘤基底部有时可见向间质内浸润性生长。可发生区域淋巴结转移，远处转移较少。

（五）梭形细胞鳞状细胞癌

梭形细胞鳞状细胞癌又称为肉瘤样癌，临床常呈息肉样外观，表面常可见溃疡。镜下观，肿瘤主要由恶性梭形细胞和多形性细胞构成，局部可见鳞状上皮分化。肿瘤细胞可表达上皮和间叶两种标志物，多数患者中梭形细胞至少表达一种上皮标志物，如角蛋白。

（六）腺鳞癌

腺鳞癌为罕见的由鳞状细胞癌和腺癌两种成分组成的来源于上皮的侵袭性肿瘤。男性多发，外观常表现为外生性或息肉状的肿块，或边界不清的黏膜硬结。鳞癌部分多位于表面，深部为腺癌成分，可见腺管样、筛状等结构，细胞可为基底样、柱状或产黏液细胞。据报道，腺鳞癌比经典的鳞状细胞癌侵袭性更强。易转移，5年生存率较低。

二、人乳头瘤病毒相关口咽鳞状细胞癌

硬腭和上颌牙龈或牙槽嵴黏膜人乳头瘤病毒（HPV）相关口咽鳞状细胞癌（OPSCC-HPV）是与高危型人乳头瘤病毒感染密切相关的发生于口咽部黏膜的鳞状细胞癌，因其在流行病学、病理学、细胞分子机制上与发生于头颈部其他部位的鳞状细胞癌均有所不同，治疗方法和预后也有差别，目前将其列为一种独立的肿瘤。口交为口咽HPV感染的主要危险因素。

1. **临床特点** 好发于舌根和腭扁桃体。早期症状是咽部疼痛，随肿瘤增大可出现吞咽困难、异物感等。较多患者就诊时已是临床晚期，因肿瘤淋巴结转移出现颈部包块而首次就诊。原发灶通常位于扁桃体隐窝，体积较小，部位较深，临床检查较难发现。

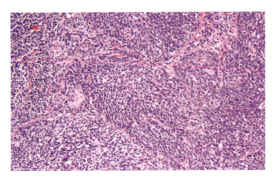

图18-14 人乳头瘤病毒相关口咽鳞状细胞癌
表现非角化鳞状细胞癌的特点，伴淋巴样间质

2. **病理变化** 镜下观，表现非角化鳞状细胞癌的特点，细胞核质比例大，呈基底细胞样，细胞间桥不明显，角化少见。癌巢中心常见坏死。肿瘤具有淋巴样间质，常有淋巴细胞和浆细胞浸润至癌巢内（图18-14）。颈部淋巴结转移灶常体积较大，并伴明显囊性变。采用原位杂交或各种聚合酶链反应（PCR）技术检测HPV是确诊OPSCC-HPV的重要依据。也可应用免疫组化染色，目前认为，肿瘤细胞核呈p16蛋白弥漫强阳性可作为口咽癌中存在高危型HPV的可靠指标。

3. **生物学行为** 与HPV阴性的口咽部鳞状细胞癌相比，OPSCC-HPV的预后较好，主要表现在5年生存率高，且复发率较低。

三、恶性黑色素瘤

1. **临床特点** 恶性黑色素瘤是来源于黑色素细胞或黑色素前体细胞的恶性肿瘤。以位于上皮结缔组织交界处的非典型黑色素细胞为特点，向上浸润至上皮内，向下侵犯至结缔组织。皮肤多见，也可来源于黏膜。口腔黏膜的黑色素瘤罕见，大部分发生于硬腭和上颌牙龈或牙槽嵴黏膜，也可见于下颌牙龈、颊黏膜、口底和舌部。其典型的病损为多发或广泛的色素斑点、斑片，伴结节状生长。发展为结节性病变前常有较长的黏膜黑色病变病史，口腔病损较隐匿，很多患者就诊时为晚期。

2. **病理变化** 口腔黑色素瘤（图18-15）可分为原位、侵袭性和混合型三种。原位口腔黑色素瘤主要表现为非典型的黑色素细胞散在于基底层的上皮细胞间，也可见细胞巢形成；侵袭性口腔黑色素瘤

指肿瘤细胞向下浸润固有层结缔组织；混合型口腔黑色素瘤指两种阶段同时存在。多数病变为侵袭性或混合型。

3. 生物学行为 口腔恶性黑色素瘤的预后不良，术后易复发，淋巴结转移和远处转移也较多见，5年生存率在20%左右。

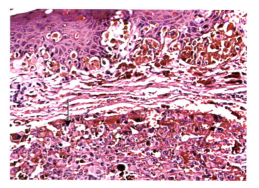

图18-15 恶性黑色素瘤

肿瘤局限于上皮，未侵及结缔组织

四、恶性淋巴瘤

恶性淋巴瘤可原发于淋巴结或结外淋巴组织，是不同发育阶段的免疫活性细胞发生增生和分化过程异常的一类肿瘤。主要分为霍奇金淋巴瘤和非霍奇金淋巴瘤。霍奇金淋巴瘤主要为淋巴结的病损，原发于结外的罕见。非霍奇金淋巴瘤占恶性淋巴瘤的绝大部分。口腔颌面部常见的恶性淋巴瘤包括：①弥漫性大B细胞淋巴瘤；②黏膜相关淋巴组织结外边缘区淋巴瘤；③结外NK/T细胞淋巴瘤，鼻型。其主要临床及病理学特点见表18-1。

表18-1 三种口腔颌面部常见恶性淋巴瘤的临床和病理学特点

肿瘤类型	流行病学特点	临床特点	大体所见	镜下病理学特点	治疗与预后
弥漫性大B细胞淋巴瘤	最常见的B细胞淋巴瘤，占比最高。老年人好发，男性较多	结内或结外肿块，迅速长大，可伴症状，常扩散	正常组织结构被肿瘤破坏、取代，剖面呈鱼肉状，可见出血坏死	形态相对单一、体积较大的异型淋巴B细胞弥漫浸润。广泛表达B细胞抗原标志物	高侵袭性，预后较差。化疗敏感，加强联合化疗可达临床治愈
黏膜相关淋巴组织结外边缘区淋巴瘤	胃最常见，头颈部占第二位，常见于眼附属器、唾液腺和咽部淋巴环。干燥综合征患者发生此瘤的危险性明显增高	多表现为无痛性缓慢增大的肿块	界限不清，实性，褐色。唾液腺肿瘤中常可伴导管扩张	小到中等大小的B淋巴细胞，细胞核形态不规则，常侵入腺体上皮中	具有惰性的临床过程，多数预后较好，但可向弥漫性大B细胞淋巴瘤转化
结外NK/T细胞淋巴瘤，鼻型	常见于成年男性。好发于鼻腔、腭部、鼻咽、鼻窦等	鼻部可表现为鼻阻塞、出血	黏膜溃疡，形成肉芽样新生物，侵犯周围组织，可见骨质破坏	肿瘤细胞大小不等、形态多样，常侵犯血管，伴明显坏死和混合炎细胞浸润。表达NK细胞相关抗原CD56及部分T细胞抗原等。多数患者可检测到EB病毒编码的小RNA分子	不同患者预后差异较大，主要与临床分期有关

五、转移性肿瘤

口腔转移性肿瘤是指原发于身体其他部位而转移至口腔软组织的肿瘤，发生率较低。附着龈是口腔软组织最常发生转移性肿瘤的位置。男性常见为肺癌转移，女性常见为乳腺癌转移。根据肿瘤的组织形态和免疫组化染色特点，结合病史和影像学检查，对明确肿瘤的原发部位有帮助，但仍有约23%的口腔转移性肿瘤未能发现原发灶。

自 测 题

A 型题

1. 牙龈瘤的病理分型中，下列哪项是错误的（　　　）

    A. 血管性牙龈瘤　　　　　　B. 肉芽肿性牙龈瘤

    C. 纤维性牙龈瘤　　　　　　D. 巨细胞性牙龈瘤

    E. 毛细血管牙龈瘤

2. 下列何种血管瘤可自行消退（　　　）

    A. 婴儿血管瘤　　　　　　　B. 海绵状血管瘤

    C. 肉芽组织型血管瘤　　　　D. 蔓状血管瘤

    E. 毛细血管瘤

3. 属于淋巴瘤的是（　　　）

    A. 霍奇金病　　　　　　　　B. 恶性肉芽肿

    C. 恶性纤维组织细胞瘤　　　D. 口腔转移性肿瘤

    E. 恶性黑色素瘤

4. 口腔转移性肿瘤的好发部位是（　　　）

    A. 附着龈　　　　　　　　　B. 舌

    C. 腮腺　　　　　　　　　　D. 唇部

    E. 口底

（钦传奇）

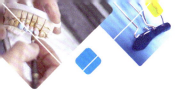

第19章
口腔组织的修复性再生

一、口腔黏膜的创伤修复

口腔黏膜的主要功能是保护深层组织，限制微生物和毒素的进入。当存在物理损伤、辐射、化学刺激或微生物定植等因素时，口腔黏膜受到损害，可丧失上述保护作用。创伤黏膜的修复涉及上皮细胞和结缔组织的协同作用，可分为下列4个相互重叠的阶段。

（一）创伤后的起始反应

黏膜表面损伤首先会造成血管损伤和局部出血，进而形成血块。血块能连接伤口边缘并保护暴露的黏膜下组织。同时为修复细胞的迁移提供支架。随着血管的舒张和血管通透性的增加，血浆蛋白渗入伤口部位并刺激白细胞迁移，分泌多种趋化因子、细胞因子和生长因子。

（二）炎症细胞的激活、迁移及功能

中性粒细胞、巨噬细胞、淋巴细胞和肥大细胞是参与创伤修复的主要炎症细胞。中性粒细胞在急性炎症期最先向伤口迁移。它们在杀死、吞噬细菌的同时也会破坏邻近的正常组织。随后，巨噬细胞在24小时后进入受损部位，吞噬和消化细胞残片和细菌，并激活淋巴细胞对病原体和受损组织做出反应。肥大细胞是促进炎症和血管变化的促炎介质和细胞因子的重要来源。

（三）黏膜创伤修复

随着急性炎症期的消退，上皮和结缔组织逐渐开始修复过程，涉及上皮细胞的迁移和增殖、成纤维细胞产生细胞外基质以及毛细血管的新生。

受伤后24~48小时，创缘邻近的上皮基底层细胞开始向血块下方迁移，并分泌基底膜成分，直到与对侧的基底层细胞接触，最终重新建立正常的上皮组织。成纤维细胞在伤后24小时内从邻近的正常结缔组织中增殖并向受损部位迁移，并分泌胶原纤维用于结缔组织的修复和瘢痕形成。此外，毛细血管发出血管芽长入受损组织中，提供营养和氧气，其内皮细胞能够分泌各类细胞因子或趋化因子，促进组织愈合并调控局部炎症反应，在组织愈合中发挥重要作用。

（四）组织重塑

组织重塑阶段自伤后大约2周开始，可能持续1年或更长时间。在这个过程中，炎症反应逐渐减弱，细胞外基质和胶原纤维均会出现适应性的改变：在组织修复阶段，成纤维细胞主要分泌的是Ⅲ型胶原，而在组织重塑阶段逐步被Ⅰ型胶原取代，胶原纤维的方向和交联度也会出现相应的改建，以增强新生组织抵抗外力的能力。

二、牙体牙髓组织对刺激的反应及修复性再生

（一）牙髓牙本质复合体的修复

牙髓牙本质复合体从发育到结构上关系密切，对外界刺激的应答也相互关联。当牙本质受到急性、强烈的刺激时，相应地，成牙本质细胞可出现变性甚至细胞死亡；当牙本质长期接收弱的刺激时，可产生修复性牙本质，其形成的速度、厚度与外界刺激的强度和持续时间有关。修复性牙本质能补偿外周牙本质因损害而造成的厚度丧失，阻挡外界刺激对牙髓的持续损害。

（二）牙釉质的再矿化

牙釉质中不含有成釉细胞，因此牙釉质在被破坏后无法重新再生，但存在再矿化过程。在牙釉质龋早期，表层牙釉质未崩解的阶段，唾液中的钙、磷离子会沉积在牙釉质表面，重新形成羟基磷灰石晶体，使已脱矿的牙釉质发生再矿化。目前，一些纳米材料也能够重建牙釉质的结构组织。但再矿化无法修复龋洞造成的缺损。

（三）盖髓术后的组织变化

盖髓术是一种保存活髓的方法，即在接近牙髓的牙本质表面或已暴露的牙髓创面上，覆盖能够促进牙髓病变恢复的药物，以保护牙髓，消除病变。根据牙髓是否暴露，盖髓术可分为间接盖髓（未暴露）和直接盖髓（已暴露）两种术式。氢氧化钙是常用的盖髓剂。在间接盖髓术中，氢氧化钙覆盖在接近牙髓的牙本质表面，一方面能够降低牙本质的通透性，阻隔细菌及其毒性代谢产物进一步刺激牙髓；另一方面能够在局部形成弱碱性环境，有利于成牙本质细胞形成修复性牙本质和牙本质硬化层。在直接盖髓中，盖髓剂能够直接刺激牙髓组织和成牙本质细胞，在大约2个月后形成牙本质桥（图19-1），进而封闭已暴露的牙髓。同时，盖髓剂能够消除已暴露牙髓的感染和炎症，保护牙髓活力，促进牙髓恢复健康。

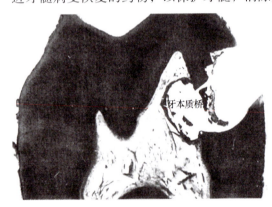

图 19-1　牙本质桥

（四）炎症牙髓保存治疗的组织变化

由于牙髓的解剖生理特点，牙髓发生炎症时，使用抗菌消炎药物保守治疗，很难达到预期目的。炎症牙髓保存治疗后，可有以下几种表现。

1. 急性牙髓炎转变为局限性慢性炎症　牙髓炎症成分减少，血管轻度扩张充血，可见局灶性淋巴细胞浸润，炎症停留在轻微的、局限的慢性阶段。部分牙髓细胞新生明显，成牙本质细胞增多，前期牙本质及修复性牙本质过度形成，牙髓有活力。这种情况属于不完全再生，即临床治疗成功。

2. 急性牙髓炎转变为慢性牙髓炎　急性炎症被控制，病变转为慢性，对温度刺激敏感，偶感局部不适。保守治疗后牙髓可变为肉芽组织，进而引起牙内吸收。

3. 牙髓退行性变　治疗后牙髓可发生退行性变，如网状萎缩、纤维性变等，以后出现渐进性坏死。

4. 牙髓坏死　炎症未被控制，继续发展为化脓性牙髓炎，最终导致牙髓坏死。

（五）活髓切断后的组织变化

活髓切断术是指切除病变的冠部牙髓，以盖髓剂覆盖于根髓断面，保留正常根髓的治疗方法。常

用的盖髓剂是氢氧化钙。活髓切断后的组织修复有以下3种转归。

1. 根髓正常 根髓断面形成牙本质桥，封闭根管口，新生的牙本质下方有成牙本质细胞形成，根髓正常，此为最理想的修复性再生。

2. 根髓组织发生退行性变 根髓断面形成不规则钙化物，牙髓组织发生退行性变，在临床上也属于临床治疗成功。

3. 根髓组织转变为肉芽组织 根髓组织转变为肉芽组织，并使牙根发生内吸收，治疗失败，此为慢性病变。

三、牙周组织的再附着和新附着

牙周病治疗的最终目的是促使被破坏的牙周支持组织修复性再生，恢复牙体与牙周的附着关系和功能。牙体-牙周附着关系的重建存在以下两种形式。

（一）再附着

再附着是指在原来未暴露于牙周袋内的正常牙根上，因手术或创伤等使正常的牙周附着结构被破坏后，在短期内由原来的胶原纤维与无病变的牙骨质及牙槽骨重新附着，是一种较简单的组织愈合过程。

（二）新附着

新附着是指在原来暴露于牙周袋内的根面上有新的牙骨质形成并有新的胶原纤维埋入，称为形成了新附着。在翻瓣术后的愈合过程中，龈瓣与根面之间首先由血块连接，之后牙龈、牙周膜、牙槽骨来源的细胞先后向根面生长贴附，最终的愈合方式取决于细胞的生长速度及条件。一般来说，牙龈上皮生长最快，首先占据根面，并阻止了其他组织与根面贴附，形成长结合上皮愈合。牙龈结缔组织细胞的生长速度仅次于上皮细胞，如其与根面首先接触，则可形成与根面平行的胶原纤维。骨组织与根面接触后容易发生骨固连或牙根吸收。如果牙周膜细胞能够优先占据根面，其中的前体细胞可分化出成牙骨质细胞、成骨细胞和成纤维细胞，在根面沉积新的牙骨质，形成新的牙周膜纤维埋入其中，胶原纤维的另一端埋入新形成的牙槽骨中，形成再生性愈合，是最理想的愈合方式，但也最少见。

四、骨的修复性再生

（一）拔牙创的愈合

牙拔除后，机体会立即启动拔牙创软硬组织的修复过程。综合实验研究和临床观察的结果，可将拔牙创的正常愈合分为5个主要阶段（图19-2）。

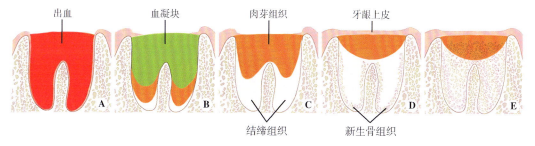

图19-2 牙槽窝愈合过程模式图

A. 新鲜出血充填牙槽窝；B. 血块（绿色）形成后肉芽组织形成（橙色）；C. 结缔组织（棕色）替代肉芽组织；D. 新生骨组织替代结缔组织伴牙龈上皮再生；E. 骨组织改建

1.**第一阶段** 拔牙创出血和血块形成。拔牙后即刻,由于根尖血管和牙周组织的撕裂,牙槽窝内出血。15~30分钟后出血停止,形成血块封闭创口。

2.**第二阶段** 血块机化、肉芽组织形成。拔牙后数小时,牙龈组织收缩保护血块。约24小时后,成纤维细胞向血块内生长;同时邻近血管形成血管芽向血块中生长,并逐渐连成毛细血管网。约7天血块被肉芽组织所替代。

3.**第三阶段** 结缔组织和上皮组织替代肉芽组织。拔牙后3~4天更成熟的结缔组织开始替代肉芽组织,至20天左右基本完成。术后5~8天开始形成新骨,不成熟的纤维状骨逐渐充填拔牙窝。拔牙后3~4天上皮自龈缘开始向血块表面生长。

4.**第四阶段** 原始的纤维样骨替代结缔组织。约38天后,拔牙窝的2/3被纤维样骨质充填,3个月后才能完全形成骨组织。

5.**第五阶段** 成熟的骨组织替代不成熟骨质。

尽管人为将拔牙窝的愈合分为5个阶段,但实际上其中许多变化是同时交织进行的。3~6个月后重建过程基本完成,出现正常骨结构。之后牙槽骨的外形维持趋于平稳,但改建持续终生。

(二)种植体骨结合

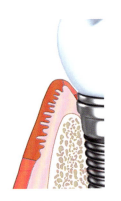

图19-3 种植体骨结合组织学模式图

骨结合理论由Branemark教授首先提出,指种植体与骨组织直接接触,其间不存在骨以外的组织如结缔组织等,是种植体成功植入骨组织以及后期行使功能的组织学基础(图19-3)。

种植体在骨内的组织反应分为以下3个阶段。

1.**第一阶段** 种植体植入后表面被血块包绕,吸附各类蛋白及因子形成适应层,骨髓内细胞则散在其外侧。

2.**第二阶段** 术后7天时,骨组织破坏与增生同时发生,但以创伤修复为主。巨噬细胞和其他吞噬细胞吞噬吸收了适应层,一些骨髓内细胞聚集在种植体表面,形成种植体-细胞间的有机结合。此时,在生物活性材料的适应层内,诱发磷灰石的化学析出,形成化学性钙化层,随后即开始生物学骨化。此过程与第三阶段有交叉。

3.**第三阶段** 植入3个月后,在种植体周围形成胶原纤维,之后形成网状纤维结构,逐步完成骨结合。

(三)骨折愈合

根据骨断端固定形式的变化,骨折愈合可表现为一期骨愈合和二期骨愈合两种类型。

1.**一期骨愈合** 当骨折达到解剖复位、骨断端固定稳定,或在骨折间施加一定的轴向压力,使骨折线对合紧密时,骨折的修复就仅限于在骨内,而不需要外骨痂参与,也不需要周围软组织参与,在骨折部位直接发生骨的改建,成骨与破骨活动均很活跃,然后迅速成骨钙化,修复骨折区。

2.**二期骨愈合** 即传统的骨折愈合形式,它通常在骨断端采用非稳定性固定如金属丝骨间固定和颌间固定时出现。其愈合模式大致经历4个阶段(图19-4)。

(1)血肿形成 骨折后,由于骨折部骨髓、骨膜及周围软组织中的血管断裂出血,形成血块。通常在伤后4~8小时出现。

(2)血肿机化 骨折后24~72小时内,骨折周围软组织的急性炎性反应不断加重,血管扩张,血浆渗出,炎症细胞浸润,开始吞噬和清除坏死组织;同时骨断端的骨膜出现增生、肥厚,成纤维细胞增殖,骨膜内层增殖出成骨细胞,与毛细血管一起向血肿内生长,使血肿逐渐机化。

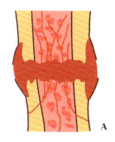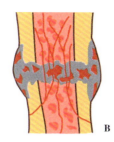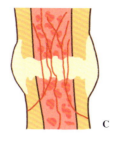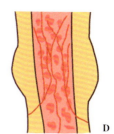

图19-4　二期骨愈合模式图

A. 血肿形成；B. 血肿机化；C. 骨痂形成；D. 骨痂改建

（3）骨痂形成　骨折1～2周后，机化的血块被纤维血管组织所替代，再沉积胶原纤维和钙盐，通过成骨细胞和多种内源性生长因子的作用，逐渐产生骨样组织和新骨，形成骨痂。

（4）骨痂改建　骨折2周后，骨样组织内不断有钙盐沉积，并逐渐钙化为坚实的骨组织。

在骨折愈合过程中，骨膜中的成骨细胞增殖起着重要作用，因此在处理骨折时应注意保护骨膜，不使其再受损伤，以利于骨折愈合。

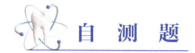 自　测　题

A型题

1. 骨折的二期愈合中，骨痂形成的时间一般是骨折后（　　）

A. 1～2小时　　　　B. 1～2天　　　C. 1～2周

D. 1～2个月　　　　E. 2个月以上

2. 深龋备洞时露髓，如采用盖髓术治疗，穿髓孔封闭所需要的时间约为（　　）

A. 1个月　　　B. 2个月　　　C. 3个月

D. 4个月　　　E. 5个月

3. 新附着治疗后，参与牙周修复的细胞中生长最快的是（　　）

A. 牙周膜细胞　　　　B. 结缔组织细胞

C. 骨髓细胞　　　　　D. 牙龈上皮细胞

E. 血管内皮细胞

4. 拔牙几个月后才能完全形成骨组织（　　）

A. 1个月　　　B. 2个月　　　C. 3个月

D. 4个月　　　E. 5个月至1年不等

（刘寅冬）

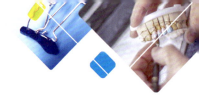

实 验 指 导

实验一　口腔颌面部胚胎发育

【目的和要求】　掌握神经嵴、鳃弓、咽囊的概念和其在口腔颌面部发育中的作用及其异常导致的相关畸形；熟悉面部、腭、舌的发育过程和各种畸形产生的原因；了解颌骨的发育过程。

【实验内容】
1. 观察口腔颌面部发育模型。
2. 观察头颈部发育图谱。

【实验步骤】

1. 神经嵴、鳃弓、咽囊
（1）重点要求学生观察神经嵴细胞与神经板、神经沟和神经管的空间位置关系和时间迁移，思考各部分的来源和在发育中的作用。
（2）观察鳃弓和咽囊的胚胎发育过程。思考其与三胚层之间的相互关系和在发育中的作用。

2. 面部、腭和舌的发育
（1）面部发育　观察面部突起形成过程的时间线和空间位置关系的变化及其在面部发育中的作用与在畸形发生过程中的规律。
（2）腭的发育　观察和思考腭突的胚胎来源，注意其与周围组织的相互关系。
（3）舌的发育　观察侧舌隆突、正舌隆突（奇结节）、联合突的来源和在发育中的作用。了解发育异常产生的类型和原因。

【实验报告与评定】　绘制面部发育形成过程中各个突起之间的相互关系；画出面部形成异常的示意图。

（钦传奇）

实验二　牙的发育

【目的和要求】　掌握牙胚的组成，成釉器发育的蕾状期、帽状期和钟状期形态分化和细胞分化特征；熟悉牙齿硬组织形成的规律；了解牙板的形态和结局。

【实验内容】
1. 观察牙发育图谱。
2. 观察牙发育各阶段切片。

【实验步骤】

1. 牙胚蕾状期晚期、帽状期早期（头部冠状切片，人胚胎第10周）
（1）低倍镜观察　牙胚的位置，牙胚与周围组织的关系。重点观察牙胚的各组成部分（成釉器、

牙乳头、牙囊）的外形及相互位置关系。

（2）高倍镜观察　蕾状期成釉器的细胞形态及排列、深面结缔组织细胞有无排列上的变化等。帽状期成釉器的外釉上皮、内釉上皮、星网状层的位置及细胞形态。

2. 牙胚钟状期（牙体硬组织形成早期）晚期（上颌矢状切片，人胚胎第5个月）

（1）低倍镜观察　上颌乳中切牙及恒中切牙牙胚的位置。重点观察牙胚的各组成部分，包括成釉器的形态和内釉上皮、外釉上皮、星网状层和中间层的位置及排列。乳牙胚还应观察牙釉质基质、牙本质基质的厚度，从切缘至牙颈部有何变化，成釉细胞、成牙本质细胞的排列，从切缘至牙颈部成釉器的层次有何变化；观察恒牙胚的位置、发育状态及其与乳牙胚的关系；牙槽骨的发育情况。

（2）高倍镜观察　构成成釉器的外釉上皮、星网状层、中间层和内釉上皮的细胞排列及细胞形态；观察是否有硬组织形成，若有则观察成釉细胞的形态、牙釉质基质的形态；牙乳头的细胞形态、细胞、血管及纤维的丰富程度；成牙本质细胞的分布及形态、牙髓的血管及纤维；牙囊的细胞形态及其中的血管和纤维；恒牙牙板的形态。

3. 观察牙齿发育各阶段组织学图谱

【实验报告与评定】　绘制牙胚钟状期（牙体硬组织形成早期）的低倍镜下图，标出牙胚的三个组成部分及成釉器的四层细胞。

（徐　欣）

实验三　牙　釉　质

【目的和要求】　掌握牙釉质在牙体组织中的部位、厚度和理化特性，牙釉质的组织结构、釉柱的排列方向；熟悉牙釉质生长线、釉板、釉丛、釉梭的位置、形态及意义；了解牙釉质结构的临床应用意义。

【实验内容】

1. 观察牙釉质纵断磨片、牙冠横断磨片。

2. 观看教师切片示教。

【实验步骤】

1. 牙釉质纵断磨片观察

（1）肉眼观察　用肉眼观察牙磨片的整体形态，特别注意观察牙釉质的外形、位置、厚度变化及颜色；观察牙釉质与牙本质、牙骨质的毗邻关系。

（2）低倍镜观察　①辨认牙釉质生长线的形态、走行特点；②观察釉柱的排列方向，注意观察釉柱在牙尖或切缘处与牙颈部及窝沟处的排列有何不同；③观察釉板的形态及向牙釉质深层延伸的深度，此结构的临床意义是什么；思考如何在镜下区别釉板与制作磨片过程中产生的人为牙釉质裂缝；④观察釉质牙本质界的形态，在低倍镜下观察到的釉质牙本质界是否为连续的贝壳样小弧线；⑤观察后牙磨片中窝沟的形态、深度。

（3）高倍镜观察　①观察釉柱横纹的形态；②观察釉梭（牙尖部）的形态，注意釉梭所处的牙体解剖位置。

2. 牙釉质横断磨片观察

（1）肉眼观察　横断磨片中的牙体形态；牙釉质层是否完整。

（2）低倍镜观察　①牙釉质生长线的形态，注意与纵断磨片中的生长线走行有何不同；②观察釉板的走行方向和釉丛、釉梭的不同；③观察釉质牙本质界的形态，是否仍为连续贝壳样小弧线。

（3）高倍镜观察　①观察釉柱横断面的形态特点（鱼鳞状）；②观察釉丛、釉梭的分布与形态，区分二者的不同。

【实验报告与评定】　绘制牙釉质组织结构图（纵、横面）。

（范思维）

实验四　牙本质、牙骨质、牙髓

【目的和要求】　掌握牙本质、牙骨质、牙髓的组织结构及理化特性；熟悉牙本质中矿化程度不同的各种组织学结构及牙本质的反应性变化，牙髓的增龄性变化及牙髓的功能；了解牙本质、牙骨质、牙髓的理化特性和临床意义。

【实验内容】

1. 观察牙体组织纵断磨片、横断磨片、牙体组织脱钙切片。

2. 观看教师切片示教。

【实验步骤】

1. 牙纵断磨片镜下观察

（1）肉眼观察　牙本质、牙骨质和牙髓的位置及彼此之间的关系；肉眼观察牙本质的分布、形态、色泽和厚度；观察牙骨质的厚度，并与牙釉质、牙本质的厚度进行比较；观察髓室、髓角、根管形态、根尖孔的位置。

（2）低倍镜观察　①观察牙本质小管及其走行方向、沿途及末梢分支情况；②小球间牙本质的形态及分布（多见于牙冠部靠近釉质牙本质界处）；③辨认原发性牙本质、继发性牙本质、修复性牙本质、牙本质死区、透明牙本质的分布位置及形态特征；④观察托姆斯颗粒层，其位于牙根部牙本质透明层的内侧，形态特征是一层颗粒状的未钙化区域；⑤观察牙本质生长线的走行特点；⑥观察牙骨质的位置和结构：位于牙根部牙本质的表面，呈层板结构；⑦辨认细胞牙骨质和无细胞牙骨质的分布位置和分布规律；⑧观察釉质牙骨质界的形态并注意牙骨质与牙釉质的连接形式。

（3）高倍镜观察　①牙骨质陷窝；②细胞牙骨质突起的延伸方向，理解穿通纤维与牙骨质的结合。

2. 牙冠横断磨片镜下观察

（1）低倍镜观察　①牙本质小管及釉质牙本质界形态；②牙本质生长线的形态及走行特点；③横断磨片中可以观察到小球间牙本质，看不到托姆斯颗粒层。

（2）高倍镜观察　牙本质小管、小球间牙本质、牙本质小管横断面的小管间牙本质和小管周牙本质。

3. 牙切片镜下观察

（1）低倍镜观察　①从髓室壁开始，观察牙髓组织由外向内的分层结构：成牙本质细胞层、乏细胞层、多细胞层、髓核；②观察牙髓组织内纤维的分布情况；③髓室、髓角、根管的形态；④牙本质生长线、牙本质小管、原发性牙本质、继发性牙本质、小球间牙本质、前期牙本质的分布及形态；⑤成牙本质细胞、牙髓细胞的分布，牙髓的血管；⑥牙骨质层板及牙骨质细胞形态特征。

（2）高倍镜观察　①牙本质小管及其分支，注意其走行特点；②进一步观察成牙本质细胞在牙髓各个部位（髓室、根管及根尖部）中的形态变化，由高柱状到立方状再到扁平状分别是哪些牙体解剖部位。

【实验报告与评定】　绘牙本质、牙骨质、牙髓组织结构图。

（范思维）

实验五 牙周组织

【目的和要求】 掌握牙龈的组织学特点、牙龈和牙体附着的关系、牙周膜的组织结构及功能、牙周膜主纤维束的排列及走行特点、牙槽骨的组织结构及生物学特性，特别是骨新生和骨吸收的形态特征；熟悉牙周膜中各种细胞的分布和形态、牙龈纤维束的排列及走行特点；了解牙龈、牙周膜结构及牙槽骨生物学特性的临床意义。

【实验内容】

1. 观察前牙唇舌向牙体牙周组织切片。
2. 观察磨牙近远中向牙体牙周组织切片。
3. 观察牙周组织图谱。

【实验步骤】

1. 前牙唇舌向牙体牙周组织切片

（1）肉眼观察 区分牙体组织、牙龈、牙周膜和牙槽骨的位置，观察龈沟的位置及形态，牙周膜的厚度，固有牙槽骨的位置及厚度，骨密质和骨松质的分布。

（2）低倍镜观察 观察牙龈上皮的分布，龈沟底的位置，牙龈上皮层与固有层交界面的形态，牙龈纤维束及牙周膜主纤维束的分布和排列方向；固有牙槽骨中的束骨、板层骨及骨单位（哈弗斯系统）的结构；骨松质中骨小梁的排列方向；牙周上皮剩余的位置和形态。

（3）高倍镜观察 观察牙龈上皮、龈沟上皮、结合上皮的形态特征；牙周膜中各种细胞成分，如成纤维细胞、成牙骨质细胞及上皮剩余等的形态特点；牙周膜的各组主纤维束的结构；牙槽骨在骨形成或吸收时成骨细胞、破骨细胞的形态特点，束骨的形态。

2. 磨牙近远中向牙体牙周组织切片

（1）肉眼观察 区分牙体组织、牙龈、牙周膜及牙槽骨的位置，观察两磨牙间龈沟的位置及形态，牙周膜的厚度，认清牙槽中隔及磨牙根分叉处根间隔的位置，固有牙槽骨和骨松质的分布。

（2）镜下观察 重点观察牙龈纤维束及牙周膜主纤维束的排列及走行特点，尤其是牙龈越隔组纤维和牙周膜中根间组纤维的排列及走行特点。其他观察内容与前牙唇舌向牙体牙周组织切片雷同。

3. 观察牙周组织图谱

【实验报告与评定】 绘制牙周组织镜下结构示意图，需绘出牙体组织、牙周膜、牙槽骨的分布位置，牙龈固有层纤维束和牙周膜主纤维束的分布及走行特点，牙周膜中的各种细胞成分，如成纤维细胞、成牙骨质细胞、成骨细胞、破骨细胞及上皮剩余等的形态特点；牙槽骨的形态特征，分别对上述结构加以说明和描述。

（王　璐）

实验六 口腔黏膜

【目的和要求】 掌握口腔黏膜（包括上皮、基底膜、固有层）的基本组织学结构，被覆黏膜、咀嚼黏膜和特殊黏膜的结构特点和分布；熟悉口腔黏膜的功能及其与组织结构的联系；了解口腔黏膜的增龄变化。

【实验内容】

1. 观察唇、舌、腭等口腔黏膜切片。

2. 观察口腔黏膜的组织学图谱。

【实验步骤】

1. 唇的组织学切片

（1）肉眼观察　此为唇部组织的矢状面切片，观察其轮廓，区分皮肤侧（表皮薄，真皮层可见皮肤附属器）、黏膜侧（上皮较厚，黏膜下层可见唇腺）及唇红部。

（2）低倍镜观察　在皮肤侧、唇红部和黏膜侧，分别观察上皮（或表皮）、固有层（或真皮）、黏膜下层（或皮下组织）。注意上皮的细胞层次、厚度、有无角化、上皮钉突的数量及形态；唇红固有层乳头的高度、乳头层内血管的分布；分辨皮肤附属器（毛囊、汗腺、皮脂腺）；黏膜下层有无小唾液腺。

2. 腭黏膜切片

（1）低倍镜观察　硬腭和软腭黏膜在组织学上的异同点（包括上皮的类型、分层、有无角化、有无颗粒层、上皮钉突的长短、固有层胶原纤维的粗细及致密程度、有无黏膜下层及所含组织成分等）。

（2）高倍镜观察　角化层或表层的染色特点，能否观察到细胞核；有无颗粒层，透明角质颗粒的多少、大小和染色特点；棘层细胞的大小、形态和染色特点，细胞的排列，细胞间桥是否明显；基底层细胞的形态特点和排列，有无核分裂象，细胞内有无黑色素颗粒；基底膜的位置、厚度和染色特点。

3. 舌背黏膜切片

（1）低倍镜观察　舌背黏膜上皮的形态特点，注意有无角化；轮廓乳头的形态特点，注意表面上皮有无角化、轮廓沟的形态、味蕾的分布、味腺的开口及味腺的形态、腺泡的种类及分布位置；观察固有层的下方有无黏膜下层。

（2）高倍镜观察　味蕾的形态。

【实验报告与评定】　绘制唇或腭黏膜镜下图。画出上皮的各层次及细胞形态；基底膜；固有层的细胞、纤维和血管；黏膜下层的小唾液腺等。

（罗海燕）

实验七　唾　液　腺

【目的和要求】　掌握唾液腺的基本组织学结构，各种腺泡和导管的结构特点，肌上皮细胞的特点；熟悉唾液腺组织结构的特点和分布。

【实验内容】

1. 观察腮腺、下颌下腺、舌下腺切片。

2. 观察唾液腺的组织学图谱。

【实验步骤】

1. 腮腺组织学切片

（1）低倍镜观察　腺小叶的轮廓，腺泡和导管的分布，腺体内脂肪细胞的多少和分布。

（2）高倍镜观察　腺泡的结构、形态特点；腺泡细胞的形态，胞质内有无分泌颗粒（酶原颗粒），其染色特点如何；闰管、分泌管及排泄管的分布及组织结构（包括管腔的形态和大小、管壁细胞的形态和染色特点等）。

2. 下颌下腺组织学切片

（1）低倍镜观察　腺小叶的轮廓，腺泡和导管的分布。

（2）高倍镜观察　腺泡、导管的结构，注意腺泡的种类及所占的比例，不同种类的腺泡主要由何种腺泡细胞构成；观察浆液细胞和黏液细胞的形态特点；观察混合性腺泡的构成，其半月板的形态特点及位置。

3. 舌下腺组织学切片 观察要点同下颌下腺组织学切片，比较两者有何差别，如各种类型腺泡所占的比例、分泌管的多少等。

4. 观察唾液腺的组织学图谱 唾液腺的基本组织结构；肌上皮细胞的分布及形态特点。

【实验报告与评定】 绘制下颌下腺高倍镜下的组织结构图。

（马　超）

实验八　龋　病

【目的和要求】 掌握磨片下牙釉质龋、牙本质龋及牙骨质龋（切片和磨片）的病理变化；熟悉牙釉质龋、牙本质龋及牙骨质龋的病变进展过程；了解龋病的超微结构变化，牙髓对龋病的反应及转归。

【实验内容】

1. 观察早期牙釉质龋磨片。

2. 观察牙本质龋磨片及切片。

【实验步骤】

（一）牙釉质龋

1. 早期牙釉质平滑面龋磨片

（1）肉眼观察　龋损发生的位置、外形及颜色变化。

（2）低倍镜观察　发生龋损的部位、颜色变化；病变累及的范围、深度、轮廓；病变对应髓室侧是否有修复性牙本质形成。

（3）高倍镜观察　找到龋损发生的部位，观察早期平滑面龋的分层，三角形形态是否典型；注意透明层、暗层、病损体部的位置、形态特点，与邻近的正常牙釉质进行对比观察。①透明层：呈透明状，生长线、柱间区等结构不清；②暗层：位于透明层表面，不透明，结构浑浊、模糊不清；③病损体部：暗层的表面，釉柱横纹、釉质生长线及柱间区等表现纹理明显；④表层：在普通光镜下不易分辨，可观察表层色素沉着的情况。需要注意的是有部分病变中无透明层，也有可能病变分层不明显。

2. 早期牙釉质窝沟龋磨片

（1）肉眼观察　龋损发生的位置、外形及颜色变化，注意牙本质是否存在改变。

（2）低倍镜观察　窝沟周围牙釉质的变化，注意是否存在典型早期牙釉质龋的分层变化；釉柱及釉柱横纹、釉质生长线的变化；是否存在暗层、透明层，其外形与早期平滑面龋是否有所不同；窝沟底部及其深部牙本质是否存在变化；龋损与釉板的关系。

（3）高倍镜观察　找到龋损发生的部位，观察窝沟龋的分层，三角形形态是否典型，与牙釉质平滑面龋是否相同；注意透明层、暗层、病损体部的位置、形态特点，与邻近的正常牙釉质进行对比观察。

（二）牙本质龋磨片

（1）肉眼观察　龋损的部位、外形及周围牙体组织颜色变化，观察龋损破坏了哪些牙体硬组织。

（2）低倍镜观察　龋洞处牙本质的颜色变化，有无裂隙形成，深部有无修复性牙本质形成。

（三）牙本质龋切片

（1）低倍镜观察 龋洞的外形，牙本质颜色的改变；龋损进展的深度；病损与髓室的相互关系，病损相对应髓室侧是否有修复性牙本质形成；是否有裂隙形成。细菌侵入层：细菌侵入后牙本质小管染色的情况，牙本质小管扩张情况，串珠样结构、坏死灶的形态、裂隙的方向；窝洞底部是否有坏死脱落组织和细菌性团块；牙髓组织是否存在炎症表现，如有无血管的扩张、充血及组织水肿、炎症细胞浸润。

（2）高倍镜观察 重点观察细菌侵入层，观察牙本质小管扩张的形态改变，寻找到串珠状、坏死灶、裂隙的病变，牙本质小管内是否有细菌存在，有无修复性牙本质的形成，其位置与龋损是否存在对应关系；牙髓中是否存在炎症性改变。

【实验报告与评定】 绘制早期牙釉质平滑面龋和窝沟龋磨片的高倍镜图，画出各层次病理变化。

（郭艳玲）

实验九 牙 髓 病

【目的和要求】 掌握急、慢性牙髓炎的病理学变化；熟悉常见牙髓变性的病理变化；了解牙髓病的临床表现。

【实验内容】 观察各型牙髓炎的切片。

【实验步骤】

1. 急性浆液性牙髓炎切片

（1）低倍镜观察 有无牙本质龋（是否有牙本质破坏缺损、细菌侵入、牙本质小管坏死灶形成等）龋发生的部位，龋洞是否已与牙相通，龋洞底部与牙髓之间的厚度相对应的牙侧是否有第三期牙本质形成；牙髓中有无炎症细胞浸润及其浸润范围（局灶性还是弥漫性）有无组织水肿及血管扩张、充血；根髓有无变化。

（2）高倍镜观察 龋坏区的牙本质小管（细菌侵入、扩张变形坏死等）；牙髓组织炎症的部位。炎症细胞的种类及形态炎症区血管及牙髓细胞的改变；炎症区的成牙本质细胞有何改变：第三期牙本质的形态特点。

2. 急性化脓性牙髓炎切片

（1）低倍镜观察 龋洞是否与牙髓相通；有无修复性牙本质形成；牙髓中血管是否扩张，有无炎症细胞浸润，是否有组织液化形成脓肿。

（2）高倍镜观察 注意观察牙髓中肿壁的无角化复层扁平上皮结构及炎症细胞特点，有时因切片制作时脓液流出而形成空腔。

3. 慢性增生性牙髓炎切片

（1）低倍镜观察 洞的部位、大小及深度；牙髓是否已经暴露，穿孔的大小；暴露牙髓与龋洞的关系，思考牙髓息肉形成的条件。

（2）高倍镜观察 增生牙髓中有无慢性炎症细胞浸润及细胞的种类；有无增生、扩张的毛细血管；有无成纤维细胞增生；增生的牙髓表面有无上皮覆盖；髓室底及根髓有无病理性改变；根尖牙骨质有无增生。

4. 牙变性切片（成牙本质细胞空泡性变和牙髓钙化）

（1）低倍镜观察 牙髓中有无钙化物形成及其累及哪些部位。

（2）高倍镜观察 钙化物的形态特点，在冠髓和根髓有何不同；成牙本质细胞有无空泡性变，其形态特点如何；思考牙髓的这些改变有何临床意义。

【实验报告与评定】 绘制急性浆液性牙髓炎镜下图；画出血管扩张充血、沿血管壁纤维蛋白渗出示意图。

（徐广敏）

实验十　根尖周炎

【目的和要求】 掌握急、慢性根尖周炎的病理变化；熟悉根尖周病的发展过程；了解根尖周病的临床表现。

【实验内容】 观察各型根尖周炎的切片。

【实验步骤】

1. 慢性化脓性根尖周炎（伴瘘管形成）切片

（1）低倍镜观察　有无龋病，牙体组织破坏情况，有无残冠或残根；牙髓的情况，是否为死髓牙；根尖周围的牙周组织是否正常，有无牙槽骨吸收；根尖周牙槽骨破坏的区域由何种组织占据，有无炎症细胞浸润，是否有脓肿形成，其位置和轮廓如何；有无瘘管形成；瘘管的走行及开口位置（即脓液排出途径）；标本是否为多根牙，注意每个牙根的根尖周组织是否均存在病变。

（2）高倍镜观察　根尖周脓肿的组织学构成和炎症细胞的种类；脓肿周围有无纤维组织增生和包绕；瘘管的组织构成，包括管壁内炎症细胞浸润的数量及种类，瘘管腔面有无上皮覆盖；牙周膜中有无炎症细胞浸润；牙槽骨有无吸收或新生。

2. 根尖周肉芽肿切片

（1）低倍镜观察　牙体、牙髓组织的情况，重点观察根尖附近肉芽肿的形态特点，包括炎症细胞的分布、血管增生及扩张、肉芽肿周围纤维包绕情况、牙周膜与牙槽骨的病理改变等。

（2）高倍镜观察　肉芽肿中有无上皮增生；炎症细胞浸润的种类。

3. 根尖周囊肿切片

（1）肉眼观察　残根根端一侧有一球形组织。

（2）低倍镜观察　表面为纤维结缔组织包绕。中心为一团肉芽组织，其中大量炎症细胞浸润，成纤维细胞、毛细血管增生。

（3）高倍镜观察　囊肿壁的构成（纤维组织囊壁及上皮衬里）。注意纤维性囊壁的厚度，其内有无炎症细胞浸润及炎症细胞的种类；囊肿衬里上皮的类型有无增生，上皮钉突的形态如何，表层是否角化，有无透明小体形成，上皮的连续性如何；囊腔内容物的特点，有无细胞及细胞的种类，有无胆固醇结晶裂隙；牙周膜与牙槽骨的病理改变。

【实验报告与评定】 绘出慢性根尖肉芽肿向根尖周囊肿转化的镜下病理变化图。

（徐广敏）

实验十一　牙周组织病

【目的和要求】 掌握慢性牙周炎的病理变化（牙周袋形成、牙槽骨吸收）；熟悉牙龈病的病理变化、牙周组织病的病因、发病机制和临床表现；了解牙周变性、牙周创伤、牙周萎缩的病变特点。

【实验内容】

1. 观察慢性龈炎切片。

2. 观察慢性牙周炎切片。

3. 观察牙周组织病图谱。

【实验步骤】

1. 慢性龈炎切片

（1）低倍镜观察　主要观察唇（颊）侧及舌侧牙龈炎症的部位及范围；龈沟上皮和结合上皮的增生情况；固有层结缔组织炎症细胞浸润情况。观察时若切片中仅见牙龈和牙槽黏膜，不含其所附着的牙和牙槽骨，需先区分牙龈和牙槽黏膜，再确定龈沟上皮和结合上皮的分布位置；若为牙体牙周组织联合切片，可见牙龈和牙槽黏膜与牙和牙槽骨的附着关系，则需确定龈沟、釉质牙骨质界、牙槽嵴顶的位置。

（2）高倍镜观察　龈沟上皮是否完整，有无糜烂和溃疡；上皮钉突是否增生，上皮内及上皮下有无炎症细胞浸润，炎症细胞的种类；结合上皮在牙面上附着的位置，上皮有无增生及炎症细胞浸润；牙龈中的胶原纤维束有无改变；固有层结缔组织有无改变，有无炎症细胞浸润，炎症细胞的种类，牙槽嵴顶有无吸收。

2. 慢性牙周炎切片（牙体牙周组织切片）

（1）低倍镜观察　先通过观察找到釉质牙骨质界作为定位，主要观察有无牙石形成及牙石所在部位、范围；结合上皮附着丧失情况；根面牙骨质暴露情况；牙周袋的深度；牙周袋周围炎症的范围；牙槽骨的吸收情况，是垂直吸收还是水平吸收，根据牙周袋底与牙槽嵴顶的相对位置来判断该牙周袋是骨上袋或骨内袋。

（2）高倍镜观察　观察牙周袋内龈沟上皮的破坏和增生情况，上皮有无糜烂和溃疡，上皮钉突是否增生延长，有无相互交织成网状，上皮内或网眼中炎症细胞的浸润情况及炎症细胞的种类；结合上皮的附着部位，有无增生，是否出现上皮钉突；上皮下固有层结缔组织内炎症细胞浸润范围和炎症细胞的类型，胶原纤维的变化情况；牙槽骨有无吸收，是否出现骨吸收陷窝及活跃的破骨细胞；牙周膜有无改变，主纤维束有无破坏；根面牙骨质是否出现吸收破坏，炎症周围有无修复现象。

3. 观察牙周组织病图谱

【实验报告与评定】　绘制低倍镜下活动期牙周炎病变示意图，绘出慢性牙周炎处于活动期时牙面、龈沟上皮和结合上皮的变化，上皮附着丧失情况；上皮下固有层胶原纤维的变化，炎症细胞的浸润情况；牙周膜的改变和牙槽骨吸收情况并文字描述上述病理变化。

（王　璐）

实验十二　口腔黏膜病

【目的和要求】　掌握口腔黏膜病的基本病理变化，口腔白斑、扁平苔藓、盘状红斑狼疮的基本病理变化；熟悉其他常见口腔黏膜病的病理变化；了解口腔白斑、扁平苔藓、盘状红斑狼疮的临床表现。

【实验内容】

1. 观察常见口腔黏膜病的切片。

2. 观察口腔黏膜病病理图谱。

3. 在教师指导下观察示教切片。

【实验步骤】

1. 口腔白斑（上皮单纯增生）切片

（1）低倍镜观察　上皮表面是否平坦，有无过度角化，分辨角化的类型；颗粒层是否明显；棘层是否增厚，层次是否清晰，上皮钉突是否增宽和伸长；基底细胞是否排列整齐；基底膜是否完整；固有层有无炎症细胞浸润。

（2）高倍镜观察　角化层的厚度和染色特点，能否观察到细胞核；颗粒层细胞内透明角质颗粒的多少；棘层细胞和基底细胞的大小和形态，注意有无细胞多形性；有无核分裂象及核分裂象在上皮中的位置。

2. 口腔白斑（上皮异常增生）切片

（1）低倍镜观察　上皮表面是否平坦，有无过度角化，分辨角化的类型；颗粒层是否明显；棘层是否增厚；上皮层厚度是否一致，上皮层次有无紊乱，上皮钉突形态是否规则，有无滴状上皮钉突；基底层是否清晰；固有层有无炎症细胞浸润。

（2）高倍镜观察　上皮细胞的形态，有无细胞和细胞核的多形性，核质比例如何；有无核深染，核仁是否明显，有无多个核仁；核分裂象的多少，注意核分裂象的位置和形态，有无浅层核分裂象和病理性核分裂象；细胞的排列和相互连接如何，有无细胞间黏附下降；有无错角化；上皮钉突内是否出现角化珠；基底细胞排列是否整齐，有无极性丧失，是否出现多层基底样细胞；基底膜是否完整。

3. 口腔扁平苔藓切片

（1）低倍镜观察　上皮表面有无过度角化及角化类型；颗粒层是否明显；棘层是否增生或萎缩；上皮钉突是否伸长，形态是否规则，有无锯齿样上皮钉突；基底层是否清晰；固有层有无炎症细胞浸润带，其累及的范围、与上皮的关系如何。

（2）高倍镜观察　基底细胞有无空泡变性和液化变性，其形态特点如何；基底膜是否清楚；上皮内有无炎症细胞浸润；固有层炎症细胞浸润带中的细胞种类；近上皮处能否观察到胶样小体，其形态如何；黏膜下层有无炎症细胞浸润。

4. 盘状红斑狼疮切片

（1）低倍镜观察　上皮表面有无过度角化及角化类型，有无角质栓形成；颗粒层有无变化；上皮厚度有无改变，是否有棘层增生或萎缩；上皮钉突的形态是否规则；基底层是否清晰；固有层炎症细胞浸润的程度，是否波及黏膜下层。

（2）高倍镜观察　基底细胞有无空泡变性或液化变性；基底膜是否清楚；能否观察到胶样小体；固有层炎症细胞浸润程度及细胞种类；是否有结缔组织水肿表现；是否有胶原纤维水肿、断裂、变性等表现；是否有嗜碱性变；是否有毛细血管扩张、管腔不规则、血管周围炎症细胞浸润、纤维蛋白渗出等表现；固有层深层及黏膜下层炎症细胞浸润特点如何，是否有灶性浸润。

5. 教师选择性示教切片　红斑、口腔黏膜下纤维性变、天疱疮、黏膜类天疱疮、念珠菌病、肉芽肿性唇炎、复发性阿弗他溃疡等。

【实验报告与评定】　绘制白斑伴上皮异常增生高倍镜图。画出上皮各个层次的变化、异常增生的表现、固有层的变化。

（罗海燕）

实验十三　慢性唾液腺炎症

【目的和要求】　熟悉慢性唾液腺炎、干燥综合征的病理变化。

【实验内容】

1. 观察慢性唾液腺炎切片。

2. 观察干燥综合征唇腺或腮腺切片。

【实验步骤】

1. 慢性唾液腺炎（腮腺或下颌下腺）切片

（1）低倍镜观察　腺小叶的轮廓是否依然可见，注意小叶间结缔组织有无增生，小叶内唾液腺组织有无变化，如腺泡有无萎缩，导管及周围组织有无增生，组织中及导管内有无炎症细胞浸润，有无淋巴滤泡形成。

（2）高倍镜观察　腺小叶内炎症细胞的种类、浸润范围，有无淋巴滤泡形成；腺泡破坏的情况；结缔组织及导管增生情况，导管周围有无纤维围绕，导管内有无炎症细胞，有无分泌物潴留。

2. 干燥综合征唇腺或腮腺切片

（1）低倍镜观察　腺小叶的轮廓是否依然可见；小叶内正常组织是否被炎症细胞代替，程度和范围如何，是否局部聚集成灶，是否有淋巴滤泡形成；各个小叶内的病变程度是否一致。

（2）高倍镜观察　病变腺小叶内炎症细胞浸润的程度，炎症细胞是否主要为淋巴细胞；腺泡破坏的情况，导管有无增生或扩张、分泌物潴留等其他改变，管腔内是否有炎症细胞，管壁周围是否有纤维增生围绕；上皮-肌上皮岛的形成和分布情况，构成肌上皮岛的细胞形态特点。

【实验报告与评定】　绘制慢性唾液腺炎镜下图，并用文字描述。

（马　超）

实验十四　唾液腺肿瘤

【目的和要求】　掌握常见唾液腺肿瘤，如多形性腺瘤、黏液表皮样癌、腺样囊性癌的组织学特征。

【实验内容】　观察常见唾液腺肿瘤的病理切片。

【实验步骤】

1. 多形性腺瘤切片

（1）低倍镜观察　注意观察肿瘤的多形性，区分肿瘤性上皮、黏液样、软骨样基质及各种成分的镜下特点，上皮细胞的排列方式；有无包膜。

（2）高倍镜观察　注意观察肿瘤性上皮细胞的种类及形态，腺管样结构内层细胞与外层细胞形态的区别，肌上皮细胞形态及排列方式；导管上皮及肌上皮细胞有无鳞状上皮化生；黏液样组织及软骨样组织的形态特点；观察肿瘤间质部分是否可见玻璃样变性、钙化或骨化；肿瘤的纤维包膜是否完整。

2. 腺样囊性癌切片

（1）低倍镜观察　肿瘤的部位和范围，肿瘤的轮廓是否清晰，有无被膜；是否呈侵袭性生长，是否围绕神经束和小血管生长，是否造成黏膜的局部溃疡；肿瘤细胞的排列方式（筛状、管状、实性团片或小条索样等）；肿瘤有无坏死。

（2）高倍镜观察　肿瘤细胞的形态特点，包括细胞的大小、形状、核质比例，细胞质的染色特点，核的大小、形状是否规则及染色特点，核分裂象是否易见，有无明显的细胞异型性，有无病理性核分裂象等；根据肿瘤细胞的类型和排列方式判断此例肿瘤的组织学亚型。

3. 黏液表皮样癌切片

（1）低倍镜观察　肿瘤的范围如何，轮廓是否清晰，有无被膜；邻近是否可见正常腺体，肿瘤与正常组织的关系如何，是否呈侵袭性生长；肿瘤细胞的排列方式，是否可见实性巢团或条索、囊腔或腺管样、乳头状等结构。

（2）高倍镜观察　囊腔样结构内衬肿瘤细胞的形态和排列，区分不同形态的肿瘤细胞（包括黏液细胞、表皮样细胞和中间细胞），分别观察细胞的大小和形状，胞核的位置、形态，核分裂象是否易见；三种肿瘤细胞在不同组织结构中的排列特点；根据细胞成分及组织形态判断此例肿瘤的分化程度。

【实验报告与评定】　绘制多形性腺瘤的高倍镜下组织结构图，并用文字描述。

（马　超）

实验十五　口腔颌面部及颈部囊肿

【目的和要求】　掌握颌骨牙源性囊肿和牙源性炎症性囊肿的病理变化，如含牙囊肿、牙源性角化囊肿、根尖周囊肿；熟悉颌骨非牙源性囊肿的病理变化，如鳃裂囊肿、甲状舌管囊肿、黏液囊肿、鼻腭管（切牙管）囊肿；了解其他常见口腔颌面颈部囊肿的病理变化。

【实验内容】

1. 观察含牙囊肿、牙源性角化囊肿、根尖周囊肿切片。
2. 示教非牙源性囊肿病理切片。

【实验步骤】

1. 含牙囊肿切片

（1）低倍镜观察　囊壁上皮衬里的上皮类型，有无上皮钉突，不同部位是否存在不同的上皮类型；纤维囊壁中有无炎症细胞浸润，炎症明显时上皮有无变化。

（2）高倍镜观察　衬里上皮的厚度，是否发生黏液化生，能否观察到产黏液细胞或纤毛柱状细胞，纤维囊壁中能否找到牙源性上皮岛。

2. 牙源性角化囊肿切片

（1）低倍镜观察　囊壁衬里上皮的上皮类型，有无上皮钉突，纤维性囊壁是否存在炎症细胞浸润。

（2）高倍镜观察　衬里上皮的厚度，上皮-纤维组织界面是否平坦，上皮角化类型，可否观察到波浪状或皱褶状表面；棘细胞层厚度，是否可见细胞内水肿；基底细胞形态特点及排列方式，细胞核位置；纤维组织囊壁内是否存在子囊和（或）上皮岛。

3. 根尖周囊肿切片

（1）低倍镜观察　囊壁上皮衬里的上皮类型，是否存在上皮钉突，上皮连续性怎样，是否存在炎症细胞浸润。

（2）高倍镜观察　衬里上皮厚度，上皮钉突形态，浸润炎症细胞类型，是否存在泡沫状吞噬细胞、多核巨细胞、含铁血黄素及胆固醇结晶裂隙，是否存在透明小体。

4. 示教非牙源性囊肿切片　鳃裂囊肿、甲状舌管囊肿、黏液囊肿、鼻腭管（切牙管）囊肿的组织学特点。

【实验报告与评定】　绘制含牙囊肿高倍镜图。

（周　炼）

实验十六　牙源性肿瘤

【目的和要求】　掌握常见牙源性肿瘤如成釉细胞瘤、牙源性腺样瘤、牙瘤的组织学特征，了解口腔颌面部牙源性肿瘤的分类。

【实验内容】

1. 观察常见牙源性肿瘤的组织切片。

2. 观察其他牙源性肿瘤的示教片。

【实验步骤】

1. 成釉细胞瘤切片

（1）低倍镜观察　肿瘤由上皮性团块或条索构成，中间可见纤维结缔组织间质，重点关注上皮团块或条索的外周和中央细胞不同的形态和排列方式，结缔组织间质的变化如囊性变等特点。

（2）高倍镜观察　细胞形态，细胞核的位置，有无核分裂象，有无囊性变，间质中有无血管炎症等。

2. 牙源性腺样瘤切片

（1）低倍镜观察　肿瘤由片状排列的上皮细胞构成，重点注意细胞的排列方式，注意肿瘤细胞间的改变，有无包膜和囊性区域改变。

（2）高倍镜观察　肿瘤中腺管样结构的形态特点，构成细胞的形态，细胞核的位置和变化，特殊变化如玫瑰花样改变结构中的细胞形态。

3. 牙瘤切片

（1）组合性牙瘤　镜下观见肿物由牙样结构组成，牙样结构的外形不同于正常牙，其牙釉质、牙本质、牙骨质和牙髓的排列规则如正常牙。

（2）混合性牙瘤　病理表现可见肿瘤内牙体组织排列紊乱，无明显顺序和典型的牙结构。

4. 选择示教以下切片　牙本质生成性影细胞瘤、牙源性钙化上皮瘤、牙源性黏液瘤、成牙骨质细胞瘤、成釉细胞纤维瘤、成釉细胞癌等。

【实验报告与评定】　画出成釉细胞瘤的典型表现和镜下图；画出牙源性腺样瘤和牙瘤的典型表现。

（钦传奇）

实验十七　口　腔　癌

【目的和要求】　掌握常见口腔癌如鳞状细胞癌的组织学分级标准和特征，熟悉疣状癌的组织学特征，了解其他口腔癌如基底细胞样鳞状细胞癌、乳头状鳞状细胞癌和梭形细胞鳞状细胞癌的组织学特点。

【实验内容】

1. 观察各种分级鳞状细胞癌的组织切片。

2. 观察其他口腔癌的组织学示教片。

【实验步骤】

1. 鳞状细胞癌切片

（1）低倍镜观察　癌细胞呈鳞状分化，侵犯周围正常组织，细胞排列呈巢状、条索状或岛状结构，观察有无癌珠或角化珠形成。

（2）高倍镜观察　低分化鳞状细胞癌主要为不成熟细胞，可见大量核分裂象，角化少，几乎不见细胞间桥。中分化鳞状细胞癌细胞核多形性和核分裂象较为明显，包含非典型核分裂，角化少见，细胞间桥不明显。高分化鳞状细胞癌则与正常鳞状上皮较为类似，可见数量不等的基底细胞和含有细胞间桥的鳞状细胞，角化特征明显，核分裂象少见，非典型核分裂和多核细胞极少，胞核和细胞的多形性不明显。

2. *疣状癌切片*　镜下观疣状癌，可见刺状乳头和分化良好的鳞状上皮，上皮外生性过度增生伴有明显角化，侵犯间质；癌周上皮下陷，此为其特征性改变。

【实验报告与评定】　画出口腔癌各种组织学分级的典型镜下表现。

（钦传奇）

实验十八　口腔颌面部其他组织来源的肿瘤和瘤样病变

【目的和要求】　掌握常见口腔颌面部其他来源的良性肿瘤如牙龈瘤、恶性肿瘤如恶性黑色素瘤的组织学特征；了解口腔颌面部其他来源的肿瘤和瘤样病变的常见类型。

【实验内容】

1. 观察常见口腔颌面部其他来源的良恶性肿瘤组织切片。
2. 观察常见口腔颌面部其他来源的肿瘤和瘤样病变的示教片。

【实验步骤】

1. *牙龈瘤切片*

（1）低倍镜观察　病变表面上皮的完整性，上皮有无增生，病变内的主要成分是肉芽组织还是纤维组织，有无炎症细胞浸润，程度如何。

（2）高倍镜观察　病变组织的构成，包括构成炎性肉芽组织和纤维组织的细胞和间质成分，观察其病理改变；炎症细胞的数量和种类，上皮有无增生、有无过度角化、有无钉突延长等改变，其他结构如溃疡区的变化等。

2. *血管瘤切片*

（1）婴儿血管瘤　镜下可见血管增生，内皮细胞增多，无包膜的小叶状结构为其主要特征。细胞团中央可见小腔隙含红细胞。

（2）分叶状毛细血管瘤　组织学特点与婴儿血管瘤类似，增生的内皮细胞构成小叶，小叶内含血管腔隙，但分布不均。内皮细胞呈多边形或短梭形，细胞界限不清，核深染，可见核分裂象。

3. *恶性黑色素瘤切片*

（1）口腔黑色素瘤包含原位、侵袭性和混合型三种。处于三者之间的为非典型性色素细胞增生。

（2）病理学镜下观　原位口腔黑色素瘤表现为非典型的痣细胞，可见细胞巢。侵袭性口腔黑色素瘤可见上皮固有层明显的恶性细胞。混合型可同时存在两阶段的表现。

【实验报告与评定】　画出牙龈瘤的典型组织学表现；画出血管瘤的组织学表现，描述恶性黑色素瘤的镜下特点。

（钦传奇）

参考文献

陈谦明.2020.口腔黏膜病学.5版.北京：人民卫生出版社

高学军，岳林.2013.牙体牙髓病学.2版.北京：北京大学医学出版社

高岩，李铁军.2013.口腔组织学与病理学.2版.北京：北京大学医学出版社

高岩.2020.口腔组织病理学.8版.北京：人民卫生出版社

葛秋云，杨山.2014.口腔组织学与病理学.2版.北京：科学出版社

李铁军.2020.口腔组织学与病理学.3版.北京：北京大学医学出版社

凌均棨.2014.显微牙髓治疗学.北京：人民卫生出版社

宋晓陵，马永臻.2021.口腔组织病理学.4版.北京：人民卫生出版社

宋晓陵，杨丽芳.2014.口腔组织病理学.3版.北京：人民卫生出版社

于世风.2012.口腔组织病理学.7版.北京：人民卫生出版社

自测题参考答案

第1章

1. D　2. E　3. D　4. A　5. D　6. E　7. B

第2章

1. B　2. B　3. B　4. C　5. B　6. E　7. D　8. A　9. A　10. C　11. E　12. C　13. C　14. B　15. A

第3章

1. D　2. E　3. D　4. C　5. E　6. D　7. D　8. A　9. E　10. B　11. C

第4章

1. A　2. A　3. B　4. A　5. C　6. D　7. D　8. D　9. E　10. C　11. A　12. B　13. D

第5章

1. D　2. A　3. D　4. A　5. B　6. C　7. A　8. E

第6章

1. A　2. C　3. B　4. E　5. A　6. C　7. C　8. B

第7章

1. B　2. A　3. D　4. A　5. E

第8章

1. E　2. A　3. E　4. D　5. D　6. A　7. C　8. E

第9章

1. A　2. B　3. B　4. E　5. B　6. A　7. E　8. D　9. C　10. B　11. C　12. A　13. B　14. C　15. A　16. D

第10章

1. E　2. A　3. A　4. A　5. C　6. A　7. C　8. A　9. D　10. C　11. E　12. E

第11章

1. D　2. A　3. A　4. A　5. C　6. E　7. C　8. D

第12章

1. E　2. D　3. C　4. B　5. B　6. D　7. C　8. E　9. B　10. C　11. C　12. B　13. A

第13章

1. B　2. D　3. C　4. D　5. B　6. E　7. A　8. B　9. A　10. B　11. E

第14章

1. A　2. C　3. A　4. B　5. C

第15章

1. B　2. A　3. B　4. B　5. C　6. D　7. A　8. D　9. D　10. D　11. E　12. B

第16章

1. C　2. A　3. D　4. C　5. A　6. B　7. D　8. C

第17章

1. E　2. C　3. A　4. D　5. C　6. A　7. D　8. E

第18章

1. E　2. A　3. A　4. A

第19章

1. C　2. B　3. D　4. C